최면의 이론과 실제

• 고제원 저 •

H Y P N O S I S

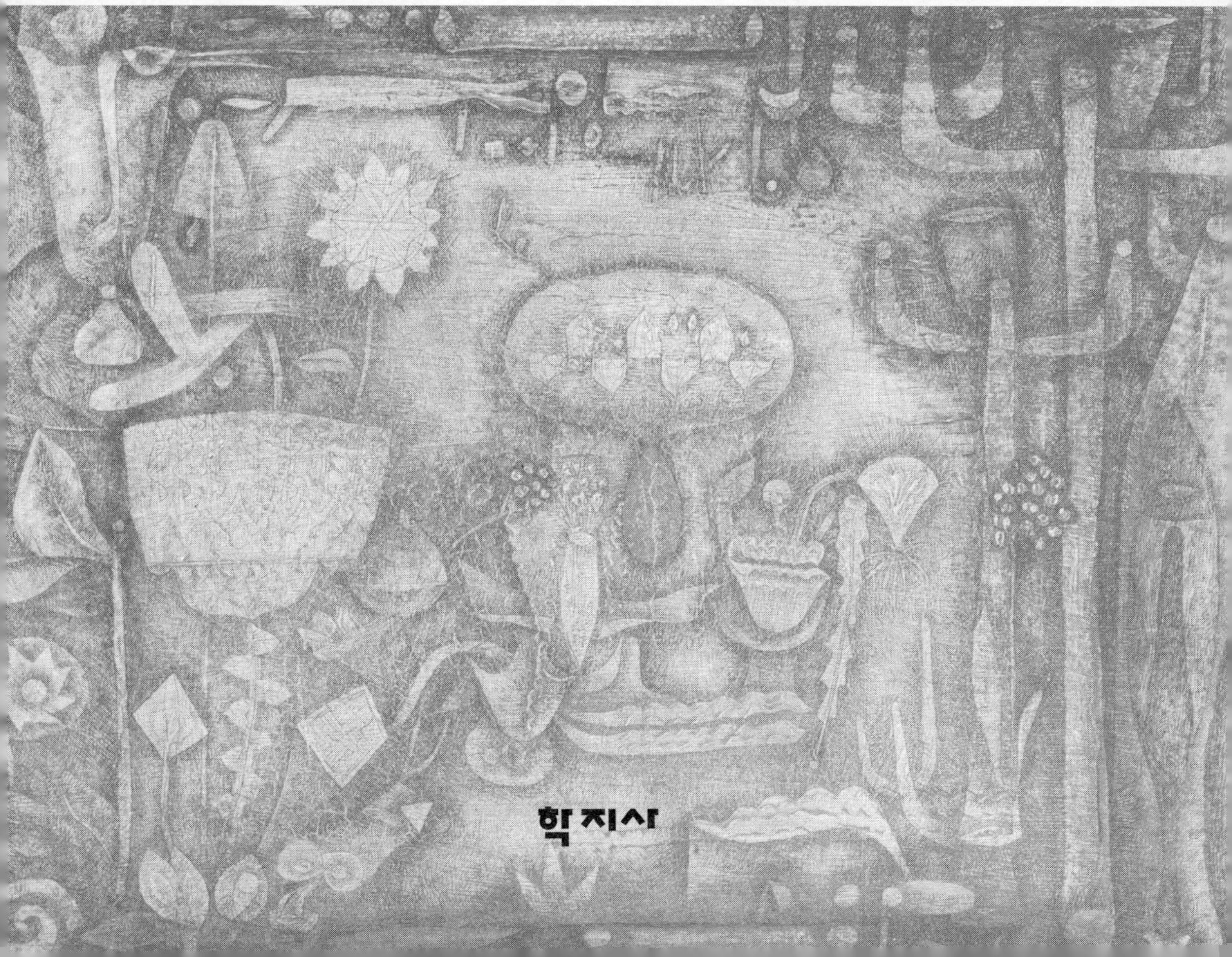

학지사

저자 서문

최면은 전문가나 비전문가 할 것 없이 모두에 의해서 발전되어 왔다. 몇몇 사람들은 최면으로 인정받기 위해 최면이 마술적이고 신비한 과정이라는 인식뿐 아니라 신으로부터 타고난 능력을 받은 것으로 조작해 왔다. 불행하게도 이러한 결과 때문에 최면에 대한 회의도 더 커지고 최면을 옹호하는 입장도 더 큰 압력을 받게 되어, 최면에 대해서 긍정적이기보다는 부정적인 인식을 갖게 되었다. 최면 현상은 아직까지 신비로운 현상으로 남아 있지만, 최면 현상에 대한 철저한 현상학적 연구를 바탕으로 한 임상최면 요법은 꾸준히 발전되어 왔으며, 이제 모든 정신의학 교재나 심리학 교재에서 최면요법에 대한 설명을 찾아볼 수 있다.

최면은 약 70년 동안 여러 과학적 탐색의 주제가 되어 왔으나 과거 20년 전부터 최면의 연구는 인간 경험에 대한 객관적 증거를 제공하게 되었다. 특히 1990년대에 들어와서 최면에 관한 세 가지 내용이 한곳으로 모이게 되었다. 첫째, 임상최면의 이해를 보여 주는 이 힘의 하나는 정신치료 분야에서 효과성이 입증되었다는 것이다. 소위 경험적으로 입증된 최면은 심리치료의 여러 분야에서 발전하였으며 최면이 심리치료 영역에서 보편적으로 사용됨에 따라 최면에 대한 논란과 방향이 제시되었다. 이러한 결과에 따라 최면이 표준 심리치료(인지행동, 정신역동 등)와 같이 자리매김할 수 있었고, 최면 자체가 치료가 아닌 최면치료라는 독자적인 영역으로 치료에 영향을 주는 특별한 형태로 발전하게 되었다. 둘째, 첫째 내용과 상충되는 내용으로서 재조명된 임상최면이다. 이는 억압기억에 대한 논란과 관련된 것으로 최면으로 억압된 기억을 밝힐 수 있고 기억재생기법 등과 같이 최면과 인간 피암시성의 현상에 대해 심리학자나 정신의학자와 같은 전문가들에게 주목을 받았다. 임상최면 분야는 인간기억의 특징에 관해서 어떻게 최면의 영향을 받는지에 관해 대중 신화의 대부분을 직접적으로 수정하였고 훨씬 더 과학적으로 재조명받을 수 있었다. 셋째, 인지적인 신경과학의 발전으로 재조명되었다. 신경생리적 탐색이 최면의 경험을 연구주제로 하였으며, 최면 현상이 어떻게 뇌에 영향을 주는가에 대해 PET, fMRI 같은 새로운 기술들을 통해 점차 밝혀내었던 것이었다. 이러한 최면은 심리학적 연구의 대상이 되었으며 많은 연구결과들이 발표되었다.

최면을 연구하고 가르치면서 최면에 대한 올바른 책자를 찾던 중 정신의학 분야에서 발간한 임상최면이라는 책을 발견하고 교재로 사용하였으나, 환자치료에 관한 내용이어서 최면 기본서로 사용하기에는 무언가 부족하다는 느낌이 들었다. 특히 정신의학 영역에서 실용적이면서도 기존의 심리학 체계와 적절한 조화를 이루는 교재를 찾기가 힘들었다.

이런 상황에서 대학이나 대학원에서 사용할 최면에 관한 적절한 교재가 필요하다고 생각되어 그동안 최면을 실시하면서 정리해 두었던 10년간의 자료를 정리하여 책을 출간하게 되었으며, 인간의 감수성과 잠재력에 관한 최신 연구들의 개관을 필요로 하는 독자들을 대상으로 기술하였다. 이 책에서 최면이라는 현상에 대해 여러 심리이론을 통하여 설명하려고 노력하였으며, 경험적 연구들을 개관하고 개념적인 문제들을 논의하며 이론적 틀에 관해서도 심리학적 측면에서 분석하였다.

'최면의 이론과 실제' 라는 제목을 단 것은 최면의 이론과 더불어 최면이 상담이나 임상에서 치료로 더욱 활용될 수 있는 계기가 되도록 하기 위해서다. 최면이 어떻게 적용되는지는 실제 부분에 포함하였다. 그리고 최면의 연구가 종합적 학문으로 발전되어야 한다는 신념으로 작업을 하면서 최면은 개인의 잠재력을 직접적으로 다루는 학문으로서, 최면의 현상을 밝힐 수 있는 많은 여러 인접 학문들의 정보나 과학적 연구물들이 있었음을 깨달았다. 즉, 최면은 의학 외에도 생물학, 인지과학, 사회과학 등의 발전으로 최면의 핵심적인 관심사에 대해 많은 시사점을 제공받았다는 점을 느꼈다. 추가적으로 최면이 심리학과 사회과학 전체에 대해서 갖는 잠재적 가치를 언급하고자 하였다. 이는 최면 역시 현재 심리학의 주 흐름이 된 긍정심리학의 한 분야라는 점을 말하는 것이다. 즉, 자기성찰과 자기조절의 능력뿐만 아니라 개인과 사회문화적 환경 간의 역동적인 상호작용을 강조하는 전체적인 인간 정신의 개념의 틀 안에서 설명될 수 있을 것이다. 아직까지 최면의 분야를 미지의 세계로 인식하고 있는 일부 심리학자들에게도 다소 자극제가 되기를 기대한다.

끝으로 그동안 못난 제자를 기꺼이 지도해 주셨던 고려대학교 심리학과 한성열 교수님과 대한최면치료학회 변영돈 회장님께 가장 먼저 감사드린다. 또한 며칠에 걸쳐 피곤함을 감추고 성실하게 교정 작업을 해 준 박명용 소령, 이찬우 계장, 김영기 목사님, 박미령 선생님에게도 감사드린다. 이 책이 나오기까지 넉넉한 웃음으로 격려해 주셨던 학지사 김진환 사장님과 정영석 차장님에게 진심으로 감사드린다. 또한 이 책을 핑계 삼아 긴 시간 소홀했음에도 늘 힘이 되어 준 아내 송미경과 딸 은애, 성연이에게 사랑한다는 말을 전하고 싶다. 그리고 올해 팔순이 되신 어머님께도 깊은 감사를 드린다.

2008년 봄

영동대학교 연구실에서

고제원 씀

차례

제1장

최면 정의

1. 최면이란 무엇인가?
2. 최면의 정의
3. 최면은 어떻게 치료에 활용되는가?
4. 최면이 정말 효과적인가?
5. 최면과 긍정심리학

제1장

최면 정의

최면은 사람을 실성하게 만들고 비밀을 술술 이야기하게 만들며, 영화에서는 최면 후에 암시를 주어 그 사람을 조종하기도 하고 최면을 통해 잃어버린 기억을 찾아 범인을 잡는다는 내용들이 있는데, 과연 최면이란 무엇인가? 저자는 이 책에서 최면이라는 현상에 대하여 심리학적인 도구를 가지고 살펴보려고 한다.

이 책은 최면 현상에 대한 다양한 관점과 반응 중 최면의 원리와 적용에 관하여 임상적인 부분에 초점을 맞춤으로써 최면의 실제를 밝히려 하였다. 따라서 최면으로 유도하는 데 중요한 요소인 최면가와 피최면자의 효과적인 관계와 의사소통 기술의 형태를 포함하는 최면의 과정에 강조점을 두었다. 이는 최면이 단지 최면가의 기술에 관한 것만을 말하는 것이 아니라, 피최면자가 최면을 받아들이고 그것에 대한 현저한 자원을 갖고 있을 때 최면이 이루어진다는 것을 말하는 것이다(Hilgard, 1992; Woody, Bowers,

& Oakman, 1992). 또한 최면가의 기술적 부분도 중요하다는 것을 강조하였다. 피최면자와 관련된 기술을 강조하는 최면의 방향은 형식적이고 비개인적인 접근의 사용을 최소화하는 대신에 각 피최면자에게 필요한 유연한 평가와 반응을 고취시키는 것이다. 피최면자 모두에게 같은 방법으로 접근하는 것보다 피최면자의 특성에 따라 반응해야 하므로 임상 기술을 포함한 최면을 능숙하게 활용하기 위해서는 상당한 노력이 필요하다. 여기에서는 실제적이면서 이해할 수 있는 부분들에 역점을 두었다. 또한 최면의 개념과 기술적인 부분에 대한 이해를 제시함으로써 최면이 임상적으로 충분히 유용하게 쓰일 수 있다는 것을 밝히려고 하였다. 이를 위해 가능하면 언제라도 지적인 사람들의 끊임없는 철학적인 논쟁거리, 즉 '진실은 어디 있는가?' 혹은 '하나님이 아담의 갈비뼈로 이브를 만들었을 때 아담은 최면상태였을까?'라는 내용들은 피하고자 한다. 대신 최면 현상과 최면적 의사소통의 형태에 대한 연구들을 통해 임상적으로 타당한 설명들에 초점을 맞출 것이다.

1766년에 Franz Anton Mesmer가 최면의 현상을 세상에 알린 이후, 최면의 사용이 활발하였던 1850년대에 영국의 의사 James Esdail이 썩어 가는 팔다리를 수술하면서 최면으로 마취를 유도하여 절단을 하였는데, 이때 환자들은 전혀 통증을 못 느꼈고 수술도 성공적이었다는 등 많은 결과가 있었다. 그러나 오늘날 대부분의 사람들은 이러한 현상과 결과들을 믿지 않고 있다. 최면은 현재 각종 마술쇼나 무대에서 최면술사가 관객 중 몇 명에게 이상한 주문을 외운 후 최면을 걸어 관객들의 흥미를 자극할 수 있는 행동을 시키는 것으로 사용되는 등, 최면은 그 자체가 마술이 되어 버렸다. 따라서 최면이라는 용어를 접하게 되면 통상 신비로운 것으로 무엇이든지 다 할 수 있다고 생각하는데, 이러한 것들은 모두 '무대 최면술(stage hypnosis)'의 영향을 받은 것이며 소설이나 영화 등의 대중매체도 최면을 흥미 위주로 다뤘기 때문이다.

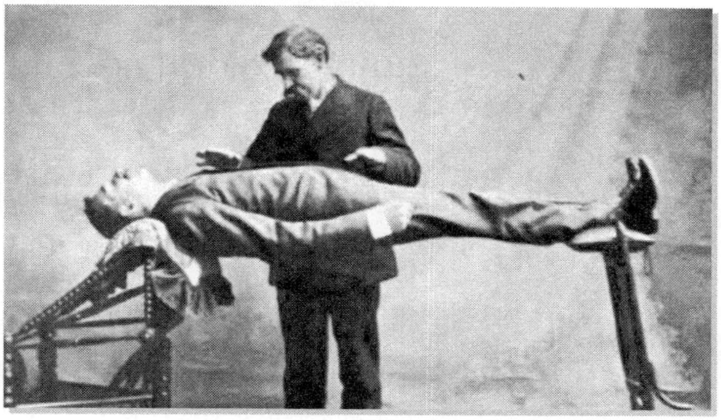

Nash(1986)는 『최면이란 무엇인가?』라는 책에서 무대 최면술사들이 주로 사용하는 시범에 대해서 살펴보았는데, "그들은 종종 무대에서 관객들을 불러 최면을 건 다음에 두 개의 의자를 놓고 그 위에 눕혀 관객들을 앉히거나 아니면 그 밑을 기어가도록 한다. 그러한 광경을 본 관객들은 최면의 도움이 없었다면 그런 기술은 발현되지 않았을 것이라고 생각을 한다. 그러나 누구든 간에 몸을 뻣뻣하게 뻗을 수 있는 사람이라면 보조자 두 사람이 목과 다리를 받쳐 주고 있는 얼마 동안에는 지탱할 수 있으며 그렇게 어려운 일이 아니라는 것을 밝힐 수 있었다."라고 기술하였다. 이처럼 무대 최면술사들은 최면을 무슨 특수한 기술이라도 되는 것처럼 행동하고 있는 것이다.

그러나 우리 주위에서 현재 널리 사용되고 있는 선, 명상, 자율훈련법 등과 같은 기법들도 최면과 같은 종류다. 이러한 것들이 신체에 대한 의식적 통제에 대해 많은 잠재력을 갖고 있음을 여러 문헌에서 찾아볼 수 있다. 물론 잠재력은 암시를 통해서 달성되는데 이러한 현상들은 주위에서 얼마든지 쉽게 찾아볼 수 있다. 그리고 최면을 유도하기 위해서 사용되는 언어는 어떤 마술적인 요소도 전혀 없으며, 최면으로 유도할 때의 내용도 피최면자를 이완상태에 들어가도록 하여, 자신의 정상적인 수의적 통제력을 최면가에게 넘겨 주도록 유도되는데, 유도한 대로 모든 사람이 다 최면에 걸리는 것은 아니다.

1. 최면이란 무엇인가?

최면을 유도할 때 피최면자는 최면가의 조용하고 단조로운 목소리를 들으며 점점 이완되어 눈이 피로해지면서 잠이 올 것이라는 암시를 받는다. 그러면 눈꺼풀을 깜박이다가 눈을 감고 신체는 축 늘어지며 머리는 수그러진다. 이러한 모습은 피최면자가 잠이 든 것 같이 보이나 실제로는 최면가의 음성을 충분히 의식하고 반응한다. 이때 최면가가 한 가지 자극에 몰입하라는 암시를 주면 피최면자는 다른 여러 환경적 자극이나 단서들을 무시하고 최면가가 제시한 특정한 암시에 주의를 기울인다. 이 때문에 피최면자는 자신의 감각입력 중 일부나 전부를 차단시킨 것 같은 행동을 하게 되거나 실재하지 않는 감각자극에도 반응하게 되는 것이다. 이렇게 최면에 반응하는 능력은 사람마다 각기 다르며 같은 최면암시에도 다양하게 반응한다. 이처럼 최면의 전 과정을 진행시키고 피최면자를 이끄는 최면가의 발언을 최면암시라고 한다. 최면암시는 최면의 유도, 최면상태에서 나타나는 현상, 최면에서 깨어남을 가능하게 한다.

최면에 대한 메커니즘을 푸는 비밀은 무의식에 있다. 무의식은 인간이 소지하고 있는 가장 위대한 숨겨진 자원이다. 이 힘을 꺼내어 이용함으로써 삶의 변화를 주고자 하는 것이 치료자의 목적이자 최면의 목적이다. 무의식 세계는 많은 보호막으로 가려져 있기 때문에 인간이 분명하게 들여다보기가 불가능하다. 그러나 최면을 이용하면 그 실체를 어느 정도 볼 수 있다. 싫든 좋든 우리의 삶을 규정하는 것은 인간 내면에 깊숙이 자리 잡고 있는 무의식 세계라는 것을 우리는 인정하지 않을 수 없다. 최면은 독특하면서도 매우 복잡한 과정을 거친다. 또한 일상적이지는 않지만 매우 건전한 행위임에 틀림없다. 이러한 최면은 정상적인 생활을 하고 있는 사람이면 누구나 쉽게 경험할 수 있다.

최면상태로 유도되기 위한 조건은 이완과 정신집중에 따른 '트랜스(trance) 상태'로 요약할 수 있으며, 트랜스 상태란 무아지경이라고 표현할 수 있다. 최면상태가 되면 자신의 일, 즉 자신의 내부세계에 완전히 몰입되어 주변에서 일어나는 일들은 아무것도 의식하지 못하게 되는 정신상태라고 할 수 있다. 이렇게 최면상태로 빠지는 경우는 세 가지로, 자연발생적인 최면, 자기최면, 타인최면이 있다. 첫째, 어떤 한곳에 열심히 몰입하면 '자연발생적인 최면상태(Naturally Occurring Trance Phenomena)'에 빠진다. 즉, 독서나 영화에 집중하는 경우, 사랑하는 애인과 열심히 데이트를 하는 경우, 열심히 노는 경우, 잠들기 전 몽롱한 상태의 경우 등 자연발생적으로 최면상태가 되는 것을 말한다. 둘째, '자기최면(Self Hypnosis)'은 자기 자신을 최면상태로 유도하는 것이다. 즉, "나는 미인이다. 나는 용감하다." 하고 매일 거울 앞에서 자기최면을 거는 사람들은 실제로 자신이 미인이며 제일 용감하다고 믿고 있다. 마지막으로 '정식최면(Formal Hypnosis)'은 최면가의 유도에 따라서 최면상태로 빠져드는 것으로서 타인최면이라고 할 수 있다.

우리의 의식, 즉 우리가 느끼고 생각하는 것은 정신적, 생리적 혹은 약물을 통해 변할 수 있다. 의식이 변하면 몸의 운동기능, 생리기능, 감각기능 등에서도 변화가 일어난다. 이러한 상태에서는 외부환경을 인식하는 방법과 외부환경에 대한 반응이 달라지고 자신의 내적인 경험에 깊이 빠져들게 된다. 이러한 상태를 트랜스 상태, 몰입경 혹은 무아지경의 상태라고 하는데, 보통 환각제, 담배, 술 등이 의식을 변하게 만드는 물질이다. 우리의 의식은 평상시 주변인식과 초점인식 사이를 왔다 갔다 하면서 생활하고 있다. 따라서 주의가 한곳에 집중하면 주변의 일들은 모두 잊어버리고 한 가지 일에만 몰두하게 된다. 이러한 상태가 되면 이런저런 일들을 산만하게 생각하는 주변인식이 적어지고 하나의 일에 몰두하는 초점인식은 증가하는데, 이러한 상태를 최면상태라고 할 수 있다. 예를 들어, 재미있는 영화를 보거나 책을 읽으면 정신이 집중되어 밖의 소리도 듣지 못하고 누가 옆에 와도 모르며 완전히 빠져드는 경우가 있다. 이러한 상태를 최면상태, 즉 최면에 걸려 있는 상태라고 할 수 있다. 이처럼 최면상태를 생활에서 매일 경험하고 있으나 이러한 현상을 최면이라고 부르지 않는다. 또한 잠이 들거나 잠에서 깨어나려고 하는 상태도 최면상태다. 즉, 잠잘 때 밖에서 나는 소리는 들리지만 그것이 꿈인지 생시인지를 구분하지 못하며 자신의 내부 세계에 빠져 있는 상태를 말한다.

이렇게 자연적으로 최면상태에 빠지기도 하지만, 최면상태로 유도하기 위해서 "편안한 자세로 가만히 눈을 감고 자신의 숨소리에 주의를 기울여 보십시오."라고 시작되는 유도에 따라 서서히 자신의 몸과 마음 안으로 주의를 기울이면서 마음의 문을 열고 보다 깊은 자신만의 정신세계로 향해 빠져들게 되는 것도 최면상태다. 최면이라는 말을 들으면 최면이 무엇인지 모르면서 막연히 편안하고 안락하며 고요한 세계로 받아들이는 사람이 있는가 하면, 왠지 무섭고 두려운 정신세계로 느끼는 사람도 있다. 이처럼 최면은 각기 다른 모습으로 우리에게 비치고 있다. 그러나 여기에서 분명히 알고 넘어가야 할 사실은 최면이 우리가 이야기하는 무의식, 즉 잠재의식이라고 생각하는 내부의 정신세계로 빠져들도록 유도한다는 것이다. 그곳은 바다 속과 같이 흥미롭지만 두렵기도 한 곳이다. 왜냐하면 우리의 마음이 있기 때문이다.

2. 최면의 정의

최면을 직접적으로 다루는 학문 분야가 없기 때문에 최면에 관한 일치된 정의가 없다. 신경과학, 신경해부학, 인지과학, 정신분석, 현상학, 심리학 등과 같은 많은 학문 분야에서 어느 정도 다루고 있기는 하나, 이러한 내용을 전부 다 적용한다면 마치 장님 코끼리 말하듯 서로 관련이 없는 내용들로 요약될 수 있다. 그러나 이러한 정의들을 통해서 최면의 중요한 속성에 관한 이해가 끊임없이 확장되어 갈 것임은 틀림없는 사실이다.

최면에 관여하는 심리적 기제에 대해서는 의견이 분분하며 현재까지 최면에 대해서 한 가지로 딱 떨어지는 정의는 없다(Lynn, Kirsh, & Rhue, 1996; Lynn et al., 2000). 한 가지 널리 알려진 것은 미국 심리학회의 최면분과에서 제공한 것으로 "최면은 건강전문가(치료자)나 학자들이 환자 또는 피험자의 감각, 지각, 사고 또는 행동을 체험적으로 변화시키는 과정이다."라고 정의하였다. 이러한 넓은 의미의 정의는 최면을 실행하는 사람의 역할(최면가), 최면을 경험하는 사람의 역할(피최면자), 그리고 최면상태의 맥락을 모두 포함한 것이다. 정상적인 상태에서 이러한 세 가지가 결합하여 누군가를 최면에 걸리게 하는 것이다.

최근 최면은 과학적인 탐색의 주제로 활용되어 왔고 실질적인 증거로 설명될 수 있는 부분이 증가되어 과장된 주장들은 많이 줄어들었다. 최면에 관한 여러 논문들이 과학 잡지에 출간되었고(Nash, Minton & Baldridge, 1988; Weitzenhoffer, 2000), 최면을 연구하려는 전문가 집단들이 결성되었으며, 최면협회의 임상가나 연구자들은 점점 더 최면의 효과에 대해 관심을 가지고 연구하였다(Baker, 1987; Lynn, Kirsch, Neufeld, & Rhue, 1996).

최면은 대부분의 사람이 본능적으로 매력을 느끼는 주제다. 이에 따라 활기찬 토론이나 호기심 어린 탐색, 마음과 육체의 복잡한 관계에 대한 심오한 과학적 사고를 이끌어 내었다. 그러나 최면은 여전히 논란의 중심에 있고 대중에게는 위선적으로 인식되기도 한다. 반면 일부에서는 연구자나 치료자들이 효과적인 임상치료법의 하나로 취급하고 있다. 이러한 상황에서 최근에는 대중매체를 통해 최면의 효과가 알려지고 대중적인 잡지에서 최면을 특집기사로 다루면서 일반 대중과 전문가 집단에 널리 알려졌다. 이러한 직접적인 결과와 영향들로 인해 최면은 치료 분야에서 점점 더 중요하고 보편적인 방법으로 폭넓고 유용하게 사용되고는 있다. 그러나 전문가 집단에서 보편적이고 기본적인 치료도구로 쓰이기 위해 최면의 원리와 방법을 구축하는 길은 아직도 요원하다. 이러한 현실에서 다양한 배경과 관심을 가진 학생들에게 최면을 가르칠 때 언젠가는 그들이 최면을 실용적이고 납득할 만한 도구로 이해하여 긍정적으로 사용하고 널리 보급할 것이라는 희망을 갖게 된다.

현재 최면의 기법과 개념은 마음과 뇌에 관한 무지, 인간의 수많은 독특한 면, 너무 많은 논란과 역설적인 발견 때문에 의미 있게 기술하기가 어렵다. 그러나 이상적인 방향으로 최면에 대해 정의를 내린 견해들은 최면의 모습을 조명하는 데 도움이 될 것이므로 이러한 견해들을 살펴보자.

- 최면은 유도된 백일몽이다. 대상이 타인이든 자기 자신(자기최면)이든, 환상이라고 생각되는 경험을 유도하기 위한 안내자의 역할을 한다(Barrett, 1979).
- 최면은 변화된 의식상태다. 소위 최면이라는 현상에 들어간 사람은 정상상태와는 다른 상태다. 신체적 치료나 어떤 약물을 취하지 않는 자연스러운 상태다(Tart, 1972).
- 최면은 이완된 것이며 암시받기 쉬운 상태다. 정신과 몸이 아주 이완된 상태에 있고 덜 경계하며 암시에 더 큰 반응을 보이는 상태다(Edmonston, 1991).
- 최면은 해리상태다. 최면상태는 의식과 무의식의 정신과정이 끊어진 상태, 무의식적 마음으로 암시를 수용하고 접근이 쉬운 상태다(Hilgard, 1986).

최면에 관한 위의 설명들은 사실적이나 최면의 유용성에서는 제한적이다. 이 모든 내용은 최면가의 역할이나 두 사람 사이의 관계에 대한 언급

없이 최면상태에 있는 사람을 기준점으로 최면을 묘사하였다. 즉, 피최면자 쪽에서 암시의 수동적인 반응을 의미하고 최면이라고 불리는 모호한 상태의 출현으로 기인된 암시를 받아들이려는 경향성을 의미한 것이라고 할 수 있다.

3. 최면은 어떻게 치료에 활용되는가?

이 책은 최면에 대한 흥미를 유도하기 위한 것이 아니라, 최면을 이해하고 또한 최면을 통해 현실에서 어려움을 겪고 있는 사안에 해답을 주려고 기술하였다. 아마 최면을 배우려는 목적도 자신이든 타인에게든 도움을 얻거나 주려는 의도일 것이다. 이를 위해 최면은 의도적으로 치료자의 치료목적 달성의 방향으로 환자를 유도하여 개인의 강력한 잠재력을 개발하도록 돕는 수단으로써 개념화되고 다루어져야 한다. 이러한 최면의 효과에 대한 증거는 계속 밝혀지고 있다(Kirsch, Montgomery, & Sapirstein, 1995; Lynn, Kirsch, Barabasz, Cardena, & Patterson, 2000).

어떤 형태든지 치료적 개입에는 환자와 치료자의 능숙한 의사소통이 필수적이다. '환자의 고통을 경감시키기 위해 무엇을 말해 줄 수 있을까?' 라고 스스로 반문했을 때부터 치료자와 환자 간의 대인관계가 치료의 중요한 초점이 된다. 최근 최면의 연구결과는 최상의 치료효과를 위한 많은 아이디어를 제공함과 동시에 각 아이디어들 간의 상호작용을 구축하는 방법을 제시해 주었다(J. Barber, 1991; T. Barber, 2000).

최면이 단순히 도움이 될 것이라고 말하는 것만으로는 충분하지 않지만, 환자들이 치료자가 말하는 것을 어떻게 받아들이는가는 상호작용에서 절대적으로 중요한 부분이다. 최면에 대한 연구는 '인간은 어떻게 각자의 본질을 형성하는가?' 와 '개인 경험의 내적인 부분들이 어떻게 한쪽에서는 건강을 유지하고 또 다른 한쪽에서는 병인을 만들어 내기 위해 조합하는가?'에 대한 중요한 통찰력을 제공해 준다(Brown, 1992; Lynn & Sivec, 1992).

최면을 통해 환자의 강력한 잠재력을 찾다 보면 사람과 사람의 문제에 대한 이해를 변화시킬 것이다. 임상최면을 사용하면서 습득하게 되는 기술적인 면만이 임상 능력을 향상시키는 데 중요한 부분은 아니다. 최면을 여러 치료법에 결합시킴으로써 의도하고자 하는 치료도 최상의 효과를 얻게 될 것이다. 최면 사용은 환자에게 확신을 주게 하고 활력을 되찾게 하며, 자기 스스로 통제할 수 있는 능력을 주기 때문에 환자들의 자아 만족과 독립심을 격려하는 최고의 방법이 될 수 있다(Lynn, Kirsch, Barabasz, Cardena, & Patterson, 2000; Schoenberger, 2000).

4. 최면이 정말 효과적인가?

임상치료에 대한 현재 흐름은 경험주의적 방법을 사용하는 것이다. 현재 모든 분야의 치료자들은 치료의 장점을 보여 주는 구체적인 자료를 제시해야 하고, 방법들에 대해 설명할 수 있는 타당성을 입증해야 한다. 특히 심리치료에서 치료자들은 타당한 방법들만 행하기를 요구받는다. 그러나 몇몇 기법은 연구결과를 기초로 개발된 형식에 따라 만들어진 치료기법과는 거리가 먼 경우가 있다. 최면 분야는 소위 '경험주의적 치료 대 비과학적 요법'이라고 일컬어지는 압력의 영향을 직접적으로 받아 왔다. 그러나 최근에는 최면이 치료에서 어떤 긍정적인 효과를 나타내는지에 대한 중요한 연구가 있었으며, 이러한 최면 연구의 증가는 모든 종류의 치료자에게 효용성을 가져다주었다. 최면에 관한 연구결과에 따라 '최면이 중요한 치료법으로서 우리에게 무엇을 말해 줄 수 있는가?' '우리는 이러한 연구결과를 어떻게 받아들여야 하는가?'와 같은 내용들은 최면에 대한 연구를 할 때 중요한 문제가 된다. 최면 접근법을 사용하는 데 연구결과들의 개념적 틀과 형식을 적용시킴에 따라 자신의 일에서 연구의 중요성과 연관성을 찾기가 더욱 쉬워질 것이다.

일반적이거나 특별히 발견된 것을 논의하기 전에 최면에 대한 연구결과들을 어떻게 볼 것인지 간단히 생각해 보자. 물론 이 문제에 대해서는 나중에 더 자세히 이야기하겠지만 첫 장에서 피상적이나마 이 문제를 다룰 필요가 있을 것이다. 직접적으로 최면치료가 효과적인가의 문제에 대한 답변은 단순해 보이지만, 이건 한 가지 요소 때문이 아니므로 결코 단순하지 않다. 최면이 치료법 또는 치료적인 방법으로 간주되어야 하는가, 그렇지 않은가에 대한 논쟁이 계속되고 있고(APA, 1999; Lynn, Kirsch, & Rhue, 1996), 각 입장의 설득력 있는 변론들도 제기되고 있다. 최면을 치료로 보는 사람들은 최면치료법이라 부르며, 최면이 치료의 주요한 기법이라고 한다. 즉, 이들은 최면을 일종의 행동치료와 같이 잘 정의된 치료의 기법으로 인식한 것이다. 또한 최면 과정 자체를 개념적이고 실제적인 형식으로 간주하여 최면을 치료 도구로 인식하는 치료자들이 있다. 즉, 최면이나 암시적인 기법이 '한 가지' 방법으로만 치료에 사용되기보다는 행동치료나 인지치료와 같은 다른 치료법과 함께 사용된다는 의미다. 최면이 치료효과가 있는지의 여부는 최면을 치료법이나 치료 도구로 구분하는 것에 달려 있지 않다. 치료법과 치료 도구의 구별은 아직도 전문가들 사이에서도 논쟁이 많은 만큼 모호하다. 중요한 점은 최면이 치료과정의 일부분으로 사용될 때 일반적으로 치료의 이점을 증가시킨다는 객관적인 증거체계가 많이 있다는 것이다. 최면은 많은 치료 상황에서 효과적으로 적용되어 왔으며 그러한 모든 예를 기술하는 것은 불가능하다. 그러나 몇 가지 가장 잘 알려진 치료효과는 통증, 불안, 외상 후 스트레스 장애, 우울, 공포, 아동장애, 해리장애와 같은 것이다(Philips & Frederick, 1995; Spiegel, 1993).

최면은 치료자에 따라 다양한 방법으로 사용된다. 따라서 어떤 연구자가 최면이 치료에 많은 영향을 미쳤다고 결론을 내렸거나, 혹은 긍정적인 효과를 증가시키지 않는다고 결론을 내렸을 경우, 독자들은 어떤 종류의 방법이 사용되었고 어떻게 최면의 유형 또는 목적이 반영되었는지의 여부를 유심히 살펴서 연구결과의 가치를 향상시킬지 또는 감소시킬지를 판단해야 한다. 이처럼 최면이 효과가 있는가의 문제는 복잡한 문제다. 연구결과가 최면 그 자체인지, 아니면 단지 최면이 효과가 있는 부분에 대한 치료계획의 한 부분인지에 대한 판단을 해야 한다. 가장 일반적 의미에서 최면은 치료결과를 향상시키는 데 도움을 준다고 자신 있게 말할 수 있다. 따라서 최면 그 자체를 배우는 데 들이는 시간과 노력은 충분히 가치 있는 일이라고 할 수 있다.

5. 최면과 긍정심리학

이 장의 서두에서 사람의 능력을 증폭시키는 수단으로 최면을 기술한 것과 환자들의 이익을 위해서 그들의 자원을 활용하고 발견할 수 있도록 해주는 것이라고 한 것에 대해 살펴보도록 하자.

'긍정심리학(positive psychology)'은 심리학 분야에서 성장하고 있는 분야로, APA의 전 회장이었던 Martin E. P. Seligman 박사가 정리하였다. Seligman 박사는 정신의학에서 소외되었던 충성심, 동정, 관대함, 인내 등의 내용을 강화하고 증가시키는 것에 관심을 가졌다. 또한 긍정심리학의 발전을 이끌었고 이러한 내용들이 개인, 사회, 제도에 더 적합하도록 원리를 특징화하여 연구하여야 한다고 주장하였다(Seligman, 2002; Seligman & Csikszentmihalyi, 2000).

Seligman 박사는 인간의 권리와 같은 개념을 연구하는 것이 아니라 Erickson, Maslow, Satir, Rogers처럼 인간 경험의 깊은 이해의 발전을 주장하였다. 그리고 추상적인 내용보다는 훨씬 더 실질적이고 가능성 있는 내용을 연구영역에 포함시켰다.

최면의 분야는 최초부터 긍정심리학의 한 분야였다. 최면을 이해할 수 있는 첫 번째 일은 자신이 직접 최면을 경험해 보는 것이다. 이러한 경험은 어떤 일에 초점이 맞추어져 있을 때 자각이 증폭된다는 것을 알게 해 줄 것이다(Gendlin, 1981, 1997; Polster & Polster, 1973). 만일 당신이 인지적 치료를 한다면 다른 면보다도 환자의 사고에 더 초점을 둘 것이고, 행동치료를 한다면 행동에 더 주의를 두며, 약물을 처방한다면 환자의 생리에 더 주의를 둘 것이다. 치료를 하는 데 중심사고는 환자의 자각을 증폭시키기 위해서 인간의 경험적 차원을 사용하는 것이다. 내가 당신에게 "당신은 그것을 어떻게 느끼십니까?" 라고 물은 것은 감정을 증폭시키거나 초점 맞추기를 더 자극한 것이다. 문제는 '습관을 빠져나갈 기술이 있는가?' 혹은 '그렇게 하는 것이 올바른 치료적 이상인가?' 다.

최면은 일반적으로 인간의 능력을 증폭시키거나 초점을 맞추게 한다. 최면은 환자의 문제나 증상을 극복하는 데 사용되고 감추어진 가치를 발견할 수 있는 능력을 발현시켜 줄 수 있다(Lankton, 2001; Yapko, 2001). 최면은 자신이 스스로 깨닫고 있는 것보다 더 큰 능력을 갖고 있다는 믿음에서 출발한다. 치료자들이 환자가 약에 의존하지 않고 고통을 통제할 수 있는 능력을 발견하도록 도울 경우는 환자가 고통받는 상황을 피하여 자신을 안전하게 할 수 있는 능력을 발견하도록 돕거나, 나쁜 쪽 대신 좋은 쪽으로 자신의 초점을 바꿀 수 있는 능력을 개발하도록 돕는 것이고, 과정에 대한 절망감을 줄이는 것이다. 즉, 치료자는 환자의 가장 강력하고 건강한 부분을 강화하거나 연결하는 것이다(J. Barber, 1991; Lankton & Lankton, 1983). 당신은 환자들의 삶에서 부정적인 요소를 알리거나 증상에 초점을 맞출 수 있는가? 여기에서는 당신의 믿음과 방법들이 어떻게 사람들을 올바르게 증폭시키기 위한 기회를 증가시키거나 감소시키는지가 하나의 큰 문제다.

치료 목적이 병리를 줄이는 것인가? 아니면 편안한 삶을 확장시키는 것인가? 이 질문의 대답은 나중에 이 책의 내용에서 밝힐 것이다. 그리고 어떻게 임상장면에서 최면이 궁극적으로 사용되는지에 대해 기술할 것이다. 당신의 대답이 바로 지금 무엇이건 간에 최면 연구는 점차적으로 환자를 이해하는 긍정심리학에 몰입하는 지혜를 줄 것이다.

제2장

최면의 역사적 발전

1. 고대 최면
2. 현대 최면

제2장

최면의 역사적 발전

최면 현상의 이용은 주로 환자치료의 수단이나 원시종교와 결합된 형태로 존재하였다. 이러한 최면 현상을 가장 많이 활용하였던 나라는 인도로, 인도 의술의 시조인 보라만의 치료술과 요가의 수련방법에서 오늘날 최면과 유사한 현상을 발견할 수 있다(Sacerdote, 1967). 최면 현상은 어느 민족에게나 존재하였지만 그러한 현상들이 최면 현상인지조차 알지 못하였다. 1766년에 근대 최면의 아버지라 불리는 오스트리아의 의사 Mesmer는 「유성이 인체에 미치는 영향」이라는 논문을 발표해서 최면 현상을 세상에 알렸는데, 오늘날 그의 이론을 최초의 최면이론으로 간주하여 최면을 메스머리즘(Mesmerism)이라고도 한다. Mesmer 이후 최면을 과학적 이론으로 정립시킨 사람은 영국의 의사 James Braid다. 그는 1843년에 『신경수면학(Neuro-Hypnology)』이라는 책을 발간하여 최면이 자기(磁氣)에 의하여 유도되는 것이 아니라 암시에 따라 유도된다는 사실을 밝혔다. 그 후

Charcot, Bernhime, Elliotson 등을 거쳐 현대 최면으로 발전되어 왔으며, 제1, 2차 세계대전 중 전쟁공포증의 치료에 최면이 활용되어 많은 성과를 거두자, 최면에 대한 견해에 근본적인 변화가 일어났다. 최면이 단지 신비스러운 현상 혹은 아무것도 아닌 현상이라는 기존의 오해에서 벗어나 최면을 과학적으로 이해하려는 시도가 시작되었고 이에 대한 활발한 연구가 이루어졌다.

1. 고대 최면

최면의 역사는 19세기 프랑스에서 진료를 했던 오스트리아 빈 출신의 의사 Franz Mesmer(1734~1815)가 시작하였다고 언급되고 있지만, 최면의 사용은 태초 사람이 만들어진 시기와 거의 같은 최초의 치료방법이었다고 할 수 있다. Glasner(1955)는 "최면이 비록 성경(구약과 신약)과 탈무드 속에 명확히 언급되었다고는 말할 수 없지만 그 안에는 충분히 고려해볼 만한 증거들이 있으며, 오늘날 최면과 연상 작용을 설명하는 등의 사건들이 그 증거라고 하였다. Wolberg(1972)는 최면에 대한 최초의 묘사는 창세기 2:21-22 구절에 "여호와 하나님이 아담을 깊이 잠들게 하시니 잠들매, 그가 그 갈빗대 하나를 취하고 살로 대신 채우시고, 여호와 하나님이 아담께서 취하신 그 갈빗대로 여자를 만드시고 그를 아담에게로 이끌어 오시니"에 있다고 하였다. Muses(1972)는 최초의 최면 과정 기록을 약 3000년 전의 이집트 람세스 12세 시대에 만들어진 돌 비석에서 발견하고, 런던의 레이덴 박물관(영국 박물관 10070사본과 레이덴 박물관 1,383번 사본)에 있는 옛 이집트 파피루스 사본에서 불 켜진 램프를 사용한 모습을 확인하는 등 자기최면 기술을 어떻게 사용해야 하는지에 대한 정확한 묘사들을 찾아볼 수 있다고 하였다. Ludwig(1964)는 Mesmer보다 훨씬 전의 연금술사

Fludd(1574~1637)와 Tyana의 Apollonius를 포함시키기도 하였으나 현재 '최면의 아버지'라 불리는 사람은 Mesmer다.

고대 그리스를 연구하는 몇몇 학자들은 최면을 사원에서 행해진 asclepian 치료법의 수면상태와 연결 지어 언급하였으며, 기원전 3000년으로 거슬러 올라가 '악마의 눈'과 최면 현상을 관련지었다(Crasilneck & Hall, 1985).

2. 현대 최면

1) 메스머리즘(Mesmerism)

Mesmer는 최면의 효력이 '동물자기(animal magnetism)'에서 시작되는 것이라 믿었고 그 에너지는 육체적인 자기(磁氣)와 비슷한 것으로 추측하였다. 이 '자기'는 살아 있는 몸(최면술사 자신)에서 생겨나며 보이지 않는 자기의 유동액이 환자에게 전해지는 것이라고 믿었다. 그래서 Mesmer는 이 에너지(유동액)는 동물뿐만 아니라 나무와 같은 무생물체에게도 전달될

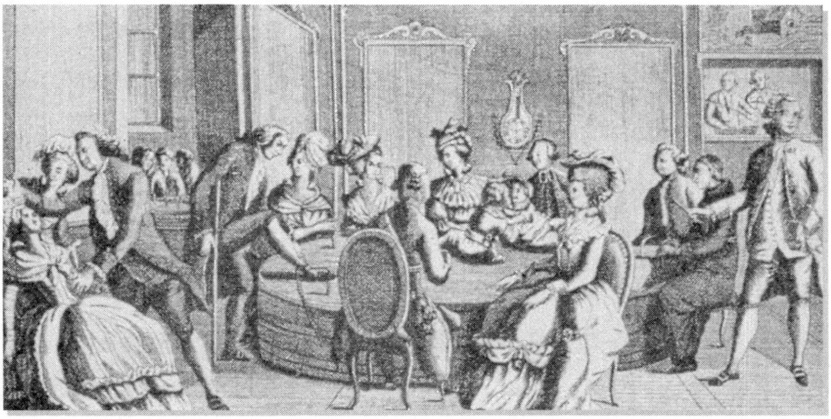

Mesmer의 동물자기 실험

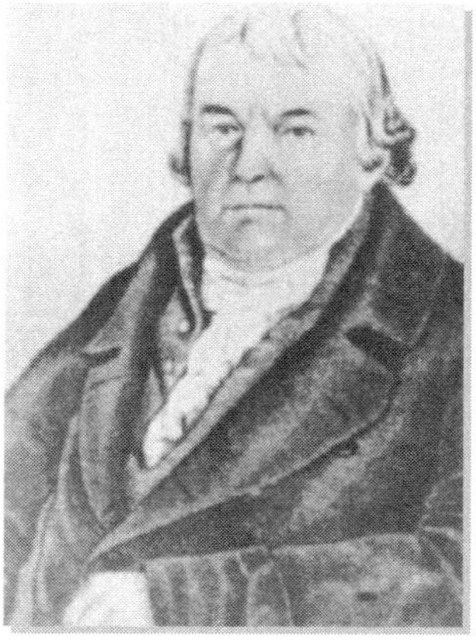
Franz Anton Mesmer

수 있다고 생각해서, 물과 쇠붙이로 가득 찬 큰 통에 에너지를 넣고 금속 자석막대를 환자가 만지면 에너지(유동액)가 환자에게 흘러들어가 치료가 된다고 생각하였다.

Mesmer의 사례는 Conn(1957)과 Rosen(1959)이 조사하였고, Jensen과 Watkins(1967)이 소개하였다. 동물자기의 실습도 역시 메스머리즘이라고 불렀다. Mesmer는 최면을 가지고 히스테릭한 장님의 사례를 포함한 많은 치료를 했지만, 1784년 프랑스의 루이 16세의 왕실 아카데미 특별위원회 회원인 Benjamin Franklin과 Gillotin, Laroisier의 부정적인 보고에 의해 프랑스를 떠나게 되었다. 그 뒤 1815년 81세의 나이로 사망하였으며, 10년 후인 1825년 프랑스 의학아카데미에서 동물자기를 인정하였으나 1837년 세 번째 위원회에서는 다시 그 존재에 대해 의혹을 제기하였다.

19세기 후반은 최면의 안정기로 들어섰다. 영국과 미국에서는 많은 문학작품에서 최면을 소재로 다루기 시작하였다. 미국의 의사 Morton Prince(1854~1919)는 다중인격의 사례를 최면으로 치료하면서 유명해졌다. Puysegur 후작(1751~1828)은 최초로 최면상태와 수면 사이의 유사성을 언급하였으며, 인위적인 몽유병과 같은 깊은 트랜스 상태로 최면을 정의하기도 하였다. 그는 Mesmer가 생각했던 자기가 없이도 최면이 야기될 수 있다는 것을 발견하였으며, 또한 최면을 통찰력의 종합연상, 그리고 사건에 대한 대중적인 관심을 유지시키려는 노력이라고 생각하였다.

런던대학의 신학과 의학교수인 John Elliotson(1791~1868)은 Mesmer의 이론을 받아들여 메스머리즘의 실험을 하였다. 그는 청진기를 영국에 처음으로 도입한 의사였지만 최면에 대해 연구하고 최면치료를 하여 동료 의사들의 비난을 받았다. 비록 그가 의학 간행물인 『Lancet』의 주목을 받긴 하였지만, 치료의 효과가 변하지 않고 자기(磁氣)를 일시적으로 보존하기 위해서 납을 니켈로 대체해야 한다고 주장하였을 때는 더 많은 비난을 받았다(Marmer, 1959). 1846년 '자기'라는 주제로 강의를 했다는 이유로 대학에서 해고당하였지만, 이후 그는 '대뇌의 생리기능과 최면상태, 그리고 인간복지와 최면의 실용성'에 대한 논문을 발표하기도 하였고 메스머리즘의 자기이론에 대해 지속적인 연구를 하였다. Pulos(1980)는 Mesmer의 자기이론은 전기 분야에 주력한 현대적인 지식에 비추어 고찰해야 한다고 주장하였다.

James Braid(1785~1860)는 John Elliotson과 동시대 사람으로 그리스어인 '잠(hypnos)'을 인용해서 '최면(hypnosis)'이라는 용어를 처음 만들어 냈다. 그는 자기이론을 부정하였으며 그 대신 '모노아이디즘(monoidesm)'을 강력히 주장하였다. 그는 『신경수면학』에서 악마의 힘이라는 세부적인 메스머리즘의 이론을 분석하였으며 최면으로 많은 치료를 수행하였다.

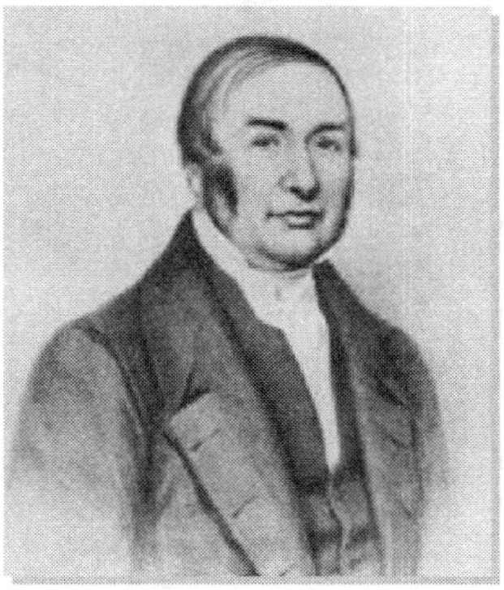
James Braid

Elliotson의 제자인 James Esdaile(1808~1859)은 인도에서 최면 마취만을 사용하여 많은 수술과 성공 사례들을 발표하였다. 그는 스코틀랜드로 귀환한 후 그곳에서의 Mesmerism에 대한 관심을 가지고 많은 연구를 하였다(James, 1975).

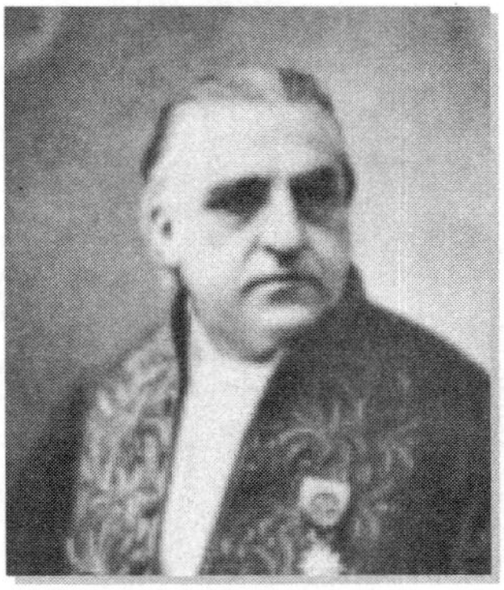
Jean Martin Charcot

프랑스의 신경학자 Jean Martin Charcot(1825~1893)는 최면에 많은 관심을 가지고 활동적으로 연구하였다. 그리고 자신

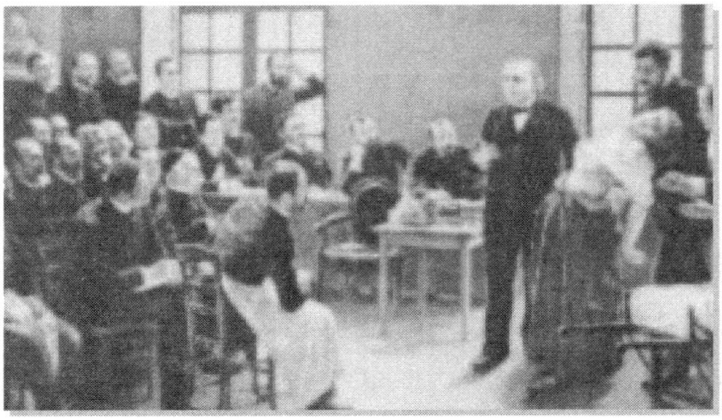
Charcot의 임상실험

의 권위와 명성에 맞게 이 분야에서 존경할 만한 수많은 연구 업적을 내기도 하였다. Charcot는 최면이 히스테리와 유사하며 또 두 가지 모두 신경계통의 질병으로 생겨난 것이라고 믿었다. 1885년 파리에서 행해진 Charcot의 임상실험에는 Freud를 포함한 많은 학생들이 찾아왔으며, 그는 많은 최면실험을 시행하였다.

Ambroise-Auguste Liébeault(1823~1904)와 Hippolyte Bernheim (1837~1919)은 Charcot의 병리학이론 대신 최면에 유도되기 쉬운 암시의 법칙을 강조하였다. 그들의 이러한 생각은 그 후에 폭넓은 지지를 받았다. 특히, 프랑스 낭시 지역의 시골 의사인 Liébeault는 최면치료가 공론화되기 전부터 최면에 대한 폭넓은 경험을 가지고 있었다. 1866년 Liébault는 「수면 그리고 그 상태의 관계」에 대한 논문을 발표하였다(Chertok, 1968). Freud도 낭시에서 최면을 유도하는 이론과 최면과 수면 사이의 유사성의 원리에 대해 연구를 하였다.

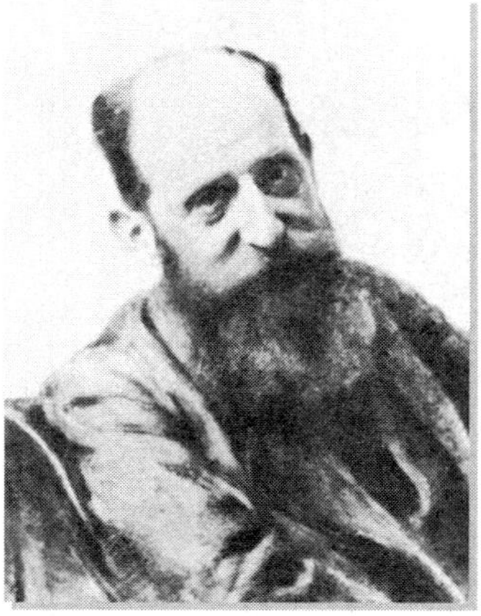
Josef Breuer

1880년 Josef Breuer(1842~1925)는 최면치료의 중대한 전환점을 제시하였다. Freud와 함께 발표한 Anna O. 사례에서, 그는 Anna O.가 물마시기를 거부하는 등의 증상들은 최면으로 그녀의 과거 사건을 밝혀내면 증상이 사라질 것이라고 생각하였다. 그녀에게 최면을 걸었

더니, 그녀가 사용하였던 그릇을 하녀가 강아지에게도 사용한 일이 생각났다. 그녀는 이 정신적 쇼크에서 벗어날 때까지 6주 동안 멜론과 과일로만 갈증을 해소하며 물과 음식을 전혀 먹지 않았다고 한다. 그러나 Breuer는 환자들이 증상 제거를 위한 최면치료법에 일관된 반응을 보이지 않는다는 것을 발견하였으며, Anna O.는 오히려 한정적인 치료만을 보여 주는 쪽에 속한다고 하였다.

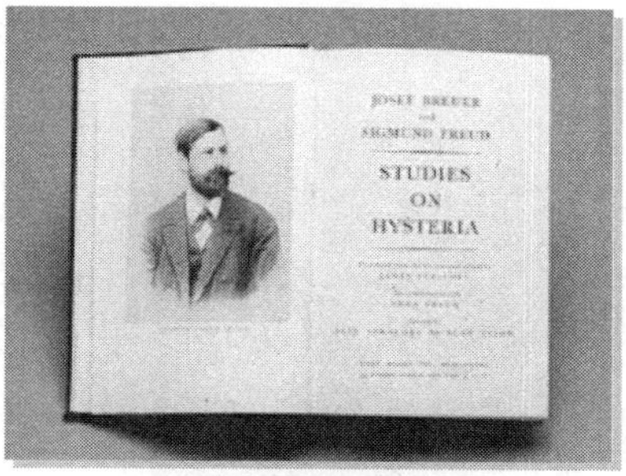

Breuer와 Freud가 공동 집필한 『Studies on Hysteria』
'Anna O.' 에 대한 유명한 사례 연구가 포함되어 있다

이 사례는 억압된 감정의 해소 또는 잊혀진 감정을 재경험하도록 최면을 사용함으로써 치료에 도움을 줄 수 있다는 사실에 대한 최초의 진정한 가치 있는 이해였다. 1895년에 Breuer와 Freud는 『히스테리에 관한 연구(Studien über Hysterie)』라는 책을 냈는데 정신분석의 최초 연구였다. 그들이 사용한 방식은 저장된 무의식에서 나오는 감정과 억압된 기억 속의 감정을 풀어내는 '카타르시스(cathartic)' 방식이었다.

2) Freud에 의해 배척된 최면

Freud는 처음에 환자들이 갖고 있는 심리적인 문제의 근원이 되는 외상성 사건들을 밝히기 위해 전적으로 최면에 의지하였다. Freud는 환자들이 부모와 형제자매, 교사, 친구, 연인 등 과거에 인연을 맺은 사람들과 관련된 감정과 문제를 최면가에게로 옮기는 '전이(transferance)' 라는 개념을 발견하였다. 또한 Charcot의 최면시술과 Breuer와의 치료에서 '정신신경증(psychoneurosis)' 이라는 명칭을 창안했으며, 이러한 배경에서 최면으로

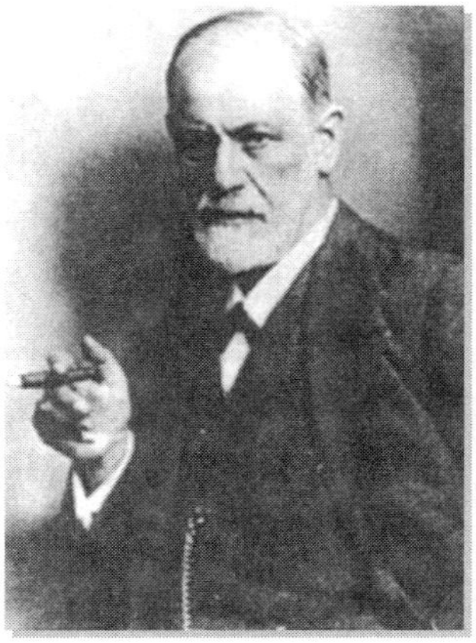

Sigmund Freud

신경증, 특히 히스테리 환자를 치료하던 중 이를 '자유연상(free association)'과 '꿈의 해석(dream interpretation)'을 주로 한 '정신분석(psychoanalysis)' 기법으로 발전시켰다. 정신분석학의 주된 기반의 배후에는 철학, 자연과학, 최면 그리고 근대 생리학이 있었다.

Freud는 최면으로 치료를 하던 중 최면에 잘 반응하지 않는 환자들을 치료하기 위해 자유연상 기법을 개발하였다. 그는 증상 자체에 의미를 두고 있는 환자들의 증상을 무차별적으로 제거하려는 것은 어리석은 짓이라고 생각하였으며 최면가에게서 성적 의미의 내포성을 자각하기도 하였다. 그리고 최면의 한계는 모든 환자들을 무능력한 상태로 만든다고 생각하였다(Glasner, 1955). 그러나 현재 Freud의 비판이 명확해 보이기는 하나 모두 사실인 것은 아니다. 그는 최면상태를 유도하는 데 몇 번 실패하자 낙심하였으며, 최면에 걸린 여성 환자들이 성애적인 상태를 나타내 그를 당황하게 만들기도 하였다. 그는 자서전에서 다음과 같이 표현하였다.

> "어느 날… 발작적인 통증에 시달리는 한 여성을 치료하고 있었는데… 그녀의 통증의 근원을 추적하던 중 … 갑자기 그녀가 팔로 나를 껴안았다… 예기치 않게 남자 하인이 들어오는 바람에 고통스러운 시간으로부터 풀려날 수 있었다… 그때부터 나는 최면을 그만두어야겠다고 생각했다. 나는 그녀의 이런 행동이 내가 저항할 수 없을 정도로 매력적인 탓이라고 생각하지 않았다. 그것은 최면의 신비로운 하나의 요소라는 것을 알 수 있었고 그것을 제거하기 위해서 최면을 버리는 것이 불가피하였다."

Freud는 최면을 단지 증상의 억제를 위해서만 사용하였다. 그리고 그는 증상들이 자주 방어기제를 활성화시킨다는 것을 깨달았으며, 최면이 심리적으로 사랑에 빠지게 만들거나 지도자가 과도한 영향력을 주는 것과 비슷하다고 언급하기도 하였다.

Freud는 "한번이라도 최면 현상을 목격한 사람이라면 잠재의식의 존재를 의심할 수 없을 것이다."라고 하였으며, "최면이야말로 잠재의식(무의식)이 존재한다는 명백한 증거다."라고 말하였다. 그러나 Freud 자신은 잠재의식을 찾아내거나 재훈련하는 목적으로 최면을 별로 이용하지 않았고 한 걸음 더 나아가 자신이 개발한 정신분석을 발표하였던 것이다. 사실 그는 최면유도 기술을 구사하는 데 익숙하지 않아서 많은 환자를 트랜스 상태로 이끌지 못하였던 것으로 알려졌다. 아마도 그것이 그가 최면을 버리게 된 하나의 동기가 되었을 것이다. 또한 그가 정신분석을 주장하면서 최면을 그만두고, 자신의 경험에 비추어 최면은 이해 불능한 것이고 신비한 것이기도 하나 위험한 것이라고 하여 사용하지 말도록 하였는데, 이러한 Freud의 영향으로 최면은 다시 정신의학에서 멀어지고 말았다.

Dacquino(1982)는 비록 Freud가 항상 최면의 수수께끼에 빠져 있는 것 같아 보이지만 그가 최면을 부정하였던 가능성 있는 이유들을 재검토하였다. 1919년 Freud는 『분석 방법의 전환』에 실린 '동료들에게…' 라는 글 속에서 최면에 대한 관심을 나타냈으며, 말년에는 "분석이라는 순금은 당연히 암시라는 비금속과 합금이 되어야만 하는 것인지 모르겠다."라고 기술해 최면을 정신분석에 포함시켜 조화의 필요성을 언급하였다. Freud와 동시대 사람인 Pierre Janet

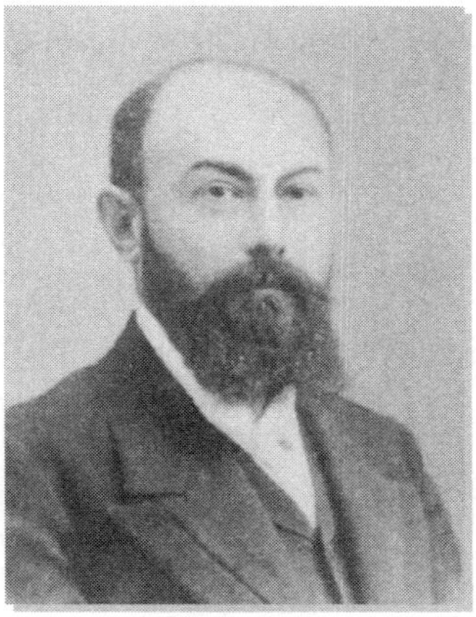

Pierre Janet

(1859~1947)은 당시 정신분석이 유행하고 있었음에도 불구하고 최면에 대한 연구를 계속하였다. 그리고 Janet은 마음속의 1차 방어기제인 '해리'를 Freud가 설명한 '억압'보다 훨씬 전에 강조하였다.

3) 최면 연구의 쇠퇴

1846년 미국에서 처음으로 에테르(용매 마취제)와 같은 수술용 화학 마취제가 발명됨으로써 최면은 더욱더 세인의 관심 대상에서 멀어져 갔다. 그러다가 1893년 Charcot의 사망과 동시에 최면의 과학적 연구는 쇠퇴하기 시작하였다.

그러나 19세기 미국에서는 최면에 대한 관심이 지속되었다는 몇몇 증거가 남아 있는데, 1842년 신시내티에서 자기집단이 활동하였으며, 그 외에도 보스턴에서 일어난 임마누엘 운동(의학적 종교 종파 운동)의 주요한 내용이 최면이었을 가능성이 있다(Aldrick, 1978). Gravitz(1981)는 19세기 최면에 관한 연구를 정리하면서 최면 연구는 제1차세계대전에서 전쟁공포증에 대한 회복 치료의 방법으로 주목을 받기 전까지 정지되어 있었으며, '최면분석' 이라는 말은 전투 상황에서 받은 정신적 충격을 해소하기 위해 최면을 사용한 Hadfield가 만들었다는 내용을 밝혔다. 두 차례의 세계대전 중에는 단지 몇몇의 문헌들만이 최면의 지속에 영향력을 미쳤다. 그중 러시아의 유명한 생리학자 Pavlov가 최면과 수면이 모두 두뇌의 중추신경을 억제시킨다고 주장하였다. 이런 주장을 실험적으로 비난한 미국의 심리학자 Clark L. Hull(1884~1952)의 연구가 있었고, 또한 당시 영국의 심리학자 McDougal(1926)은 Janet의 최면분석을 통한 최면상태의 연상작용에 대해서 기술하였다. 그리고 성격의 여러 부분을 분석하여 성격과 최면의 관계를 설명한 연구들이 있었다. Triplet(1982)은 외부적 요인의 최면 경험이 이후 학습이론의 발전에 공헌하였다는 것을 강조하였다.

4) 최면의 과학적 부흥

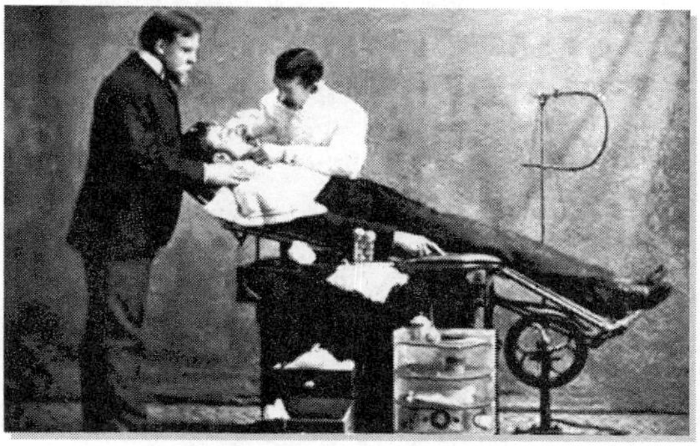

최면은 정신치료학, 의학 그리고 치과치료에 효과적인 치료법이라고 여겨지고 있다. 사진은 치과치료에 최면을 이용하고 있는 장면이다.

제2차세계대전부터 최면에 대한 지적 풍토가 급격히 조성되었고, 1958년 미국 의학협회가 최면을 약물의학과 구강의학의 적절한 치료방법으로 인정하면서 이 정책적 성명에 따라 최면의 연구가 증가되었다. 그리고 1955년 영국 의학협회도 유사한 결의안을 통과시켰다. 그 후 미국에서 임상과 실험 최면을 위한 협회가 설립되었으며, 두 번째 협회인 임상최면협회가 1957년 설립되었다. 두 협회는 근본적으로 서로 다른 성격을 가지고 있었으나 1971년 최초로 학술적 모임을 가짐으로써 가까워지면서 성장해 나가고 있다. 그리고 1969년 미국 심리학협회는 최면을 연구하는 심리학자들을 위해 분과를 만들었다.

거의 1세기 동안의 일시적인 유행이 일어난 후, 현재 최면은 정신치료학, 의학 그리고 치과치료에 효과적인 치료법이라고 여겨지고 있다. 최면에 대한 기사들은 전문 잡지들의 관심 주제로 집중되었을 뿐만 아니라 일반 과학 잡지에서도 나타나게 되었다. 더욱이 최면요법은 극적인 상황에서만 마지막으로 선택하여 사용되는 치료법이라기보다는 다른 치료법과 같이 신뢰할 수 있으며 가치 있는 치료법이라는 인식을 갖게 되었다.

5) Erickson 최면(현대 최면)

Milton H. Erickson은 1901년 네바다 주의 광산촌에서 아홉 명의 자녀

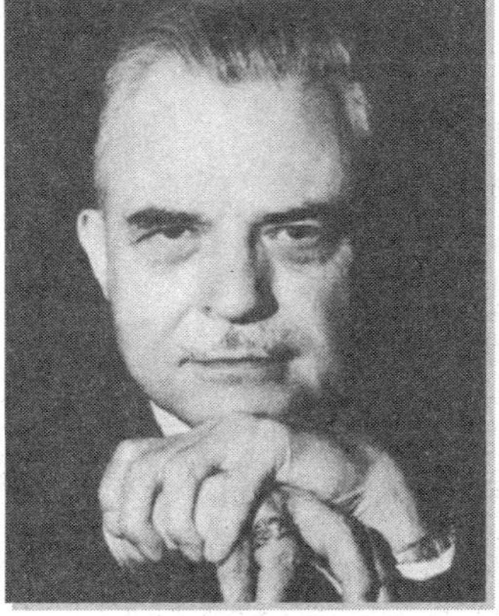

Milton H. Erickson

중 셋째로 태어났다. 그는 17세에 전신마비 증상을 갖게 되었고, 선천적으로는 색맹이었고 음치였으며, 읽기장애까지 갖고 있었다. 그는 의과대학 시절에 Clark Hull의 최면 강의를 듣고 최면에 대한 관심을 갖게 되었으며, 최면상태에서 모든 피최면자들은 각기 다르게 최면 경험을 하고 문제해결을 위하여 각기 다른 자원을 찾아낸다는 데 주목하였다.

1930년 「실험적 최면의 부정적 효과의 가능성」이라는 논문 발표를 최초로 그 뒤 11개의 논문을 발표하였으며, 매사추세츠 주립병원 정신과와 애리조나 정신병원에 근무하면서 1970년까지 제자들과 함께 최면과 심리치료에 대한 임상 연구에 전념하였다. 사망 후에는 그의 제자들은 Erickson 재단을 1979년에 설치하였고, Erickson의 최면과 심리치료에 관한 학술대회도 매년 개최되고 있다. 또한 현재 전 세계에 75개가 넘는 Erickson 연구소가 활동하고 있다.

그는 최면요법을 사람들이 자신들의 정신적 연상, 기억, 생명잠재력을 이용해 각자가 정한 목표를 달성하도록 도움을 주는 과정이라고 생각하였고, 최면상담은 내담자를 성격형성이론이나 상담이론에 꿰맞추는 정형화된 접근이 아니라 고유한 개인에 맞게 개별화해야 한다는 점을 강조하였다.

그의 치료의 세 가지 주요개념은 첫째, 피최면자의 준거틀에 맞추어 창의적으로 상담하기, 둘째, 작은 행동의 변화를 가져오기 위하여 피최면자의 행동, 동기, 이해력을 통한 협력체계 구축하기, 셋째, 피최면자의 장점과 자원을 활용하기다(Zeig, 1980).

기존 최면과 Erickson의 최면과의 중요한 차이점은, 기존 최면은 몰입된 상태를 최면유도에서 통제된 인위적인 상태로 간주한 반면, Erickson은 최면을 일상생활에서 발생하는 자연적인 심리생리상태로 본 것이다. 즉, 기존 최면은 최면상태를 최면가의 암시의 결과로 간주하고 최면가가 어떤 암시 기법을 피최면자에게 시도하지 않으면 최면상태는 발생하지 않는 것으로 보았다. 그러나 Erickson은 최면이 종종 일상생활의 정상적인 일부분이라서 최면을 유도하는 주체가 없어도 최면상태가 발생한다는 점을 강조하였다.

두 번째 차이점은, 기존 최면은 일반적으로 최면상태를 단일한 상태로 간주한 데 반해 Erickson은 다양한 상태를 강조한 것이다. 최면상태의 이런 독특함 때문에 피최면자는 최면상태에서 각기 다르게 경험하고 문제해결을 위하여 각기 다른 자원을 찾아내는 것이다. Erickson은 최면상태에 들어간다고 해서 무의식적인 자원을 활용할 수 있는 것으로 여기지는 않았다. 따라서 최면기법보다 훨씬 중요한 것은 그런 기법을 활용해서 얻고자 하는 목적이었다. 단순히 최면의 해리상태보다는 최면상태에서 피최면자의 자원을 회복하는 것을 강조한 것이다(Gilligan, 2001).

이상으로 최면의 역사적 발전을 간략히 살펴보았다. 현재 미국 등 여러 나라에서 최면은 일반의사나 전문의학자의 특정 전문 분야에서 치료의 보조수단으로 가치가 있다는 것을 인정받았다. 이를 계기로 최면은 의학과 치의학에서 합법적이고 유용한 치료법으로 인정을 받았다. 미국의 하버드, 펜실베이니아, 컬럼비아 등의 의과대학 3분의 1, 그리고 대학교의 심리학과 대부분에서 최면을 정식 교과목으로 가르치고 있으며, 북미 지역에서만 10,000명에 가까운 일반 진료의사, 심리학자, 치과의사들이 최면을 치료에 이용하고 있다(Brown & Fromm, 1987). 국내에서는 1987년 '대한최면치료학회', 2002년 '대한최면수사학회', 2007년 '대한최면협회'를 결성하여 활발한 활동을 하고 있다.

제3장

최면 현상

1. 최면상태의 심리적 특징
2. 최면상태의 신체적 특징
3. 최면 경험의 현상학적 평가

제3장

최면 현상

치료 장면에서 작업하고 있는 자신을 상상해 보자. 어떤 고통을 갖고 있는 사람을 만났고 그 사람에게 긍정적인 효과가 나타나기를 진정으로 원하고 있다면, 이를 위해 그 사람에 대한 정보를 수집한 후 섬세하고 주의 깊게 개입하여 라포를 형성하여야 한다. 그런 다음 그 사람의 초점을 내면의 세계로 옮기는 암시로 시작하여 최면으로 유도한 후 최면상태에서 암시를 사용하는 등 일련의 치료과정이 이루어질 것이다. 그럼 치료과정에 참여한 사람에게는 무슨 일이 일어난 것일까? 많은 노력으로 최면을 유도하였을 때 최면을 경험하는 개인들이 느끼는 질적인 차이는 무엇인가에 대해 생각해 보자.

최면은 매우 주관적인 경험이므로 어느 누구도 똑같은 방식으로 경험할 수는 없다. 치료자와 상호작용하는 각 환자들의 독특성을 이해하는 것은 일반적으로 가치 있는 일이다. 만약 효과적으로 치료나 상담에 적용하기 위해 최면의 유형을 배우려 한다면 몇 가지 엄격한 조건이 필요하다. 임상

최면 시행 시 주의해야 할 가설은 첫째, 각 개인의 독특성이다. 즉, 각 개인의 개인적 환경이 다르고, 개인마다 반응이 다르다는 의미의 독특성과 관련되어 있다. 둘째, 각 개인은 자기만의 방식으로 최면을 경험하려 한다는 것이다. 즉, 여러 가지의 암시(최면가에게 이야기하기 전까지 알아차릴 수 없는 것)가 피최면자에게 격발시키는 주관적인 개념이다. 셋째, 최면 경험의 다차원성과 관련이 있다. 즉, 피최면자가 경험하고 있는 것은 인지적, 행동적, 정서적, 신체적 특징이다. 최면가가 어떤 것에 초점을 맞추고 증폭시키기 위해 선택한 특징은 개입유형에 달려 있다.

여러 연구에서 최면 현상을 측정하고 최면의 양을 결정하기 위한 노력들은 과학적 최면 연구의 근간이 되어 왔다. 호주의 심리학자 Peter Sheehan (1992)은 "현상학적인 틀로 최면 현상을 탐색하는 것은 매우 의미 있는 방법이다. 여러 접근법이 보여 주는 것보다 더 상세하게 최면의 경험, 행동의 풍부함과 다양성의 과정을 보여 줄 수 있다."(p. 364)라고 하였다. 이 장에서는 다양한 차원의 최면상태에서 개인에게 나타나는 공통적인 현상과 주관적인 경험에 대해 알아보기 위해 최면의 '심리적' 특성과 '신체적' 특성의 두 가지 범주로 나누어 살펴보고자 한다.

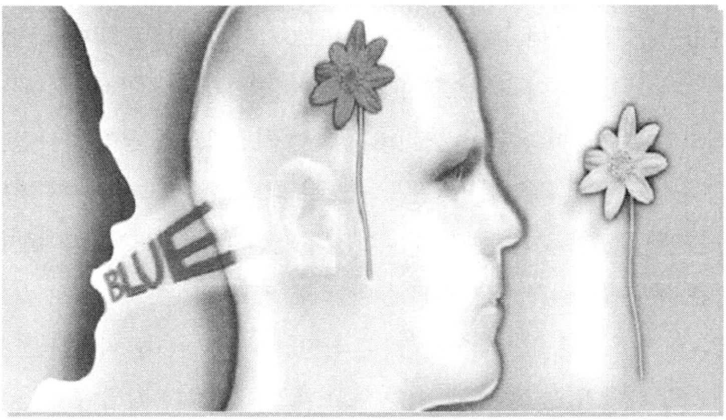

피최면자가 노란색 꽃을 보고 있으나 파란색이라고 암시하면 파란색 꽃으로 인지한다.

1. 최면상태의 심리적 특징

1) 기 대

최면상태가 되면 기대가 높아지는데 이러한 현상에 대해 사회인지이론가들의 주장처럼 피최면자들은 최면상태에서 그들의 경험이 변하고 기대를 충족시킬 암시를 받아들이도록 격려된다는 것이다(Barber, 2000; Kirsh, 2000; Wagstaff, 1998). 피최면자들은 최면 경험이 강력하고, 극적이고, 효과적일 것이라고 기대하기 때문에 치료방법으로 최면을 찾게 된다(Lynn & Rhue, 1991; Spanos & Coe, 1992). 따라서 치료자는 피최면자의 사고방식을 이상적인 치료목표와 일치시키고 반응을 강화하기 위한 긍정적인 기대를 만들기 위해 섬세한 주의를 기울여야 한다(Yapko, 2001). 자세한 내용은 6장 피암시성과 사회심리에서 살펴보도록 하자.

2) 선택적 주의

"사람은 자기가 보고 싶은 것만 본다."라는 말을 들어 본 적이 있는가? 사람들은 자신이 선택한 것에만 주의를 기울일 수 있다는 것이다. 마찬가지로 원하지 않는 것에는 주의를 기울이지 않는다. 이와 같은 현상을 '선택적 주의(selective attention)' 라고 부르는데, 경험하는 일의 일정 부분에 초점을 맞추고 나머지 부분에 대해서는 신경을 쓰지 않을 수 있는 능력이다. 다른 여러 자극들을 배제하고 특별한 자극(말이나 동작)에 맞추어진 초점은 최면이라고 할 수 있다.

의식적인 마음은 동시에 일어날 수 있는 많은 것들에 집중하는 능력을 제한시킨다. 우리는 전체 경험의 오직 작은 부분만을 의식적으로 주목한다. 집중하기 위해 경험의 한 부분을 어떻게 결정하는지의 예를 들면, '음악회에서 음악가의 가사를 어떻게 주목하는가? 그곳에 있는 동안 당신은 어떻게 느끼는가? 음악회의 어떤 부분이 당신의 기억을 고착시켰는가? 왜 그것이 특별하였는가?' 등을 생각해 보면 알 수 있다.

사람을 어떤 한 가지에 집중하도록 하는 데는 여러 복잡한 요인들이 있다. 이러한 요인들은 감각의 자극 정도(얼마나 자극이 약하고 강한가), 자극의 신선도, 개인의 반응 성향, 심사숙고 상태의 맥락에서 개인적인 동기, 기분, 그리고 환경에 공존하는 감각자극의 종류와 양들이다. 사람이 점차적으로 제시된 암시 쪽으로 선택적인 주의를 하면 주의는 암시된 자극을 연상하는 쪽으로 좁아진다. 이때 초점은 내면을 향하고 있으므로 외부의 상황이 감지되어 반응이 일어나더라도 실질적으로 그의 주의력에서 차지하는 비중은 극히 일부에 불과하다. 그리고 의식적 자각이 경험의 특별한 면에 주의를 기울일 때 무의식은 개인의 주의 분야와 외부의 일들에 반응하는 능력이 매우 월등해진다. 이것이 다음에 논의할 최면의 특성인 해리의 근간이 된다.

3) 해 리

'해리(dissociation)' 란 자기 자신, 시간, 주위 환경에 대한 의식이 단절된 현상이다. 해리현상은 일상생활에서 누구나 겪을 수 있는 정상적인 체험에서 일상생활의 기능을 어렵게 하는 병리적인 장애까지 광범위한 연속선을 이룬다. 누구나 흔히 겪을 수 있는 해리현상으로는 어떤 일을 할 때 한동안 의식적인 자각이 없어지는 현상 등이 있다.

해리는 개인의 인지가 정상적으로 통합되고 상승적으로 작동되는 부분들의 기능이 자동적으로 증가하는 효과가 있다. 즉, 최면에 유도된 사람이 자신의 주의력을 최면가의 암시에 집중시키면 무의식적 연상이 일어나게 되고, 의식과 무의식이 분리되는 현상이 나타난다. 의식적 마음은 최면 절차의 세부사항에 끌려가게 되고, 반면에 무의식적 마음은 상징적인 의미, 과거에 대한 연상, 받은 암시에 대한 적절한 반응 등을 활발히 추구하게 되는 것이다. 최면 경험 중에 의식과 무의식 기능의 분리는 개인에 따라 그 정도가 다르며, 어느 정도의 해리 없이는 최면 현상이 일어나지 않는다고 말할 정도로 결정적인 경험의 요소다. 일반적으로 해리의 정도가 크면 클수록 더 깊은 최면을 경험하게 된다. 따라서 의식과 무의식적 마음은 어느 정도 분리될 수 있다는 사실과 상호 독립적인 존재임에도 불구하고 상호 보완적으로 이용된다는 것이 최면치료의 근간이 된다. 해리의 두 번째 면은 정신적인 충격을 겪었던 사람들처럼 어떤 상황에서 사람들은 분리된 감각을 경험한다는 것이다(Spiegel, 1993). 세 번째 면은 사람들이 최면 동안 전형적으로 보고하는 '동시적 인식(parallel awareness)' 으로 설명될 수 있다. 즉, "나의 일부분은 당신이 말하고 있는 것을 듣고 있으며 또 다른 나의 일부분은 나의 경험 속에 있기 때문에 당신을 인식할 수 없었다." 라고 피최면자들이 최면 경험에 대하여 말하는 것이 그 예다.

4) Ernest Hilgard의 '숨은 관찰자'

최면상태에 있는 피최면자는 분리된 수준에서 각각 작동하고 있는 다양한 인식들을 가질 수 있다. 이러한 수준의 하나는 경험의 본질에 대한 현실적인 이해를 갖는 객관적인 것이고, 또 다른 일부분을 Hilgard(1997)는 '숨은 관찰자(hidden observer)' 라고 불렀다. 숨은 관찰자는 암시된 경험으로부터 분리(해리)되어 경험에 대한 어느 정도의 객관성을 유지토록 한다. Hilgard는 숨은 관찰자를 최면에 걸린 사람이 의식적으로 경험하는 것이 아니라, 정보를 인지적 기능의 높은 수준에서 수용할 수 있도록 알맞은 수준으로 단지 의미하는 것이라고 하였다(1992, p. 77). 즉, 숨은 관찰자는 최

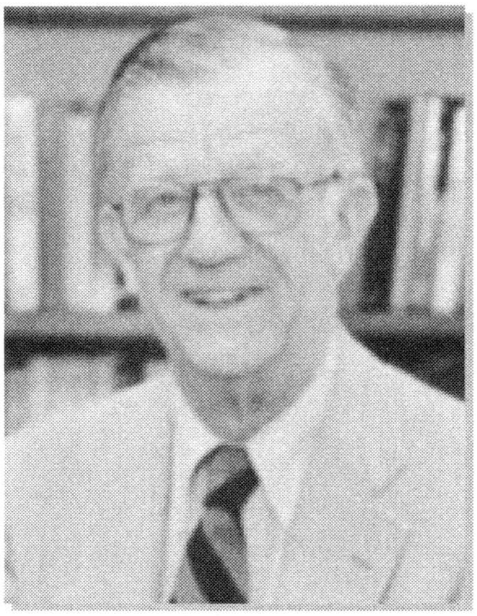
Ernest Hilgard

면에 걸린 사람이 의식적으로 지각하지 못할 것이라는 것까지 탐지하는 정신적 구조가 따로 있다는 것으로, 숨은 관찰자는 각 개인이 그것을 명백히 알지도 못하면서 경험을 어떻게 저장하고 처리하는지를 설명하는 용어다. 부분적 해리는 실행통제체계를 억압하도록 하나, 숨은 관찰자의 기능은 환경에서 무엇이 일어나는가를 검색하는 기능을 한다고 하였다. 따라서 최면상태는 해리된 수준에서 서로 다르게 정보를 처리하는 두 가지 인지체계가 작동하고 있다고 보았다. 이는 최면이 통증의 통로를 차단하기보다는 대뇌피질의 처리과정을 활성화시켜 고통을 지각하는 데 영향을 주는 것이라고 할 수 있다. 숨은 관찰자의 출현에 대해서는 많은 실험에서 이미 증명되었다.

통증 감소에 관한 연구에서 피최면자는 최면 중에 자신의 의식계통이 통증 감소를 위한 최면가의 암시를 받아들이고 이에 반응함과 동시에 통증이 어떻게 느껴지는가를 말로나 글로 기술할 수 있다는 것을 보여 주었다. Hilgard와 동료들은 자동차를 운전하면서 동시에 대화하거나, 또는 연설을 하면서 동시에 연설자로서 자신의 연설을 평가하는 일을 할 수 있는 것 등 두 가지 과업에 주의를 배분하는 것을 일상생활 중에 경험하는 현상과 비교하였다. 그러나 치료자가 치료를 적절히 구조화할 때 각 개인들은 공격적이거나, 무관련한 암시를 수용하지 않을 정도로 충분히 강한 현실지향을 유지할 수 있다(Lynn & Rhue, 1991; Sheehan & McConkey, 1982).

5) Martin Orne의 '트랜스의 논리'

Orne(1959) 박사는 최면 경험의 가장 중요한 특징의 하나는 '깨어 있는' 상태를 혼란하게 만드는 암시의 비일관성이나 불일치성에 대해 편안하게 인내할 수 있도록 하는 능력이라고 하였으며, 타인 지각의 투명성을 설명하기 위해서 예를 제시하였다. "이것은 매우 특이한 현상이며 나는 의자에 앉아 있는 내 자신을 볼 수 있고 나는 그를 통해서 앞에 있는 의자를 볼 수 있었다."(p. 295) Orne은 이 현상을 '트랜스 논리(trance logic)' 라고 하였다.

임상장면에서 트랜스 논리는 경험을 객관화시킬 수 있는 피최면자 욕구의 부족이라고 할 수 있다. 즉, 최면에 걸린 피최면자는 암시된 현실이 아무리 비논리적이고 객관적으로 불가능해 보여도 그것이 사실인 것처럼 일시적으로 받아들인다. 예를 들면, 만약 최면치료 중에 피최면자를 현재 만나기 힘든 부모(멀리 떨어져 살고 있거나 사망한 경우)와 연관시키기 위하여 암시를 하는 경우에 "당신은 지금 당신의 부모를 보고 있다."라고 할 수 있으며, 그의 부모를 만나서 해결할 문제에 대해서 상호 교류하도록 피최면자에게 암시를 줄 수 있다. 역할연기의 요소가 있으나 트랜스 논리는 "내 부모들은 미국에 살고 있는데 어떻게 여기에 와 계실 수 있는가?"와 같이 지적인 평가에 반응하는 것보다는 마치 실제로 부모가 여기에 있는 것처럼 '지금-여기(here and now)' 에서 부모에게 반응하도록 피최면자를 이끈다. 많은 논리적 지각으로 만들어질 수 없는 것들을 트랜스 논리에 빠뜨려 최면에 유도된 사람들에게 완벽

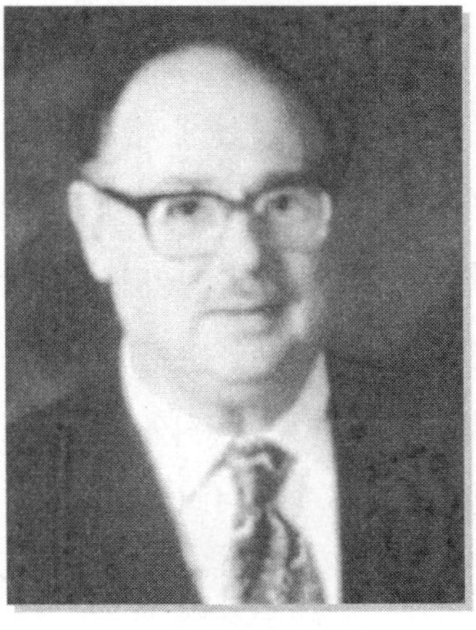
Martin Orne

한 의미를 줄 수 있다. 이것은 치료자에게 현실적인 감각으로 매우 창조적이고 상상적이며 자유로운 임상 치료를 시행할 기회를 준다. 트랜스 논리는 피최면자가 제시된 암시의 유효성과 의미를 깨뜨릴 수 있는 비판적인 평가를 유보하고 자발적으로 암시를 받아들이는 상태를 말한다. 따라서 피최면자는 어떠한 일이 마치 사실인 것처럼 반응함으로써, 치료적 개입을 위한 깊은 감정의 문제로 들어가게 하는 출입구가 될 수 있다.

6) 말 그대로 해석하려는 경향

최면에 대한 잠재적인 문제 중 하나는 '직역주의' 라고 알려진 현상이다. 즉, 말 그대로 해석을 하는 경향이다. '배' 라는 단어는 먹는 배부터 타는 배까지 적어도 6가지의 연관된 의미를 가지고 있다. 그 단어는 기본적으로 글자 그대로 의미를 찾는 것이 아니라 문맥이나 맥락 중에서 그 의미를 찾는다. 어떤 이들은 종종 글자 그대로의 의미를 의도적인 뜻으로 사용된 말에 적용하려는 경향이 있다. 최면 중에서도 마찬가지로 최면 중에 '지적' 이라는 뜻으로 '밝다' 라는 말을 사용하면, 피최면자는 주위에 불빛이 둘러싸여 있으므로 '밝다' 라는 말을 글자 그대로 해석하는 것이다.

Erikson(1980)은 1,800명의 최면에 걸린 사람들과 3,000명의 최면에 걸리지 않은 사람들에 대해서 직역주의를 연구하였다. 그는 최면에 걸린 사람들의 대다수가 최면에 걸리지 않는 사람들에 비해 언어를 글자 그대로 해석한다고 주장하였다(최면에 걸린 사람들에게 "당신의 이름을 말해 줄 수 있겠어요?" 라고 물었을 때 그 사람들은 자신의 이름은 말하지 않은 채 '예' 혹은 '아니요' 라고만 대답한다.).

이와 같은 최면실험에서 예상 가능한 특징보다 글자 그대로 해석하려는 경향은 반응 스타일로 생각할 수 있다. 이것은 최면치료를 받고자 하는 피최면자에게 어떤 용어를 사용해야 할지 결정하는 조심스러운 접근의 기본이 된다. 최면의 선구자라 할 수 있는 Neil Simon은 최면상태에서의 직역주의에 대한 자신의 경험을 이야기하였다. 그는 수술을 하기 위해 마취상태가 필요한 여자에게 최면을 유도하고 "당신의 팔이 마취됩니다."라는 암시를 하였다. 그녀는 암시를 매우 빠르게 받아들였다. Neil은 마취상태를 시험해 보기 위해 핀을 하나 집어서 그녀의 어깨부터 팔까지를 찔러보았다. 한 번씩 찔러 볼 때마다 그녀는 편안하게 "아프지 않아요."라고 대답하였다. Neil이 손등을 찔렀을 때는 "아야!" 하고 소리쳤다. Neil이 "무슨 일인가요?" 하고 물었다. 그녀는 "당신은 내 팔이 마취되었다고 했지, 내 손이 마취되었다고는 하지 않았잖아요!"라고 말하였다. Neil은 그 의미를 알고 있었다. 팔은 어깨부터 손까지 모두를 말한다. 그러나 이 여자에게는 팔은 팔이고, 손은 손이었던 것이다. 말할 필요도 없이 Neil은 조금 더 자세하게 말해 주어야 한다는 것을 깨달았다. 최면에 걸린 사람이 암시에 어떻게 반응하는가는 그 사람의 개인적인 관점에 따라 다르다는 것을 명심해야 한다. 당신이 할 수 있는 최선의 방법은 단어를 신중하게 사용하는 것이다.

7) 암시에 증가하는 반응

앞에서 언급된 요인들은 반응의 증가를 유도한다. 반응이 증가되는 것은 최면가의 지시에 따르려는 피최면자의 의지를 보여 주는 증거인 것이다. 더구나 최면에 걸린 사람은 최면에서 깨어나면 하지 않을 경험에 대해 더욱 잘 반응하게 된다.

치료의 관점에서 어떤 요인이 피최면자의 반응을 최대화시키는가를 주시하여 반응이 잘 나타나는 것을 치료의 도구로 이용해야 한다. 피최면자들이 최면에 반응을 보이는 것은 저항의 감소이고 집중된 초점이며, 문제해결에 대한 관심이고, 최면가에 대한 협조 등 많은 여러 요소들이 포함되어 있다. 반응은 속기 쉬운 것이 아니라 암시의 무비판적 수용이다(Barber,

1969). 일반 생각들과는 달리, 치료로서의 최면은 최면에 걸린 사람의 선택의 폭을 넓힌다. 암시에 대한 반응의 증가는 도움을 주고자 하는 것을 느끼고, 믿는 누군가가 유도해 주기를 원하는 피최면자 측의 선택이다. 각 개인적, 대인관계적, 그리고 상황적 역동 등이 좋지 못한 경우는 반응이 나타나지 않는다. 결과적으로 고전적인 용어인 '약한 반응과 저항'이 생겨나는 것이다.

8) 인지적, 지적 유연성

경험에 따라 사고하는 방식은 여러 인지적 유형이 있다. 이것은 개인 내에만 적용되는 것이 아니라 대인 간에도 적용된다. 우리는 여러 경험의 유형들에 대해 여러 가지로 생각하는 방식을 가지고 있다. 예를 들어, 어떤 것은 좀 더 포괄적이고 전체적으로 접근하고, 다른 것은 더욱 세부적이고 자세하게 접근한다. 그리고 당신이 어떻게 생각하는가는 지각에 영향을 미친다(Crawford & Allen, 1983).

최면에 걸린 사람들이 인지하는 유형은 많은 사람들이 연구하여 왔다(Evans, 1991; Labelle, Laurence, Nadon, & Perry, 1990). Peter Sheehan(1992)은 최면에 걸렸을 때 반응하는 여러 인지 유형에 대해 이렇게 결론 내렸다. "…피험자의 최면 반응유형을 한 가지 특정한 유형으로 설명할 수는 없다. 그리고 그것은 여러 다른 반응유형이 같은 최면감수성을 가진 피험자들에게도 나타난다는 점에서 매우 흥미롭다. 또한 한 피험자에게 최면 중에 한 가지 혹은 여러 유형을 사용하면 과제의 복잡성에 따라 유형 선택의 정도가 다양해진다…." (p. 367) 이야기할 때든지 최면을 강화할 때는 그것들과 관련되어 있는 여러 인지적 유형을 채택하는 능력과 여러 지각적 경험은 인지적 유연성의 정수라고 할 수 있다. 이미 알고 있는 것처럼 인지 변화의 대다수는 기억, 자각, 몰입, 이성, 심상 능력, 상상과 주의의 분야에서 최면과 관련되어 있다(Barber, 2000; Holroyd, 1992). 이러한 내용들은 지속적으로 심도 있게 연구해야 할 주제다. 환자의 생활의 질을 높이기 위해 최면치료를 하는 모든 치료자들은 지각적 변화를 일으키기 위한 목적으로 행한다. 이와 같이 괴로운 고통을 단지 불편함으로 변형시켜 지각할 수 있도록 인지적 유형을 고무시키는 것은 인지연구의 가치 있는 활용 범위다. 시간흐름을 빨리 지각하도록 하는 것은 길고 불쾌한 병원에서의 생활을 주관적으로 빨리 지나게 하는 최면의 또 다른 유용한 예다(시간 왜곡).

Frederick Evans(1991)는 최면에 잘 걸리는 사람들이 한 가지 지각 유형에서 다른 지각 유형으로 넘어가는 것, 한 의식에서 다른 의식으로 넘어가는 것에 대해 관심을 가져 왔다. 해리상태는 한 사람이 경험에서 오는 불연속적인 인지에서 다른 것으로 옮겨 가는 요인과 확실한 관련이 있다고 설명하였다. 그러나 치료 상황에서 인지의 유연성은 연구 환경과는 다른 의미를 가지고 있다. 얼마나 자주 '인지적인 왜곡(cognitive distortion)'이 일어나느냐 하는 것은(정보처리의 실수) 여러 가지 장애와 관련이 있다(Beck, Rush, Shaw, & Emery, 1979). 그것은 인지적 변화를 촉진하고 인지적인 재구성을 촉진시킬 수 있는 최면의 적용 분야가 된다. 인지적, 행동적, 지각적, 혹은 다른 여러 차원에서 인지적 유연성의 증가를 위한 최면의 가치는 정신치료를 하거나 인지행동치료에서 최면을 사용하는 것에 대한 근본적인 이유다. 이러한 내용들은 실험을 통해 지지되었다(Schoenberger, 2000).

2. 최면상태의 신체적 특징

피최면자가 최면에 걸려 있다는 것을 어떻게 알 수 있는가? 그것의 해답은 명확히 알 수 없다는 것이다. '최면'이란 상태는 확실하게 규정되어 있지 않고 모호하다. 이론적 또는 실험적인 관점보다 의학적인 관점에서 보면, 피최면자는 최면 중에 암시된 생각에 집중하고, 긍정적인 가능성을 만드는 것에 열중하며, 더 나은 삶을 살고자 필요한 원천을 얻기 위해 의미 있는 내부적 관념을 설정하는 것에 관심을 갖고 있다. 피최면자의 의식이 어느 순간에 최면상태로 빠져드는지에 대해 과학적인 정확성을 갖고 설명하기는 어렵지만, 대신 최면가들은 자신의 피최면자들이 서서히 최면에 걸려 가고 있음을 가늠하는 척도를 가지고 있다(Erickson, Rossi, & Rossi, 1976; Erickson & Rossi, 1979; Weitzenhoffer, 2000).

최면가가 피최면자의 말을 통해 내적 경험을 피드백할 수 없는 경우 최면상태에서의 신체적 특징들은 유일한 지표가 된다. 최면치료 중 몸짓 언어를 잘못 해석하는 위험을 피하려면 대화를 이용한 피드백은 좋은 방법이 될 수 있다. 피최면자의 동작을 이해하려는 노력은 최면가를 좋은 관찰자로 만들 수 있다. 예를 들면, 의자에 앉아 있는 피최면자의 움직임을 알아채어 "당신이 자세를 바꿈과 동시에 당신은 더 편하고 깊게 최면상태를 경험하게 될 것입니다."와 같은 방법으로 암시를 할 수 있다. 피최면자가 취하는 신체적 변화를 감지하는 것은 단순한 정보 이상으로 치료의 목적에 더욱더 근접한 정보를 제공할 수 있다. 그러나 당신이 알지 못하는 것은 정보로 사용할 수 없음을 알아야 하며, 따라서 여러 사람들을 가까이서 관찰하는 기술을 훈련하는 것이 중요하다. 여기에서 관찰해야 할 유용한 신체적 특징들은 다음과 같다.

1) 근육이완

최면에 걸린다고 해서 반드시 긴장이 이완되는 것은 아니지만, 최면에 걸린 대부분의 사람들은 일반적인 특징으로 정신적, 신체적 이완을 보인다. 대부분의 최면은 긴장이완을 통해 피최면자의 의식을 무의식으로 바꿔주는 데 촉진 역할을 한다. 긴장이완은 피최면자에게 좋은 기분을 느끼게 해 주고, 자신에 대한 경험을 확연히 변화시켜 그들이 실제로 최면상태에 들어갔다는 생각을 확신시켜 줄 수 있다. 이를 위해 피최면자의 긴장 정도를 파악하라. 특히, 시술 전과 시술 중의 안면 근육을 간파하라. 근육이완이 보인다면 어느 정도 내면의 변화도 일어났다는 표시다.

2) 근육경련

신체와 마음이 편안해짐에 따라 신경적 변화에 따른 불수의적인 경련이 얼굴이나 몸에 일어나기도 한다.

3) 유류증

피최면자가 편안해지면서 가끔 눈물이 흘러내릴 수 있다. 어떤 이들은 피최면자가 감정이 고조되어서 눈물을 흘리는 것으로 지레 짐작하는데, 이는 비논리적인 비약으로 사실이 아니다. 피최면자가 최면 중에 어떤 경험을 하고 있는지 의심이 될 때 "지금 어떤 상황인지 설명해 주실 수 있겠습니까?" 같은 중립적인 질문을 함으로써 직접적인 피드백을 구해야 할 것이다.

4) 눈 감은 상태에서의 눈 떨림

피최면자가 주의력의 초점을 이동시켜 최면상태에 들어감에 따라 눈꺼풀이 매우 빠른 속도로 떨릴 수 있는데, 이때 대개는 의식을 못하는 경우가 많다. 또한 최면 중에 눈꺼풀 안에서 빠른 안구 운동이 관찰된다. 최면가가 영상화된 암시를 주면 줄수록 그런 현상을 관찰할 수 있다.

5) 호흡의 변화

호흡이 빨라지든 느려지든 간에 그 변화는 자연스러운 것이다. 최면 전과 최면 중의 피최면자 호흡 상태를 비교 관찰하라. 호흡의 속도나 호흡의 양에 변화가 있다면 피최면자의 내면세계도 변화가 있는 것이다. 최면이 진행되어 감에 따라 호흡이 얕아지는 피최면자도 있고, 더 깊어지는 피최면자도 있다. 어떤 사람은 가슴 호흡(흉식호흡)을 할 것이고, 어떤 사람은 횡경막 호흡(복식호흡)을 할 것이다. 중요한 것은 호흡에 변화가 생겼다는 것이지 호흡이 어떻게 변했는가는 아니다.

6) 맥박의 변화

보통은 맥박이 느려지지만 빨라지는 경우도 있는데, 이것 역시 최면의 자연스러운 현상이다. 피최면자가 의자에 앉으면 목에 있는 경동맥의 맥박을 쉽게 관찰할 수 있다. 몇몇의 최면가들은 치료 동안 보조적인 목적으로 피최면자의 손목을 잡고 맥박을 검사하며 치료에 응용하기도 한다.

7) 턱 이완

가끔 피최면자들은 의식이 없기 때문에 아래턱을 떨군다. 가끔 침을 흘리기도 하는데, 이때 피최면자는 턱의 무게를 느끼고 입을 다물려는 의식적인 노력을 한다.

8) 강직증

강직증이란 최면상태에서의 몰입을 반영하는 자발적인 움직임의 억제를 의미한다. 의식을 갖고 있는 일상생활 또는 지속적으로 몸을 움직이는 수면상태와는 다르게, 최면에 걸린 피최면자들은 거의 움직임을 보이지 않는다. 움직이는 것은 이완되고 집중된 상태의 피최면자에게 너무 큰 노력을 요구하기 때문이다. 게다가 최면에 걸린 피최면자는 보통 자신의 신체에서 정신이 떨어져 나간 상태로 느껴 신체에 대한 움직임을 만들지 못하는 것이다. 때때로 어린아이들은 예상했던 것보다 훨씬 더 큰 움직임이 있을 수 있다. Yapko(2003)는 최면교육 사례에서 한 학생이 최면 중 한동안 바닥에 뒹굴고 주변을 비틀거리며 다녀서 급우들이 탈곡기라는 별명을 붙인 일이 있었다. 그 학생은 최면에서 깨어난 후에 그러한 움직임을 통해 몸이 이완되면서 느낌이 매우 좋았다고 설명하였다. 최면가가 보기에 설혹 그 움직임이 지나치고 혼란스럽더라도, 피최면자는 여전히 최면에 빠진 상태일 수 있다. 피최면자가 최면에 어느 정도 빠져들었는지 알기 위한 척도로 여러 신체적 특징을 이용할 수 있을 것이다.

9) 감각의 변화

최면상태가 되면 피최면자의 신체는 여러 곳에서 변화를 겪는다. 어떤 이는 자신의 몸이 1톤이라도 된 것처럼 무거움을 느낄 수도 있고, 반면에 어떤 이는 붕 떠 있는 것처럼 가벼움을 느끼기도 한다. 어떤 이는 자신이 신체적으로 매우 커진 듯 느낄 수도 있고, 그 반대로 느낄 수도 있다. 어떤 이는 자신의 몸이 민감해져서 신체적 자극에 극도로 예민해질 수도 있고, 어떤 이는 자연스러운 무통 내지는 마취가 된 수준으로 몸의 반응에 대해 둔감해질 수도 있다.

앞에서 기술한 각각의 신체적인 특징들이 최면상태에 있음을 나타내는 일반적인 지표로 이용될 수 있다. 그러나 어떠한 징후도 그 하나만으로 피최면자가 실제 내면에서 경험하는 내용을 알 수는 없다. 그러한 점에서 최면가는 타인의 세계에 대한 방문객이므로 항상 주의 깊고 세심하게, 그리고 무엇보다 존중하는 태도를 견지해야 한다. 최면 중에 어느 단계에서 언제 다음 단계로, 예를 들면 최면유도 단계에서 응용 단계로 이동하는지에 대한 평가는 피최면자의 신체와 행동에 나타나는 변화를 치료자가 얼마나 잘 감지하느냐에 달려 있다. 피최면자의 근육 긴장도, 호흡수, 맥박수 등, 최면가가 최면과정에 들어가기 전에 관찰할 수 있는 기본치를 잘 확인하여 최면의 진행에 따른 변화와 비교함으로써 피최면자의 원래 상태와는 다른 변화 상태의 발생을 알아차릴 수 있을 것이다. 실제로 최면가는 피최면자가 경험하는 내용을 항상 알 수는 없지만, 자신의 유도로 발생되는 어떤 영향을 암시하는 변화들을 관찰할 수 있을 것이다. 그러한 변화를 읽어 내는 기술이 세련될수록 최면 중에 있는 피최면자에게 좀 더 편안하게 적절한 암시를 자연스럽게 적용할 수 있다. 이러한 다양한 변화로는 경험적이며 선택적인 주의의 몰입, 비의도적인 표현, 경험적이고 비개념적인 몰입, 자발적 의지, 시간과 공간의 유연성, 지각의 변화, 몰입 정도의 변화, 운동/언어적 억제, 트랜스 논리(현실검증의 감소), 상징적 처리, 시간 왜곡, 자발적인 기억상실 등이 있다.

3. 최면 경험의 현상학적 평가

최면상태에서의 행동이 관찰된 이후부터 지금까지 최면상태의 행동을 평가하는 것은 조사 방법만큼이나 흥미 있는 일이다. 그러나 현재 최면이 시행되는 상황을 보면, 최면상태에서의 행동은 연구할 가치가 있는 의학의 도구이기는 하지만 정말로 중요한 것은 피최면자 개개인의 실제 경험이다. 이에 몇몇 연구자들은 피최면자의 최면 경험을 현상학적으로 이해하려는 방법을 연구해 왔다. Peter Sheehan과 Kevin McConkey는 EAT (Experimental Analysis Technique)라는 도구를 개발해서 최면 중의 여러 경험을 평가하였다(Sheehan & McConkey, 1982; Sheehan, 1992). Erika Fromm과 Stephen Kahn은 SHPQ(Self-Hypnosis Proper Questionnaire)라는 도구를 개발하여 자기최면을 평가하였다. 최근에는 Ron Pekala와 V. K. Kumar(Pekala & Kumar, 2000; Pekala, 2002)가 PCI(Phenomenology of Consciousness Inventory)라는 도구를 개발하여 여러 최면 경험들을 평가하였다. 이러한 도구들과 다양한 조사 방법은 피최면자의 최면 경험의 범위와 정도를 연구하는 중요한 방향을 제시하였다.

제4장

최면의 이론

1. 신해리 모델
2. 수동적이거나 허용적인 상태로서의 최면
3. 변화된 의식상태로서의 최면
4. 최면의 현실검증 견해
5. 언어와 경험의 조건화된 특성
6. 특별한 상호작용의 결과로서의 최면
7. 사회인지이론적 관점

제4장

최면의 이론

최면의 전 과정을 진행시키고 피최면자를 이끄는 최면가의 발언을 '최면암시(hypnotic suggestion)'라고 한다. 최면암시는 최면의 유도, 최면상태에서 나타나는 현상, 최면에서 깨어남(awakening)을 가능하게 한다. 최면암시로 '지각의 왜곡(perceptual distortions)'이나 '기억의 변화(alterations of memory)' '최면 후 망각(posthypnotic amnesia)' 등의 현상이 나타나는데, 이 중 최면 후 망각은 최면 현상의 특징으로 최면상태에서 깨어난 후에 피최면자는 최면 중에 일어났던 일을 기억 못하는 경향을 가리킨다. 최면암시 중 '최면 후 암시(posthypnotic suggestion)'는 최면의 독특한 현상이며(Kihlstrom, 1985; Kihlstrom & Evans, 1979; Williamsen, Johnson, & Eriksen, 1965), 최면 후 암시 중 최면 후 망각 암시에 대한 연구는 오랜 역사를 가지고 있다(Kennedy & Coe, 1994).

최면에 유도된 사람은 최면상태에서 깨어난 후에도 최면가가 암시를 주었던 특정한 단서에 반응하여 어떤 행동을 수행하도록 유도될 수 있다. 이러한 현상을 이용하여 기능적인 기억장애를 이해하는 데 최면 후 기억상실의 예로 들 수 있는데, 기억상실은 최면과 관련해서도 나타날 수 있다. '최면망각(hypnotic amnesia)'은 최면 경험과 관련된 기억상실로, 최면 동안에 학습한 내용이나 경험을 기억하는 데 실패할 때 보통 적절한 암시를 제공하거나 다시 최면을 유도함으로써 그 기억이 되살아날 수 있게 되는 현상을 말한다(Cooper, 1979). 이러한 특성으로 최면망각에서의 기억상실은 일시적이다. 최면망각은 자발적으로도 나타나지만 일반적으로 망각을 유도하는 암시에 의해 나타난다. 그런데 나중에 최면 중에 암시하였던 특정 단서를 최면가가 제공하면 최면 중에 암시한 행동을 수행한다. 여기서 중요한 것은 피최면자는 자신이 한 행동의 원인을 모른다는 것이다. 피최면자에게 왜 그런 행동을 하였는지를 물어보면 자기 나름대로 합리화시키는 이유를 댄다. 따라서 피최면자는 최면가가 제시한 암시 내용을 그대로 기억하고 있으며 그 영향을 받고 있지만 그 기억에 대한 기억의식을 갖지 못하는 것이다.

최면을 통해 야기되는 현상에 대해 학자들은 많은 의문점을 갖고 있다. 즉, '최면에 걸린 사람은 완전히 자신의 통제를 상실하는가?' '최면에 걸린 사람은 암시에 따라 무엇이든 할 수 있는가?'에 대해서 연구와 실험을 통해 그 실체를 밝히려 노력하고 있으나 아직까지도 그 현상과 최면을 개념화하는 방법에 대해서는 상당한 불일치가 있으며 이를 밝히지 못하고 있다.

이 장에서는 최면에 대해 영향력 있는 이론적 관점들의 일부를 개관하고 논의하고자 한다. 독자들은 각 이론의 관점이 무엇을 가정하는지 고찰하고, 그 가정들이 합리적이고 도움이 될 수 있는지를 평가함으로써 각 관점들에 대해 비판적으로 사고하도록 권하고 싶다. 또한 최면을 실시하는 이론가들의 최면유형을 고찰한 후 그것을 경험하는 피최면자 개개인의 관점을 고찰함으로써 최종적으로 양쪽 상호작용의 결과를 고찰하면 도움이 될 것이다.

최면이론의 다양한 모형을 두 가지 일반적인 범주로 나누면 다음과 같다.

① 최면에 유도된 사람의 주관적인 특성과 상태를 최면의 기본으로 강조하는 개인 내 모형(intrapersonal model)

② 최면 상호작용의 사회적 또는 관계적 측면을 강조하는 개인 간 모형(interpersonal model)

또한 Lynn과 Rhue(1991)가 주장하였듯이 단일요인이나 다요인 개념들에 따라서 최면의 모형을 구별할 수 있다. 단일요인 모형들은 이완과 같은 최면 경험에 영향을 미치는 단일요인을 제시한다(Edmonston, 1977, 1981, 1991). 다요인 개념은 피최면자의 기대나 최면가의 요구처럼 최면 현상을 만들어 내기 위해 결합하는 다양한 상호작용의 힘들을 고려한 것이다(Kirsh, 2000).

1. 신해리 모델: 해리상태로서의 최면

Ernest Hilgard의 신해리 모델(1974, 1986, 1991, 1992)은 최면에 많은 영향을 미쳤다. 대부분의 치료자들은 해리성 정체성 장애와 같은 병리적 상태들의 측면에서 해리의 개념에 대해 배운다. 그러나 해리는 주관적인 경험의 여러 요소들을 개별화하는 인간의 능력을 나타낸다. 이러한 능력을 능숙하게 이용한다면 여러 가지 면에서 도움이 될 것이다.

Hilgard의 신해리 모델은 사람들은 동시에 기능할 수 있는 다중인지체계들을 가지고 있다는 것을 기초로 한다. 사람들의 인지체계는 '실행적 자아(executive ego)' 또는 '중앙 통제구조(central control structure)'라고 불리는 실행체계의 통제하에 인지적 하위구조가 계층적으로 배열되어 있다.

인지적 하위구조들에는 습관, 태도, 관심, 편견 그리고 여러 잠재적인 능력들이 포함된다. 실행체계는 지속적으로 주관적 경험에 대한 반응들을 감시하고 정형화하는 작업을 수행한다. 정상적으로 통합되어 있던 하위 인지체계가 최면상태에서는 중요성에 따라 서로 다른 정도의 분리가 생겨, 최면가의 암시에 독립적으로 반응한다는 것이다. 즉, Hilgard는 신해리 모델에 대해 다음과 같이 설명하였다.

> 최면에서의 실행기능은 전형적으로 최면가에 의해 피최면자를 분리시킨다고 생각한다. 최면에 걸린 사람들은 자신의 정상적인 상태로부터 실행기능의 상당한 부분, 즉 특수한 종류의 활동들에 참여하거나 움직이라는 암시를 수용 또는 거절할 뿐만 아니라 자신의 과거와 계획에 관한 질문에 대답할 능력을 갖는다. 최면 상황에서 피최면자는 자신의 실행기능들을 최면가에게 이전시킴으로써 최면가가 암시하는 것을 하게 되고 경험하며, 이러한 암시들은 피최면자 스스로의 움직임에 대한 통제를 상실하게 만든다(Hilgard, 1992, p. 94).

신해리 모델의 연구는 연구결과의 양과 질에서 가치가 있으며 최면 분야에서 가장 중요한 이해의 도구가 되었다(Kilhlstrom, 1985, 1997). 개인 내 모형인 Hilgard의 연구는 성공적인 최면 결정인자로 개인의 최면 능력과 해리에 초점을 두고 있다. Hilgard는 최면감수성을 개인의 안정적인 특성이며 개인들 간의 측정 가능한 차이라고 주장하였다(1965, 1967).

2. 수동적이거나 허용적인 상태로서의 최면

이 이론적 견해는 19세기 중반의 최면의 기원에 뿌리를 두고 있으며 오늘날 최면과 관련된 생리적 변화에 중점을 두고 연구되고 있다(Rossi, 2000).

논점은 피최면자의 입장에서 최면가의 암시에 반응하는 것으로 정의되는 피최면자의 수동적인 역할이라고 강조하고 있다. 최면은 수동적인 상태이며 각성상태라는 것이다. 이러한 개인 내 모형은 피최면자의 주관적인 경험에서 일어나는 것에 대한 최면의 수동적 역할을 탐구한다. 이는 피최면자의 현상학적 경험을 이해하려는 시도이며, 이런 연구들은 경험이라는 용어를 더 쉽게 정의하고 측정하도록 하였다(McConkey, 1986; Pekala, 2002; Pekala & Kumar, 2000).

최면가의 최면개입의 유형에 관한 방법 중 하나는 권위적이거나 허용적인 암시의 정도다. 권위적인 최면가는 직접적이고 명령적인 사람으로 특징화될 수 있다. 무대 최면술사들은 권위주의적인 접근의 표본이다. "당신은 내가 손가락을 튀길 때 더 깊은 잠에 빠져들 것입니다… 당신은 눈을 뜰 때 당신이 지금까지 본 적이 없는 가장 재미난 영화를 보고 있는 것처럼 억제할 수 없을 정도로 웃게 될 것입니다… 내가 손뼉을 칠 때 당신은 말을 더듬게 될 것이고, 당신의 이름을 말할 수 없게 될 것입니다…" 이에 반해 허용적인 유형은 "아마도 당신은 눈을 감으면 더 편안해질 것입니다."와 같은 암시를 사용하는데, 피최면자에게 특별한 요구를 하지 않고 가능성들을 강조하는 것이다.

과거 최면가들이 전통적으로 사용한 권위주의적인 접근방법은 피최면자의 태도를 수동적이고 허용적으로 보는 이론을 기반으로 하고 있다. 특히 수동적인 피최면자는 최면가로 하여금 자신의 경험을 유도하도록 허용하며 외관상 자신의 주장을 거의 내세우지 않는 것을 특징으로 한다. 피최면자는 최면가의 유도에 충분히 반응할 것으로 예상되므로 피최면자의 측면에서는 어떠한 주도권도 기대되거나 필요치 않게 된다. 따라서 치료관계에서 이차적이고 반응적인 역할 때문에 피최면자는 본질적으로 권위주의적 최면가의 암시를 수용하는 수동적인 저장소로 간주되어 왔다. 이때 피최면자의 유일한 과제는 단순히 순응하는 것이다. 피최면자가 만일 어떤 이유 때문에 최면가의 직접적인 암시에 만족스럽게 반응하지 않았다면 '저항(resistant)'으로 간주된다. 그 저항은 어떤 종류의 방어기제나 확인될 필요가 있는 병리의 증거로 추정되며 '훈습(worked through)'이 필요하다고 생각한다. 피최면자가 단순히 암시에 적합하지 않은 유형이라면 이 모형은 적합하지 않다.

최면가가 피최면자를 유도하는 데 허용적인 암시를 사용한다면, 즉 덜 지시적이고 덜 요구적인 방법을 사용한다면 그 피최면자는 암시했던 과정에서 가능성이 실현되도록 적극적인 참여자가 된다. '내담자–참여 방식(client-activated approach)'과 최면의 허용적 상태이론은 같은 방식이다. 허용적 상태이론은 생리적으로 검증할 수 있는 어떤 사실을 포함하지만(Sturgis & Coe, 1990), 최면 현상의 특성을 나타내기보다는 오히려 행위의 유형과 관련이 있다. 사람들은 암시에 수동적이고 조용하며 강직증(움직이지 않고 고정된)적인 피최면자로 볼 수 있고, 적극적인 최면가의 측면에서는 암시의 구조와 언어를 가시화하는 과정으로 볼 수 있다. 따라서 표면적으로는 최면의 상호작용은 적극적인 최면가와 수동적인 피최면자의 관계로 보일 수 있다. 그러나 앞에서 언급한 것처럼 만일 타인이 최면가의 경험으로 유도하도록 허락한다면 통제 속에 있는 사람은 최면가가 그런 일을 할 수 있도록 허락하는 능력을 가진 사람이라고 할 수 있다. 그러므로 피최면자의 역할이 수동적인 것만은 아니다. 오히려 최면이 발생하도록 하는 최면가의 암시에 전체적으로나 부분적으로 반응하는 피최면자의 능력인 점에서 능동적인 것이다. 그리고 심지어 무반응도 하나의 반응이므로 반응은 피할 수 없는 것이다.

최근의 최면의 개념은 피최면자가 최면가의 독단적인 유도에 순종적으로 따르기를 기대하기보다는 오히려 피최면자의 리드에 신축성 있게 따라갈 필요성을 강조하고 있다. 이것은 순응을 강요하고 최면가의 암시에 피최면자 자신들이 반응해야 한다는 책임감을 가진 권위주의적인 최면가를 마주하는 피최면자의 개념과는 아주 다른 치료적 입장이다. 특히 자신에게 적합하지 않은 권위주의적 암시들에 반응하고, 이러한 권위주의적 암시에 대해 의미 있는 것으로 만드는 것 또한 수동적인 상태가 아니다. 실제로 권위주의적 형태로 유도하는 최면가들은 그들 자신 때문이기보다는 오히려 피최면자의 도움으로 그들 자신도 모르게 성공하게 되는 것이다. 예컨대, 피최면자들이 최면가가 제시하는 독단적인 암시들을 의미 있는 것으로 만들려고 노력하지 않는다면, 즉 1에서 10까지의 숫자 세기 유도방법을 사용하는 최면가가 어떻게 사람을 최면상태로 유도하게 만들 수 있는가?를 생각해 보면 알 수 있다.

일부 최면가들이 피최면자들에게 '프로그램하는 것'에 대해서 사용하는 은유법은 이러한 모형에 기초하고 있다. 그러나 최면을 하기 시작하자마자 발견할 수 있는 것은 사람들은 쉽게 프로그램화되지 않는다는 것이다. 치료, 즉 최면치료가 유도를 하고 유도한 내용들을 수행하라고 이야기해 주는 것이라면 더욱더 많은 노력이 있어야 한다. 그러나 최면가가 피최면자에게 받아들일 수 없는 암시를 한다면 '수동적인 피최면자'는 그것을 소극적으로 거절하게 되는데, 이것은 권위주의적 최면가가 '저항'이라고 부르기 쉬운 조건인 '아무것도 하지 않는 것'이 된다.

여러 면에서 피최면자의 역할은 최면가의 암시가 적합하고 유익하게 이용될 수 있을 경우에 최면가의 암시를 활용하는 적극적인 역할이다. 이러한 이론이 내재하는 역설은 수동적이고 적극적인 역할인 셈이다.

3. 변화된 의식상태로서의 최면

이전 장에서 간략히 묘사한 최면의 경험은 의식의 변화와 특정한 집중의 의식상태 또는 변화된 의식상태로 정의하였다(Tart, 1969; Tellegen &

Atkinson, 1974). 우선 개인 내 관점에서는 최면상태를 개인의 정상적인 의식상태와 비교하여 독특한 의식상태인 것으로 간주한다. 이러한 관점에서 최면상태는 최면의 유도과정에 따라 인위적으로 창출되며 그 변화된 상태는 감소된 방어, 손쉬운 정서적 접근과 반응, 그리고 무의식에 쉽게 접근할 수 있게 된다는 것이다(Barber, 1991; Nash, 1991).

역사적으로 '변화된 상태(altered state)' 또는 '변화된 상태들(altered states)'로서의 최면 관점은 최면에 유도된 사람들이 자신의 능력에 벗어난 일을 경험할 수 있기 때문에 인기가 있었다. 의식의 변화된 상태라는 개념은 그러한 일이 일어날 가능성을 정당화하며, 또한 여러 최면감수성 연구결과에서 다양한 사람들이 그런 상태를 경험할 수 있음이 밝혀졌다. 최면을 의식의 변화 상태로 보는 견해는 초기의 대중성과 외형적인 명백함에도 불구하고 다른 개념들보다 유용성이 적다. 최면과 관련된 생리적 관계는 발견되지 않았고 최면 현상들은 최면유도 없이도 일어날 수 있다(Lynn & Rhue, 1991).

변화된 의식상태라는 용어는 '최면'이란 용어처럼 매우 부정확하다. 의식은 주관적인 경험이다. 변화된 상태의 의식과 관련해서 정상적인 의식이란 무엇인가? 당신이 각 페이지에서 읽은 단어들이 당신의 의식을 바꾸어 놓지 않았는가? 예를 들어, '녹색의 귀를 가진 자줏빛 코끼리를 생각하십시오.' 이런 글은 당신의 의식을 변화시키지 않았는가? 의식은 하나의 자극으로부터 또 다른 자극으로 이전될 때마다 변화된다. 여기에서 주된 의문점은 다음과 같다. 최면이 변화된 의식상태라면 무엇으로부터의 변화인가? 그러나 최면에 유도된 사람이 자신의 신체적 감각이 없어졌다고 느끼는 경험은 연기라고만 볼 수는 없다. 명백하게 어떤 것은 변화되었지만 무엇이 어떻게 변화되었는지는 신비한 상태로 남아 있다. 최근에 변화된 의식상태를 정의한 Cardena(2003)는 단수의 의식이 변화된 상태보다 복수로 변환된 상태들을 반영하는 것으로 주장하였다.

4. 최면의 현실검증 견해

당신은 지금 앉아 있는 곳에서 가장 가까운 문까지의 거리를 예측할 수 있는가? 당신의 양손 사이의 거리가 어느 정도 되는지, 지금 들린 소리가 어느 방향에서 왔는지 어림잡을 수 있는가? 이 질문에 대답할 수 있는 것은 당신의 시각, 청각, 촉각들을 이용하여 주위 환경의 정보를 수집하기 때문이다. 의식적으로 또는 대부분 무의식적으로 항상 감각기관들이 주변 환경에서 제공하는 정보를 통해 당신의 위치를 파악한다. 감각기관에 꾸준히 들어오는 정보는 당신에게 주변 환경 속에서 몸의 위치, 자세, 그리고 주변의 물체들과의 거리와 멀리 있든 가까이 있든 외부에서 일어나는 사건들과의 거리도 알려 준다. 이 현상을 '일반적인 현실 인식(generalized reality orientation)'이라고 한다(Shor, 1959, 1970).

당신이 어깨에 관심을 집중시키기 전까지는 어깨에 느껴지는 감각들을 느끼지 못하였을 것이다. 당신이 느끼지 못하고 있어도 어깨는 꾸준히 정보를 처리하고 있다. 만약 당신이 어깨의 감각을 느끼기 위해 노력한다면 그 정보를 자각할 수 있을 것이다. 그렇게 하지 않는다면 그 정보는 무의식적으로 처리될 것이다.

우리를 둘러싸고 있는 세상과의 관계를 감지하여 피드백을 얻는 과정을 '현실검증(reality-testing)'이라고 한다. 일차적으로 개인 간 견해의 지지자들은 사람들이 지속적으로 현실검증을 하면서 개인적인 안전함을 보존하고, 우리가 이 세계에서 차지하는 위치에 대한 불확신에서 오는 불안감을 완화시키려 한다고 한다. 이러한 과정은 무의식적으로 처리되기 때문에 우리가 그것을 당연하게 생각한다는 것이다. 최면의 선구자인 Shor 박사는 현실검증을 이렇게 설명하였다.

> 우리가 깨어 있는 (자각하고 있는) 동안 인식의 배경에는 보편적인 현실에 대한 일종의 준거의 틀이나 방향성의 틀을 가지고 있다. 그 틀 속에서 우리는 의식 뒤에 진행하는 일들에 대한 해석을 내리는 것이다. 어느 상황(최면을 포함하여) 속에서는 이 틀이 우리 의식에서 희미해질 수 있다. 즉, 진행 중인 일(경험)들이 통상의 틀에서 격리되는 것을 뜻한다. 이런 일이 일어나면 상상과 현실 사이의 구별이 희미해진다(1970, p. 91).

만약 당신이 정신질환자로 분류된 환자들을 보았다면 환자들이 필사적으로 '현실검증' 하는 것을 발견할 수 있을 것이다. 그러한 사람들의 행동에서는 현실검증이 명확하게 드러난다. 예를 들어, 걸을 때 계속 벽을 만지며 벽에 의지하여 걷거나, 당신과 대화하면서 당신이 '진짜' 인지 확인하기 위해 당신을 만진다거나, 자신의 존재를 확인하기 위하여 자기 자신을 만진다거나, 변화를 줄 수 있다는 사실을 확인하기 위해 단순한 원인과 결과의 활동, 즉 문을 열고 닫는 행위를 하곤 한다.

감각의 과정은 단순히 어느 자극에 대한 신경적이고 생물학적 반응일 뿐이다. 하지만 지각은 그 신경적 경험에 대한 해석을 뜻한다. 즉, 감각에 의미를 부여하는 것이다. 사람의 지각은 곧 그 사람의 현실이다. 지각이 경험에 대해 가지는 역할은 말 그대로 더 이상 과장할 수 없을 만큼 중요하다. 당신이 어떤 일에 대해 갖고 있는 지각은 반응하는 데 결정적 요소가 된다. 어떤 사람이나 상황에 대한 잘못된 지각은 정확한 지각에 비해 매우 다른 반응을 이끌어 낼 수 있다.

현실검증적 최면관은 최면상태에 있는 피최면자는 현실검증력이 두드러지게 저하된다고 본다. Orne(1959)이 '트랜스 논리(trance logic)'라고 묘사한 것처럼, 호주의 심리학자이며 최면 연구가인 Peter Sheehan과 Kevin McConkey는 외관상 모순적인 정보에 대한 증가된 안락감으로부터 영향을 받는다고 하였다(McConkey, 1991; Sheehan, 1992; Sheehan &

McConkey, 1982). 이것은 최면 경험의 특징인 내면에 초점을 맞춤으로써, 외부세계로부터 피드백을 얻는 과정을 중단할 때 내적인 경험 외에는 다른 것에 의식을 유지할 수 없게 된다(Hilgard, 1986). 객관적인 현실검증을 중단함으로써 현실이 제공하는 어떤 것이라도 자유롭게 받아들이게 된다. 그 암시된 현실, 그렇다고 믿는 현실은 그것이 사실이든 거짓이든 간에 피최면자의 행동과 정서반응의 양과 질을 결정한다. 그러나 Sheehan과 McConkey(1982)의 연구와 Lynen, Weekes 그리고 Milano(1989)의 연구에서 지각의 전환을 위해 암시를 받아들이도록 현실검증을 중단하거나 감소시키는 것은 현실 인식을 방해하지 못하며, 최면에 유도된 사람들은 상황적 현실과 단서들을 감시하고 필요하다면 반응할 수 있는 능력을 갖고 있다고 하였다.

Yapko(2003)의 사례를 살펴보면, 그는 샌디에이고에 살면서 최면을 하기 때문에 환자들의 대다수가 샌디에이고에 살고 있어서 익숙한(해변에서 즐기는 것처럼 편안한)경험을 즐기면서 최면을 진행시킬 수 있었다. 최면의 암시들에는 환자들이 정말로 해변에 있는 것처럼 느낄 수 있게 섬세한 과정들로 연관된 경험들과 세부사항(냄새, 소리, 맛, 촉각)이 포함되어 있다. "당신은 지금 어디에 있습니까?" 그러면 그들은 "해변이요."라고 대답한다. "정말로 당신은 지금 어디에 있어요?"라고 다시 묻는다면 그 환자는 거의 확실히 "당신, 사무실이요."라고 다시 대답한다. 최면상태에서는 해변에서 몇 마일 떨어져 있는 사무실에 있는 현실을, 해변에 있다는 현실감과 관련된 암시를 받아들이도록 오랫동안 지속시킨다. 가까이 있는 것처럼 객관적인 현실감을 가진 요구에 성공적으로 다다르기 위한 피최면자의 정도는 개인이 암시된 경험을 받아들일 수 있는 능력의 정도다.

5. 언어와 경험의 조건화된 특성

우리는 하나의 종(種)으로, 의식을 발전시키는 가장 유리한 점 세 가지를 갖추고 있다. 즉, 합리화할 수 있는 능력, 경험의 다양한 차원을 배울 수 있는 능력, 경험에 대하여 의사소통하는 능력이다(Brown, 1991). 많은 동물의 종들은 서로 의사소통을 한다. 즉, 역동적인 영토권 분쟁 등 사회적 영역 확보를 위한 경쟁과 같은 복잡한 행동들은 동물의 세계에서는 일상적인 의사소통의 예다. 최근 몇 년 동안 다른 종들 간의 의사소통, 즉 인간과 돌고래, 인간과 유인원, 인간과 다른 종들 사이에서 시도되고 있다. 이러한 시도는 제한된 능력(인간의 전망에 따른)에도 불구하고 어느 정도 제한적인 성공을 이루고 있다. 진화는 우리에게 경험에 언어를 부착하고 추상적으로 경험을 표현하도록 허락하였다. 이로써 우리는 현재의 요구나 경험에 묶여 있는 구체적인 의사소통뿐만 아니라 지금으로부터 수세기 전에 일어났던 것들에 대해서도 의사소통할 수가 있는 것이다.

우리가 최면상태의 다양한 현상들을 이해하기 위하여 이론적인 견해를 전개시키려고 할 때, 복잡하고 다차원적이고 비의지적이며 사회적으로 반응하며 상황적으로 타당한 경험들에 대한 격발자가 되는 언어는 복잡한 최면기술을 달성하는 데 결정적인 역할을 한다. 최면상태는 다양한 변수들을 포괄하지만 이 책에서의 궁극적인 목적은 피최면자에게 당신이 말할 수 있는 능력의 기초 골조작업을 발전시키도록 도움을 주는 것이다. 이론적인 설명과 관계없이 피최면자에게 말하는 것이 중요하지 않다고 할 사람은 없을 것이다. 당신이 만든 단순한 일련의 소리인 언어들이 어떻게 그러한 힘을 갖게 되는가?

당신은 책을 읽고 있다. 특별히 이 페이지는 여러 가지 형태의 검은색 잉크로 많은 것들을 표현하고 있다. 글의 형태들은 당신이 수년 동안 배우고 경험한 단어로 인식하기 위한 것들로 형성되어 있다. 줄을 따라서 왼쪽에서 오른쪽으로 고정된 방식으로 글을 읽을 때 당신은 단어들을 선택하여 경험상 자신이 알고 있는 의미에 연결시킨다. 이 페이지에 있는 단어들은 당신이 의미를 부여하기 전까지는 어떠한 의미도 없다. 그리고 그 의미라는 것은 그 단어가 내포한 어떤 경험으로부터 배운 당신의 경험에서만 나온다. 쓰인 글씨의 선들과 구부러진 글들을 보거나 당신에게 익숙하지 않은 언어로부터 말의 소리를 들을 때, 당신이 그것들을 이해하는 데 필요한 준거의 기준을 가지고 있지 않으면 그 표시와 소리는 무의미하다. 외국어를 생각해 보면 쉽게 이해할 수 있을 것이다. 의미는 단어 속에 있는 것이 아니라 당신의 내부에 있다. 어떤 단어에 의미를 부여할 때 자신의 개인적 경험을 사용하므로 동일한 단어가 다른 사람들에게는 다른 의미로 받아들일 수 있다. 단어가 추상적이면 추상적일수록 개인에게 투사의 여지가 더 많아진다.

이 책의 전 부분에 걸쳐 제시된 주제들은 당신에게 이 점을 더욱 명확히 해 줄 것이다. 당신은 당신이 사용한 단어와 구를 해석하는 데서 같은 지구인인지가 궁금할 정도로 해석이 다르다는 것을 경험했을 것이다. 사람들 사이의 해석의 차이는 문맥적 차이가 존재하는 어떤 문제도 대부분 의사소통의 문제로 설명될 수 있다. 당신이 하려고 하는 '올바른' 것에 대한 당신의 생각과 매우 다를 수도 있다는 나의 생각은 올바른 것이 무엇인지에 대한 것이다.

임상최면에서 피최면자가 이해하는 방식으로 조심스럽게 단어들과 구를 사용해야 한다. 예를 들어, 당신이 이완상태로 유도하기 위한 문장의 구들은 피최면자에게 칠판을 긁는 손톱 소리같이 들릴지도 모른다. 당신에게는 특별한 종류의 경험을 이해하는 데 적합한 단어들이 전적으로 당신의 피최면자에게는 전혀 다른 것으로 나타날 수도 있는 것이다.

언어는 개인의 내적인 경험을 표현하는 조건화된 자극물이다(Watzkawick, 1978). 몸짓 또한 사회적 경험으로부터 일어나는 조건화된 자극이다(고개 끄덕이기, 손동작 등). 궁극적으로 사람들은 각 개인의 방식으로 의사소통하는 유일무이한 존재들이다. 이처럼 유연성 있는 의사소통은 피최면자들에게 그들 자신의 유일한 방법으로 반응하고 해석하기 위한 조건을 제공한다. 조건화된 언어와 경험적으로 나타난 단어에 관한 최면의 모형은 최면의 경험을 설명하는 데 가치가 있다. 경험에 단어를 부착시키는 과정을 언어학자들은 '초유도적 탐색(transderivational search)'이라고 하는데 이 분야에 대한 많은 연구가 이루어져 왔다. 경험들이 어떻게 습관적인 반응의 패턴으로 묘사되는지는 여러 문헌에서 기술되었으며, 일반적으로 학습과 보상 구조의 다양한 원리에서 작용한다. 기본적으로 사람들은 행동하는 것에 따라 강화를 받는다. 즉, 보상은 전에 같은 방법으로 행한 어떤 것들로부터의 친숙함과 편안함일 것이다(쓸모없고 해로운 행동이라 하더라도). 또 가까이 있는 사람들의 호의적인 반응, 목표 달성, 또는 여러 강화들일 수도 있다.

반응은 개인의 경험에 기초하여 한 줄로 엮어진 상태로 조건화된 것인지 모른다. 행동은 정서적 대응물, 정서는 행동의 대응물로 작용하며 육체적 반응은 행동과 정서가 같이 발생한다. 결국 육체와 정신의 전체적인 관계의 본질을 만들어 낸다. 최면에서 말과 경험의 조건화된 특성은 피최면자가 겪는(최면가의 말을 경험에 접목시키는) 초유도적 탐색의 과정으로 나타난다. 그리고 피최면자가 정신적으로 몰입되는 동안 육체적, 정서적, 감각적 변화를 경험하는 것은 명백하다. 이러한 변화들은 최면에 걸려 있는 동안 자연스럽게 일어난다(Zeig & Rennick, 1991).

어떤 사람이 좋은 레스토랑에서 식사를 했던 즐거움을 설명하는 말에 귀를 기울일 때, 왜 당신은 배가 고프고 침을 흘리며, 기회가 된다면 그 레스토랑에 가고 싶어 하는가? 초유도적 탐색의 경험은 즐겁게 식사를 하는 경험에 그의 말을 연결시킨 것이다. 그리고 당신의 정신이 어느 정도 몰입하면 운동적, 감각적, 정서적 수준들이 자동적으로 혹은 무의식적으로 정신적 경험에 반응하게 된다. 운동 또는 신체적 반응은 '관념운동적(ideomotor)' 반응으로 불리는 최면 과정의 기본적인 특징이다. 관념운동적 반응은 '관념역동적(ideodynamic)' 반응으로 불리는 여러 자동 반응들 중 하나다. 자동적인 생각들은 '관념인지적(ideocognition)' 반응으로 불린다. 자동적인 감각의 연합은 '관념감각적(ideosensory)' 반응으로, 그리고 자동적인 정서의 연합은 '관념정서적(ideoaffective)' 반응으로 불린다(Gilligan, 1987).

정신과 육체의 관계는 매우 밀접한 관계다. 어떻게 그렇게 오랫동안 의료기관에서 육체의 치료에 정신적 관여를 분리하여 치료를 해 왔는지는 신비로움으로 남아 있지만, 현재는 치료과정에서 사람들이 이용할 수 있는 모든 인적 자원의 재통합에 대한 흐름에 따라 크게 독려받고 있다. 질병을 치료할수록, 최면의 장점에 대해 연구를 하면 할수록 치료에서 사용하는 말과 관념들의 힘을 더 많이 배울 것이다. 초유도적 탐색과 관념역동적 과정들은 일반적으로 의사소통과 최면의 독특한 특성이다. 말에 의미를 부여하는 데 개인적인 경험의 불가피한 역할은 최면에 대한 각 개인의 대응방식의 개성과 독특성을 설명해 준다. 그러나 개인 내 모형은 불가피하게 모든 최면 작업의 일부분인 개인 간의 관계 및 상황에 대한 역동을 고려하지 않는다.

6. 특별한 상호작용의 결과로서의 최면

과거 고전적인 최면유도는 최면가가 피최면자에게 특수한 언어나 준비된 대본을 통해 실시하였다. 정신과 의사인 Milton H. Erickson 박사는 최면을 형식적인 접근방법들로부터 넓은 상호작용의 측면에서 정의하고, 보다 세련된 방법으로 최면의 임상적 실행을 실시하였다(Haley, 1973;

Zeig, 1980). 이 방법은 Ericksonian식 접근 혹은 '응용적 접근(utilization approach)' 방법이라고 불리고 있다(Erickson & Rossi, 1979; Rossi, 1980). 이러한 관점에서 최면은 최면가와 피최면자가 서로 집중하여야 하고 반응적인 관계이어야 한다는 점에서 상호작용의 결과라는 것이다. 치료에 성공하기 위해서는 최면가가 피최면자의 요구에 부응해야 하고 최면가가 제시하는 변화의 가능성에 피최면자가 호응할 수 있도록 접근방법을 조절해야 한다. 이러한 관계는 상호 독립적인 것으로, 각자는 상대방의 유도에 따르면서 동시에 역설적으로 스스로 유도하여야 하는 상호 의존적인 관계인 것이다.

치료관계에서 각 참여자는 유도자이고 수행자라는 생각은 이 이론적 견해의 핵심이다. 피최면자의 행동과 감정은 언어적으로나 비언어적으로 피드백된다. 그러므로 이해되었다고 믿는 피최면자의 감정을 불러일으켜야 된다(라포의 특성). 그리고 피최면자가 사실처럼 경험하고 있는 것들에 대한 언급은 사실로 된다는 것의 암시다. 피최면자들이 해야 하는 것에 대해 최면가의 신념체계를 피최면자에게 전달하는 대신에 피최면자 자신의 방법이나 평가로 그들이 할 수 있는 진보적인 것으로부터 그 가능성을 이용할 수 있게 해야 한다.

피최면자의 행동을 수용하고 활용하는 방법에 대해서는 나중에 자세히 언급할 것이다. 그러나 이러한 이론적 관점을 기술하는 데 중요한 점은 최면은 각 참여자들이 민감하게 상대방을 유도하고 따라가는 반응 속에서 나타난 동맹관계의 자연적 결과물이라는 것이다. 그래서 일반적으로 바람직하지 않은 방법 중 하나는 피최면자에게 자신의 믿음과 가치들을 전달하려는 접근방식이다. 상호작용의 견해는 피최면자에 대한 존중과 반응성에 역점을 두는데, 이는 치료 상황에서 이상적이다. 그러나 최면이 발생하기 위해서 이러한 요소들이 필수적인 것은 아니다. 결국 무대 최면술사는 자신의 피최면자들과 아무런 특별한 개인적인 관계를 가지고 있지 않으며 피최면자들의 독특한 개인적인 특성과 성격에 민감하게 반응하지 않지만 그러나 그들로부터 최면 반응을 얻는다.

7. 사회인지이론적 관점

사회인지이론에서는 피최면자가 최면 과정을 따르는 이유를 협력하고자 하는 욕구 또는 무엇이 일어나는지 보고 싶은 욕구 등에 따른 것으로 본다(Wagstaff, 1991). 최면상태에서 피최면자가 자기통제를 중지하고 주어진 역할을 따르는 것은 우리가 영화나 소설에 깊숙이 빠져 있을 때와 유사하다고 본다(Baber, 1975). 우리는 영화나 소설을 보며 상상의 세계 속의 주인공과 동일시하여 슬픔과 기쁨을 경험한다. 이것은 최면에서의 환각과 유사하다고 할 수 있다. 분명히 다른 사람의 상황을 공감적으로 생각할 줄 아는 능력은 협력과 지원을 촉진한다. 궁극적으로 사회인지이론의 입장에서 최면 연구의 목적은 최면의 핵심을 밝히기보다는 최면 반응을 더 일반적인 사회행위에 통합하려는 것이라고 할 수 있다(Spanos, 1991).

1) White의 인지이론

1942년 White는 다른 상태이론가들과 마찬가지로, 최면 반응은 변화된 의식상태에서 일어나고 피최면자들은 자신의 정상 능력 범위를 넘어서는 능력을 발휘할 수 있다고 하였다. 또한 최면 반응을 사회적 행위로 개념화하였는데, 사회적 행위는 피최면자의 무언의 기대에 따라서 결정되고, 최면가들이 원하는 대로 자신을 보여 주려는 시도로 유도되며, 최면 행위는 동기가 부여된 목표지향적인 대인 간의 행위라고 하였다. White는 피최면자들은 최면가들이 전달한 정보를 잘 발전시키고 자신의 이미지를 지속적으로 세련되게 할 수 있는 지각력이 있는 사람들이라고 보았다.

2) Sabin의 역할론

Sabin은 최면이 변화된 의식상태라는 개념에 반대한 최초의 이론가였다. Sabin은 최면 반응을 연극 연출의 측면에서 개념화하였다. 연극에서 배우들은 각자의 역할에 따라서 상호작용을 한다. 역할은 상호적으로 결정되고 서로 합의한 역할에 따라 연기는 진행된다. 역할연기는 규칙적이고, 어떤 상황인가에 대한 배우들의 무언의 이해를 필요로 한다. 이런 관점에서 최면 반응은 역할연기로 생각되었다. 최면은 상태나 조건이 아니라 최면 상황이라는, 드라마의 참여자들이 보이는 반응이라고 하였다. 그리하여 최면 반응은 최면역할을 받아들이려는 피최면자의 의지에 의해서, 그런 역할에서 무엇이 예상되는지 이해함으로써, 역할요구에 대한 이해가 상황이 펼쳐졌을 때 어떻게 변화하는지에 의해 결정되고, 최면암시와 같이 모호한 어구를 어떻게 해석하는지에 의해 결정되며 최면가나 자신으로부터의 피드백이 자신을 최면대상자로 생각하는 것에 어떻게 영향을 주는지에 의해 결정된다고 하였다.

Sabin의 역할론의 중심은 최면역할연기는 목표지향적 행동이라는 것이고, 최면 반응은 자동적인 것이 아니라 목표지향적인 행위, 행동, 성취라는 것이다. 최면 상황에서 일어나는 암시와 같은 의사소통은 피최면자에게 최면 반응은 무의식적으로 일어난다는 생각을 줄 수 있다. 역할론적 관점에서 보면 그러한 의사소통은 피최면자에게 암암리에 그들의 최면 반응이 그들이 한 연기라기보다는 자연발생적으로 일어난 것이라고 암시한다. 최면 반응에 성공한 피최면자는 최면 반응을 그들의 상상력과 결합시킨다. 그래서 그들은 자신의 목표지향적인 행동을 자동적으로 일어난 것으로 해석하는 것이다. Sabin의 역할론적 관점에서 보면, 최면행위는 다른 복잡한 사회적 행위의 결정인자와 같은 것이라고 한다. 최면행위는 이상하고 정상이 아닌 것 같지만, 최면행위가 이상한 것이 아니라 최면역할이 이상하고, 정상이 아닌 행동연기를 요구하는 것으로 정의되기 때문이다.

Sarbin은 그의 논문에서 최면은 역할-수행 행동이라는 개념으로 설명하였는데, 최면감수성이 하나의 특성이라는 의견에 반대하여 최면에 대한 어떠한 생리적 상관관계들의 타당성에 대해서도 반대 의견을 펼쳤다. Sarbin과 Slagle(1972)은 최면과 관련된 생리적 문헌들을 검토하여 심박동수, 호흡수, 스테로이드 수준 등등의 몇몇 변화보다 모호한 생리적 연관성에 대하여 의문을 제시하였다. 그들은 다소 간접적인 방식으로 최면감수성과 뇌파의 알파 활동을 관련지었던 London 등의 연구에 대해서도 비판하였다. 최면감수성뿐만 아니라 이완 역시도 뇌파의 활동과 관련이 있다는 점에 주목하여 뇌파에서의 그 차이는 최면감수성의 정도가 아니라 이완 수준에 달려 있다고 하였다.

3) Barber의 실험

Sabin과 마찬가지로 Barber도 최면이 변화된 의식상태라는 개념에 반대하였다. 그의 연구는 최면 반응을 일으키는 사회심리적 요인을 밝히는 것이었다. Barber의 연구에서는 피험자들을 무작위로 세 집단으로 나눴다. 첫 번째 집단은 최면유도암시가 주어졌고, 두 번째 집단은 주어지는 암시에 최선을 다해 반응하려는 지시가 주어졌다. 세 번째 집단은 통제집단으로서 단순히 암시된 것을 상상하도록 하였다. 모든 집단에는 같은 암시가 주어졌고 반응들이 비교되었다. Barber는 암시된 행동들, 즉 연령퇴행, 망각, 환각, 근육 강도, 인내력, 지각의 변화, 통증 감소, 시간 왜곡, 기억증가 같은 행동을 검사하였으며 그 결과는 다음과 같다.

① 암시를 통해 발생하기 어려울 것으로 생각되는 망각이나 환각의 발생이 예상보다 높았다. 즉, 통제집단에서도 연령퇴행이나 환각, 망각, 통증 감소 같은 암시에 반응하였다.
② 최면유도암시를 한 경우도 단지 암시반응에 기준보다 약간의 증가만 보였다.
③ 비최면대상자에게 임무동기 지시를 한 경우, 최면유도 집단과 마찬가지로 암시반응에서 높은 증가를 보였다.

Barber의 실험에서 보면 최면에서 극적인 반응을 보인 경우, 그렇게 보인 것과 많이 달랐다. 예를 들면, 최면유도에 따른 수포형성에서도 자해의 가능성을 배제하지 않았다. 최면 연령퇴행 대상의 행동에서도 실제 퇴행한 아이에서 보이는 행동과 달랐다. 정확히 표현하면, 연령퇴행 피험자는 어른으로서 그들이 생각하기에 아이처럼 행동하는 것처럼 행동을 한 것이다. 같은 맥락에서 최면에 따른 청각마비의 경우도 계속해서 소리는 듣고 있었고, 시각마비의 경우도 시각정보를 받아들이고 있었다. 실험실 내 연구에서도 최면암시에 따른 비도덕적이고 자해적인 행동들도 같은 암시를 주었을 때 최면에 걸린 피험자와 마찬가지로 최면에 걸리지 않은 피험자에서도 일어났다. 이런 반응의 발생은 피험자들이 보호된 실험실에서 참여하고 있다는 인지와 밀접한 연관이 있는 것으로 해석하였다.

또한 그는 정서와 관련된 우반구가 최면에 더 많이 관련되는 현상에 대해 정서적으로 이야기에 빠져드는 우리의 경향성, 즉 영화나 소설에서 주인공에게 생긴 일이 실제로 자신의 일로 생각하는 경향성에서 최면이 비롯되었기 때문이라고 설명한다(Barber, 1977). 이야기에 빠져들면 우리는 행복이나 슬픔, 공포 또는 분노와 같은 진정한 정서를 느끼게 되는데 그 이야기가 실제로 우리에게 일어난 것처럼 생리적 변화가 나타나며 진짜처럼 울고 웃는다. Barber의 주장에 따르면, 이와 유사하게 우리는 최면이 마련해

놓은 이야기 속에 빠져들어 우리의 생각을 잠시 보류하고 최면에 따른다고 한다. 그의 설명에 따르면, 최면은 사회적 상황에 대한 우리의 민감성과 다른 사람들과 공감하는 우리의 능력과 관련이 있으며, 실제로 생생한 심상을 생성하는 능력을 가진 사람, 상상력이 뛰어나며 풍부하고 활기찬 상상을 하는 사람들이 최면에 더 잘 유도된다는 것이다. 이러한 설명은 반구전문화에 대한 견해로서 우반구는 사회적 상황을 파악하고 그 정서적 의미를 인식하는 데 전문화되어 있다고 할 수 있다. Barber의 실험에서 최면 반응은 이상한 것이 아니고, 그런 반응들은 쉽게 최면에 걸리지 않는 피험자들과도 연관되며, 최면 반응이 목표지향적인 사회적 행동이라는 것을 지지하였다.

4) Evans의 최면기제

Evans(1991)는 최면감수성의 개인차를 몇 가지 통제기제와 관련지어 설명하고 있다. 그는 최면은 걸린다기보다는 스스로 최면에 들어간다고 하면서 아래와 같은 관련된 통제를 소개하였다.

수면의 통제

일반적으로 수면통제를 잘하는 사람들이 최면에 잘 걸린다. 수면통제는 수면에 드는 속도와 수면형태의 융통성으로 측정된다. 수면에 드는 속도는 밤수면에서 누운 후에 수면에 들어가는 데 걸린 시간을 측정한 것이며, 수면형태의 융통성은 밤수면에서 어떠한 시간이나 장소에서도 금방 수면에 들어갈 수 있는 정도를 측정한 것이다. 즉, 수면에 빨리 들어가고 어떠한 시간이나 장소에서도 금방 수면에 들어가는 사람일수록 최면에 잘 걸린다. 최면상태에 들어가는 능력과 수면에 들어가는 능력이 어떤 공통된 기제를 갖는 것으로 보았다.

통제된 몰입

몰입은 크게 불수의적 몰입과 통제된 몰입으로 구분된다. 이 중에서 최면은 통제된 몰입과 높은 상관이 있는 것으로 나타났다. 불수의적 몰입은 자신의 통제와는 무관하게 나타나서 그것에 빠져 버리는 것을 말한다. 이것은 "아름다운 일몰에 빠져서 압도된 적이 있는가? 운전하는 동안에 거의 잠에 빠져 버린 경우가 있는가?"로 측정된다. 통제된 몰입은 몰입이 일어나는 것을 스스로 허용하는 정도를 말한다. 이것은 "생각에 잠기거나 재미있는 책을 읽는 데 빠져서 옆 사람이 하는 말에 그저 고개는 끄덕였으나, 무슨 말을 했는지 이해하지 못한 적이 있는가?" 등이다.

시간 지키기

실험을 하기로 한 약속시간보다 늦게 도착하는 피험자들 중에는 최면감수성이 높은 사람들이 많았다. 여기서 단순히 약속시간에 늦는 것보다는 여러 번의 실험 약속시간에 도착하는 시간의 변산이 최면감수성과 관계가 깊었다. 약속시간을 잘 못 지키는 사람이 최면에 잘 걸리는 현상에 대한 설명은 이들이 통제된 몰입을 잘하는 사람이라는 사실에서 찾아볼 수 있다. 통제된 몰입에서 높은 점수를 받은 사람들이 약속시간에 늦는 경우가 많았다. 이것으로 볼 때 실험 약속시간을 잘 못 지킨 사람들은 통제된 몰입을 잘하는 사람들이었고, 평소에 독서 등의 일에 몰두하면 그 몰입상태를 쉽게 끝내지 못함으로써 약속시간을 잘 지키지 못한 것으로 볼 수 있다.

5) Kirsch의 반응자세이론

Irving Kirsch 박사는 기대에 대해서 많은 연구를 하였다. 특히 기대감에 대한 최면에서의 '반응자세이론(response set theory)'을 주장하였다(Kirsch, 2000). 반응자세이론은 사회인지이론인 반응기대론(response expectancy theory)의 확장된 이론이다. 반응기대론은 최면뿐만 아니라 일반적으로 정신치료, 의학, 정상 인간의 기능에서 기대의 효과를 설명하기 위해 연구되었다. 최근에 반응기대론은 좀 더 광범위하게 반응자세론으로 확장되었는데, 최면 반응의 특징적인 요소인 자동성의 경험을 설명하기 위해 인지와 사회심리학에서 연구되었다(Kirsch, 1990; 2000).

사회인지이론은 사회학습이론에 기초한 심리학의 이론인데, 이런 사회학습이론은 모든 행동이 기대에 따라 유도되는 것에 관심을 두고 있다. 이런 면에서 자극반응이론과는 다르다. 그러나 과거의 사회인지이론가들은 자극기대와 반응기대를 구분하지 않았다. 자극기대는 외부환경에서의 변화를 기대하는 것이고, 반응기대는 자신의 자동적 반응을 예상하는 것이다. 이런 두 기대의 구분은 중요한데, 왜냐하면 반응기대는 경험과 행동과 생리에서 실제적인 변화를 일으키기 때문이다. 이것은 최면을 이해하는 데 중요하며 자동성의 경험이 많은 최면 반응의 중심적인 특징이기 때문이다. 실질적인 연구에서 제시하는 것과 같이 시험된 많은 요소 중에 반응기대는 최면 반응에서 두 번째로 가장 강력한 결정인자이고 비최면 반응에서는 가장 강력한 결정인자다. 최근에 반응기대와 의도를 자동행동을 준비하는 반응자세로 간주함으로써 사회인지이론을 확장하였다.

기대와 경험

기대가 외적 자극의 지각을 변화시킬 때 동시에 그 자극 자체를 변화시키는 것은 아니다. 그러나 우리가 자신을 관찰할 때 지각과 지각된 것의 구분은 붕괴된다. 지각은 경험의 지각이 아니고 경험 자체다. 예를 들면, 통증의 지각은 통증의 느낌과 전혀 다르지 않다. 그러므로 통증, 불안, 우울의 지각의 변화는 이러한 경험적 상태, 즉 통증, 불안, 우울을 변화시키는 것과 같다. 경험적 반응에서 반응기대의 자기 확신적인 효과는 논리적으로 필요한 지각의 영역에서 확신한 결과다.

기대와 행동

반응기대는 두 가지 방향에서 우리의 행동에 영향을 준다. 첫째는 예기된 결과의 강화가치와 관련된다. 우리는 원하는 결과를 얻기 위해 원하지 않는 결과를 피하거나 끝내기 위해 어떤 행동을 한다. 그리고 우리 마음의 내적 상태에서는 이런 방법으로 행동을 조절하면서 결과를 예견한다. 최면현상과 관련해서 왜 환자들이 특별한 최면치료를 찾는지를 설명해 준다. 많은 환자들은 최면이 특별히 자신에게 도움이 될 것이라고 생각한다. 반응기대가 행동에 영향을 줄 것이라는 두 번째 방향은 기대된 결과이며, 결과적인 의도와 관계가 없다는 것이다. 반응에 대한 기대가 그런 반응을 일으키는 것처럼 명백한 자동적 반응에 대한 기대가 자동적 반응을 일으킨다. 이것은 최면의 자동성에서 나타난다.

기대와 자동성

모든 행동은 시작될 때 의식적으로 의도해서라기보다는 자동적으로 시작된다. 행동을 하느냐 마느냐의 의지의 판단은 내적인 관찰에 따라서 이루어지지는 않는 것 같다. 대신에 그런 판단은 문화적인 믿음, 상황적 요소, 그리고 의지나 목적을 가진 지속적인 행동에 근거한 해석이다. 행동은 반응장치에 의해서 준비된다. 의지적으로 판단된 행동의 반응장치를 의도라고 하고 비의지적으로 판단된 행동의 반응장치는 반응기대라고 한다.

제5장

최면이론의 논쟁

1. 상태이론
2. 비상태이론

제5장

최면이론의 논쟁

현재 다양한 최면의 정의와 특징들로 인해 최면을 연구하는 데 각기 다른 이론적인 모델에 맞춘 최면의 조작적 정의 내에서 연구가 이루어지고 있어서 이에 대한 논란이 일고 있다. 이 논쟁의 주요 부분은 첫째, 최면상태에서 나타나는 고유하고 분명하게 특징지을 수 있는 생리적 조건이 없다는 것이다(Hilgard, 1974). 이러한 이유로 언제 최면상태가 일어났는지를 알기 어려우며 따라서 최면을 연구하기가 어렵다는 것이다. 둘째, 최면상태에 대해서 연구자들은 어느 정도는 최면에 유도된 사람들의 보고에 의지해야 하는데, 이들의 반응은 어쩔 수 없이 주관적이고 다양하다는 것이다(Dalar & Barber, 1970).

이와 같이 최면 현상과 특징을 정의하기도 어렵고 연구하기도 힘들어 기존 연구들은 최면에 대한 이론적 논쟁을 해결해 주지는 못하였지만, 그래도 최면은 어떠한 이유든 간에 사람의 지각을 체계적인 형태의 암시에 따라서 크게 변형할 수 있음을 보여 준다.

최면에 대한 이론적 논쟁은 William James의 제자인 White(1941)가 처음 제기하였다. 그는 "최면상태에 유도되는 사람은 사전 최면을 경험할 것에 동의하고 최면가의 암시에 따라 규정되는 최면역할을 따르도록 동기화된다."라고 주장하여 최초로 사회심리학적 상호작용이론으로 최면을 설명하였다. 이러한 White의 주장 이후 최면을 인지나 사회심리학의 원리로 설명될 수 있는 일반적인 상태로 볼 것인가, 혹은 최면상태를 변화된 의식의 특수한 상태로 볼 것인가에 대한 이론적 논쟁이 활발하였다.

Spanos(1986)는 최면의 이론적 논쟁을 두 가지의 일반적인 이론적 틀로 구별하였는데, 하나는 특수과정(special process) 입장인 상태이론(개인 내 모형)이고 다른 하나는 사회심리적 견해인 비상태이론(개인 간 모형)이다. 상태이론에서 최면 행동들은 피최면자들이 비최면적 조건에서 일어나는 것과는 질적으로 다른 과정들(인지적 하위 체계들의 해리와 기억상실 등)에 의해 유발된다고 본다. 이런 입장의 연구자들은 최면 반응이 매우 높은 피최면자들에게 나타나는 것이라기보다는 자연적으로 일어나는 어떤 것으로 보는 경향이 있다. 이에 반해 비상태이론은 최면의 행동이 다른 형태의 사회적 및 심리적 행동과 유사하다고 본다. 특히 Barber(1956)는 최면이 일종의 목표지향적인 환상의 한 형태라고 여기고 최면을 인지행동적인 관점으로 생각하였으며, Sarbin과 Coe(1972)는 이를 역할연기에 비유하였다.

이 장은 4장에서 살폈던 각종 이론들이 최면에 대해 정의한 것을 다시 한 번 정리하는 의미에서, 최면을 상태이론과 비상태이론으로 구분하여 그들의 이론과 주장을 살펴보았다.

1. 상태이론

상태이론은 앞에서 설명한 개인 내 모형이라고 할 수 있으며 상태이론가들은 최면에 유도되면 의식의 변화, '무의식상태(trance)', '시간인식의 변화(time distortion)', '해리(dissociation)', '최면상태의 논리(trance logic)' 등 정신적, 신체적, 심리적, 생리적 상태가 변화된다고 주장한다. 특히 Weitzenhoffer(1978)는 사람이 아무리 암시에 대하여 민감하다고 하더라도 정상 상태에서는 정체감을 가지고 있는 데 반하여, 최면의 영향을 받으면 피최면자는 정체감을 상실하기 때문에 최면은 의식의 변화라고 주장하고 있다. 그에 따르면, 최면에 걸린 사람은 감각이나 무선적 사고의 교란을 받지 않고 수월하게 주의집중 상태에 이르는데, 이러한 조건은 꿈 없는 수면과 비슷하다고 보았으며 최면에 유도되면 자기감각을 상실하고 다소간 자동적으로 최면가의 지시에 따라 반응한다고 하였다.

그들의 주장을 살펴보면, 최면으로 인해 나타나는 현상은 한 가지에 고도로 정신이 집중되면서 자신의 내면세계를 성찰할 수 있는 능력이 최대한으로 발휘되고, 주어진 암시에 그대로 따르고자 하는 최면가의 지시에 대한 '순응도(receptivity)'가 최고조에 달하는 현상이 나타난다는 것이다. 또한 최면상태에서는 '영상화(visualization)'가 이루어져 수면 중의 꿈과 같이 생생한 환각을 경험할 수 있으며, 보통 때보다 무의식에 대한 의식의 통제가 약해지기 때문에 내적 갈등과 연관된 기억, 즉 그 기억에 관련된 정서들이 보다 쉽게 의식으로 떠오를 수 있다는 것이다.

위와 같은 현상은 일상적인 의식이 아닌 '변화된 의식상태(altered stated consciousness)'에서 나타난 현상이다. 의식의 변화란 의식의 '주변 각성(peripheral awareness)'이 낮아지고 '중심 각성'(focal awareness)은 높아져 주의집중이 초점화된 상태라고 할 수 있다. 이러한 상태가 되면 주변과의 맥락적인 관계를 단절시키고 한곳(중심)에만 집중함으로써 주변적인 감각, 생각, 기억, 운동 등에 대한 정보들은 무시되고 최면 경험에 깊이 빠져들게 되는 몰입(plunge)상태와 의식상태의 가변으로 어느 순간 자신의 신체 부위가 자기의 일부분이 아닌 것처럼 느껴질 수도 있다. 이로 인해 시간 인식의 변화, 현실감의 변화 등을 경험하는 '해리(dissociation)'가 나타나게 된다. 그리고 '피암시성(suggestibility)' 및 '최면감수성(hypnotizability)'이 증가되는 현상, 즉 평상시보다 비판적 태도를 유보하고 수용적인 입장이 되어 최면을 유도하는 사람에게 의지하고 지시에 따르려는 경향이 증가하는 현상을 경험할 수 있다(Spiegel & Spiegel, 1978).

상태이론가인 Hilgard 등(1972)은 최면상태에 있는 피최면자의 특징을 다음과 같이 요약하였다.

① 피최면자는 계획 세우기를 중단한다. 깊은 최면상태에 빠지면 피최면자는 스스로 무엇을 하려 하지 않고 최면가의 명령을 기다린다.
② 주의가 선택적이다. 최면상태에서 주의는 보다 더 선택적이다. 만약 피최면자에게 최면가의 음성에만 귀를 기울이라고 요구하면 모든 다른 소리를 무시하게 된다.
③ '현실검증(reality testing)'이 약화되고 왜곡된 현실을 받아들인다. 최면상태에서 피최면자는 환각 경험을 무비판적으로 받아들인다. 즉, 보통 때와는 다르게 현실에 대한 검증을 하지 않는다.
④ 피암시성이 증가한다. 최면상태에 유도되려면 암시를 받아들여야 한다. 여러 연구들은 피최면자가 최면상태로 유도되면 피암시성이 증가한다고 보고하고 있다.
⑤ 최면상태의 피최면자들은 생소한 역할을 해낸다. 예를 들면, 피최면자에게 다섯 살 때의 행동을 해 보라고 요구하면 역할에 맞는 복잡한 활동들을 해낸다.

⑥ 최면 후 기억상실이 빈번하다. 암시를 받으면 피최면자는 최면상태에서 일어난 일의 대부분을 망각한다.

이처럼 상태이론가들은 최면상태는 의식이 변화된 상태라고 정의하며, 특히 Hilgard(1992)는 최면의 특성은 '초점화된 주의(focused attention)'이고 해리를 포함한다고 주장하였다. 즉, 주의는 최면가의 말과 암시하는 지각과 사건에 대한 집중적인 주의이며, 해리는 다양한 정도의 자동성을 가진 의식의 주 부분으로부터 어떤 정신과정의 분리라고 정의하였다. 또한 상태이론가들은 '최면감수성(hypnotizability)'을 강조하는데, 최면감수성이란 최면유도에 반응하는 능력이다. 최면에 대한 연구가 과학적으로 이루어지면서 최면에 걸리는 정도는 개인마다 다르며, 최면을 유도하는 데 최면가의 능력도 중요하지만 피최면자의 최면감수성이 중요한 역할을 하는 것으로 알려졌다(Diamond, 1980).

최면감수성은 유전자로 발현되거나 혹은 최면을 촉발시키는 다른 요인이 있음을 의미하는 것이다. 즉, 최면상태를 경험할 수 있는 능력은 선천적으로 타고나고 어떤 특정한 환경에서 감수성이 높은 사람들은 최면에 잘 유도되는 것이다. 아무리 최면상태를 경험하고 싶어도 선천적 요인과 환경적 요인의 영향을 모두 받기 때문에 타고난 최면감수성이 없으면 최면에 걸리지 않으며, 또한 선천적으로 최면감수성이 높다고 하더라도 최면에 걸리는 것을 원하지 않으면 최면에 유도되지 않는다. 따라서 최면감수성이란 한 개인이 주어진 암시에 반응하는 것을 의미하는데, 최면감수성이 높다는 것은 자발적 혹은 암시에 따라 유도되어 최면상태가 된 경우다. 또한 환시, 환청 등을 암시받는 대로 경험할 수 있고 그 영상이 매우 선명하여 일시적으로 그 영상에 몰입되며 또 그 영상의 내용도 암시받은 대로 변해 가는 것을 경험할 수 있는 상태다. 반대로 최면감수성이 낮다는 것은 최면상태에 스스로 들어가려고 하거나, 혹은 타인에게 유도되고자 하더라도 최면상태에 들어가지 못하면서 암시에 따라 하려고 해도 암시받은 현상을 경험하지 못하는 것을 의미한다(변영돈, 1998).

사람들은 최면에 대해 각기 다르게 반응하기 때문에 이러한 반응을 측정할 수 있는 표준화된 척도를 통해서 비최면성부터 깊은 최면 가능성까지의 범위를 점수화할 수 있는 척도를 개발하였다. 대표적인 검사로는 HGSHS (harvard group scale of hypnotic susceptibility), SHSS(stanford hypnotic susceptibility scales), SHCS(stanford hypnotic clinical scale), HIP (hypnotic induction profile) 등이 있다(Barabasz & Barabasz, 1992; Perry, 1992).

최면감수성이 상태라기보다는 특성이라는 주장이 있는데, 첫째, 일란성 쌍둥이의 연구에서 최면 반응에 유전적 요인도 영향을 미치는 것으로 나타났다(Morgan, 1993). 둘째, 개인의 최면반응 능력이 10년, 15년, 20년 전의 최면감수성 결과와 동일하여 시간의 변화 없이 안정적이라는 연구도 있었다(Hilgard, 1974; Morgan et al., 1974). 셋째, 개인의 최면 반응에서 남녀 간의 성 차이는 없으며 최면가의 유도기술 등과 같은 특징과 상관없이 일관되게 유지된다고 설명하고 있다(Hilgard, 1974; Spiegel et al., 1988).

상태이론가들은 최면은 특별한 현상이며 특성이라는 견해를 갖고 있으며 이를 증명하기 위해 다음과 같은 실험연구를 통해서 그 증거를 제시하고 있다. 최면이 트랜스의 경로가 아니고 명상이라고 할 때(Hughes & Melville, 1990), 초점된 주의 과정의 변화를 측정할 수 있는 한 가지 방법은 심박률의 증가로 살필 수 있을 것이다. Gray, Bowers 및 Fenz's(1970)는 최면에 걸린 피최면자는 환각 암시에 따라 심박률의 증가 반응이 나타난 반면에, 최면을 가장한 피최면자는 같은 기간에 심박률의 감소를 나타냈다고 발표하였다. McGlashin, Evans 및 Orne(1969)은 팔의 동맥혈류를 지혈대로 막는 통증 통제 상황에서 최면감수성이 높은 피최면자는 깊은 최면상태에서 위약을 받았을 때보다 유의하게 더 오랫동안 통증을 참을 수 있었다고 하였으며, Brady와 Levitt(1969)는 안구운동 실험에서 회전하고 있는 원통을 보라고 지시받은 최면에 유도된 피험자는 시각 환상 시 근육의 안구진탕증(nystagmus)이 나타났으나 깨어 있는 상태에서는 이런 운동을 가장할 수 없었다고 하며 최면에 걸린 피험자는 실제로 원통을 보고 있는 것처럼 안구운동을 하였다고 발표하였다. McClashan(1969)은 높은 최면감수성을 가진 피험자는 위약효과(placebo)에 비해 최면상태에 있을 때 세 배 이상 고통이 완화되었다고 하였고, Zamansky(1989)는 거짓말 탐지기를 이용한 실험을 통해 어느 집단이 최면에 걸린 척한 집단인지를 알아냈다. 실제로 최면에 걸린 피험자들이 최면상태에서 질문에 대답할 때 나타난 생리적 반응은 사실을 말할 때의 생리적 반응과 유사했지만 최면에 걸린 척한 피험자들의 반응은 그렇지 않았다고 하였다.

Orne(1972)은 최면감수성이 높은 피험자들의 행동과 최면에 걸렸던 것처럼 행동하도록 지시받은 피험자들의 행동에서 차이가 나타났음을 보여주었다. 실제로 최면상태에 있는 피험자들은 거짓으로 최면을 가장한 피험자들보다 전기 충격으로 가해진 통증에서 실제 감소를 보였고, 실험 후에도 최면 후 암시에 따른 행동을 수행하였으며 실험 도중 최면가가 사라졌을 때 거짓 피험자들보다 더 느리게 최면상태에서 빠져나왔다. 또한 그는 비상태이론가들이 주장하는 최면상태에서 통증에 대한 마취효과를 위약효과로 설명하는 것에 대해 최면 암시 자체만으로도 통증 감각에 대한 통제가 가능하다고 믿었다. 그는 최면 마취를 통증에 대한 부적 환각으로 간주하여 최면 마취의 효과는 부적 환각이 나타날 수 있을 정도의 매우 높은 최면감수성을 가진 피험자만이 경험할 수 있다고 하였다. 이를 확증한 추후 연구에서 위약효과의 반응과 최면감수성과는 관련이 없는 것으로 나타났다(Evans, 1985; Van Dyck & Hoogduin, 1990).

Hilgard(1992)도 최면의 통증 통제 효과가 위약의 효과나 불안 감소와 관련되더라도 이것만으로 그 효과의 전부가 설명되지 않는다는 Orne의 견해에 동의하였다. 최면은 단순히 암시에 대한 반응이 아니며 위약, 동조성, 속기 쉬운 경향성 등은 최면 현상과 관련이 없다고 하였다. 그리고 최면감수성이 높은 사람은 '숨은 관찰자(hidden observer)' 라는 현상이 나타나는데, 숨은 관찰자는 비록 감각적 경험을 인식하지 못하더라도 무엇이 진행되고 있는지를 알고 있는 개인의 한 부분이라고 하였다(3장 참조). 이를 검증한 Spiegel(1994)은 최면이 두정부 대뇌피질에 영향을 줄 수 있으며, 이 때문에 사람들이 통증의 신호를 조절하는 데 많은 도움을 얻을 수 있다는 것을 밝혀냈다.

이들의 연구결과에서처럼 최면상태에서 나타나는 생리적 효과는 깊게 최면 걸린 피최면자들이 단지 암시에 반응하는 것뿐만 아니라, 시각적 환상이나 기타 다른 능력이 있다고 생각할 수 있다. 따라서 최면상태에 관한 독특한 어떤 것이 있을 수 있고 단순히 암시, 최면에 대한 긍정적 태도, 최면가를 즐겁게 해 주려고 원하는 것 이상의 더 많은 것이 포함된다는 것을 시사한다.

2. 비상태이론

비상태이론은 개인 간 모형이라고 할 수 있으며, 최면상태란 무의식 상태나 심리적 혹은 생리적인 변화가 아니라고 주장하며 단지 사회인지적 관점의 입장에서 최면을 설명하려 한다(Barber, 1969; Barber, Spanos, & Chaves, 1974; Sarbin, & Coe, 1972; Spanos, 1982).

사회인지이론가들은 고전적 상태이론에 반해서 최면이 특정하거나 유일한 경험이 아니라 피험자들의 기대와 역할 수행의 범주에서 일어난다고 주장한다. 이들은 인지행동치료와 최면치료 사이의 비슷한 점들을 지적하였고, 최면행위는 인지치료에서 치료요소들의 결과라고 하였다. 그 요소들은 암시를 받는 피최면자의 동기와 협조, 암시에 대한 태도와 기대, 암시의 용어, 암시와 관련된 사고와 영상에 피최면자의 참여나 몰입들인데, 이런 것들이 최면의 인지적 요소라고 한다. 최면은 전통적으로 사람이 정상적으로 깨어 있는 상태보다도 암시에 더 걸리기 쉬운 수면 같은 상태라고 정의되었으나 사회인지이론가들은 최면 현상이 의식의 변화된 상태에 기인한다는 가설에 도전하였다. 그들의 관점에서는 최면 현상을 최면되지 않은 행동으로 평가할 수 있는 다음과 같은 변수들로 설명될 수 있다고 주장한다.

① 가설된 최면상태의 생리적 지표가 발견되지 않았다.
② 최면 후 암시에 따라 나타난 모든 현상은 최면유도 없이도 나타날 수 있다.
③ 최면유도에 따라 나타나는 피암시성의 증가는 적어도 위약이나 심상훈련을 포함한 다양한 다른 방법에 따라서도 나타나거나 증가할 수 있다.
④ 대부분의 최면에 걸린 피최면자들이 변화된 의식상태보다는 최면가가 제공한 암시를 상상하거나 주의를 집중하고 생각하는 것과 연관된 정상적인 의식상태라고 기술한다.
⑤ 특정한 최면유도에 나타난 의식상태의 묘사는 점진적 이완훈련을 통해 나타난 것과 구별할 수 없다.

Barber(1974)는 최면이라는 용어에 포함된 부분은 한 사람이 다른 사람의 행동과 경험에 잠재적인 영향력을 미치는 사회심리적인 현상이라고 하였다. 인지적 행동의 접근에 따르면, 피최면자는 제시된 주제를 자발적으로 생각하고 상상하려는 마음을 갖고 최면 상황에 대처하려는 긍정적인 사고방식, 동기 그리고 기대 등이 있을 때 소위 '최면에 걸린' 행동을 수행한다고 하였다. Spanos(1986b)도 최면에 걸린 피최면자들이 자신의 행동을 통해서 어떻게 자신을 보이려고 시도하려는 것과 어떻게 상황을 해석하려고 하는가의 고의적이고 목표지향적인 행동이라고 하여 전략적인 사회적 상호작용으로 언급하였다. 또한 Wagstaff(1986, 1987)는 피최면자가 외압에 따라 기꺼이 반응하려 할 때 최면에 걸린 역할을 하고, 그 역할은 최면가와 최면상태에 따라 정해진 개인의 편견과 사회적인 내용에 따라 결정된다고 보았다. 따라서 최면 현상들은 사고방식, 기대, 적합, 상상력 그리고 이완과 같은 일반 심리적인 과정들을 표현하는 용어들로 해석된다는 것이다. 즉, 특별한 종류의 트랜스의 존재나 최면상태라는 것은 없으며, 최면상태에서의 행동은 '맹종(compliance)'으로서 어떤 사람이 희망하는 대로 행동하기를 좋아하게 되는 행위라고 설명한다. Baker(1990)는 최면 경험은 최면가에 대한 순응, 믿음, 상상의 상태에서 가장 잘 발생하며, 피최면자가 자발적으로 피최면자 역할을 함으로써 일어나고, 따라서 최면과 위약효과 간에는 공통점이 있다고 하였다.

이 비상태이론가들은 사람이 최면에 걸렸다고 느끼는 것은 실제로 트랜스 상태에 있었기 때문이 아니라, 각 개인들의 경험에 따라서 최면에 걸린 사람들은 최면을 실시한 최면가의 기대에 일치되었다는 것을 믿기 때문이라고 설명한다. 따라서 최면을 당하는 피최면자는 최면가가 진정으로 원하는 것이 무엇인가를 탐색한 후에 결정하고, 일치되는 행동과 경험을 만들어 내려는 인지적 전략을 사용하려 하며, 만약 이에 실패할 경우 행동적 맹종에 의지한다고 설명한다.

비상태이론가들은 최면의 생리적 변화 현상에 대해 다음과 같이 설명하고 있다. 첫째, 겉보기에는 극적인 최면 현상의 일부가 최면에 걸리지 않은 피최면자들에게서 나타날 수 있다. 상태이론가들이 주장하는 최면에 나타나는 심리생리적 현상들 중 심박수 증가는 개인이 자발적으로 자신의 심박수를 증가시킬 수 있다고 설명하였고(Barber, 1969; Wagstaff, 1991), 최면 현상들 중 산소 소비 및 호흡률의 감소, 두뇌의 EEG α파와 β파의 발생, 피부저항 등에 대해서는 이완조건에서도 나타난다는 연구결과를 발표하여(Edmonston, 1977), 최면 현상으로 나타나는 신뢰할 만한 생리적 지표를 발견할 수 없다고 하였다(Barber, 1969; Hilgard, 1974; Sarbin & Coe, 1972). 또한 최면에 걸린 피최면자들은 자신의 피부온도를 암시에 따라서 조절할 수 있다는 연구결과(Zimbardo, Maslach, & Marshall, 1970)에 대해서 일반적인 피최면자들도 상상력으로 이러한 피부온도를 변화시킬 수 있다는 결과(Ambeller & Barber, 1973)와 더불어 최면이 무통의 효과를 나타낸다는 결과에 대해서도 최면은 내인성 아편제(naloxone)를 방출시키지 않으며 위약의 효과와 같다는 결과를 실험으로 증명하였다(Mayer, Price, Rafli, & Barber, 1976). 또한 최면이 사마귀나 옻을 치료할 수 있다는 현상에 대해 최면이 피부의 질병을 고친다는 현상은 위약효과로 설명하였다(Barber, 1969; Wagstaff, 1991).

둘째, 최면에 걸린 피최면자들은 종종 거짓으로 반응한다는 것이다. 피험자들에게 최면에 걸려 수행하는 방법에 관해 설명을 한 후 거짓으로 최면에 걸린 척 행동하게 했던 연구에서 살필 수 있다. 예를 들면, 색맹이 된 것처럼 빨간색과 녹색을 무시하거나 어떤 검사들에 반응하기 위해 노력할 것을 단순하게 지시받았던 거짓으로 최면에 걸린 척하고 있는 피험자들은 색맹을 유도하기 위해 실제로 정교한 암시를 받았던 최면에 걸린 피험자들과 비교한 결과 색맹 반응의 수에서 차이가 없었다(Barber, 1977).

따라서 최면 현상은 특정한 의식상태의 반영이라기보다는 어떤 역할을 취하고 특정한 행동을 하게 하는 사회적 요구와 압력의 결과이며(Barber, 1977; Sarbin & Coe, 1972) 목표지향적인, 맹종, 역할연기, 기대라고 주장한다(Kirsch & Lynn, 1995; Sarbin & Coe, 1972; Spanos & Coe, 1992). 또한 적당한 암시로 최면에 걸린 피최면자는 실제로 존재하지 않는 자극을 지각하거나 새로운 역할이나 정체감 등을 나타내는데, 이는 관찰학습을 통해서 습득될 수 있고, 다른 사람의 행동을 모방함으로써 의식적으로 감당하기 어려운 고통을 회피하거나 욕구발산에 따른 책임을 면제받으며 다른 사람의 주의를 끌게 되는 것이 보상으로 작용할 수 있다고 하여, 이런 역할연기의 학습은 의도적인 것은 아니며 특정한 상황에서 그런 역할에 몰두하게 되는 것이라고 한다(Spanos, 1986).

우리는 지금까지 최면 현상에 대한 상태이론과 비상태이론가들의 주장을 살펴보았다. 최면상태에서 나타난 현상들에 대한 논란 중에서 어떤 효과들은 비교적 쉽게 관찰할 수 있는 반면, 어떤 효과들은 매우 얻기가 어렵거나 소수의 피최면자들에게서만 관찰될 수 있으므로 이러한 상황은 두 가지 서로 다른 이론적 입장에서 설명될 수 있다. Erickson(1967)과 같은 특수한 의식상태, 즉 '트랜스(trance)'를 가정하는 상태이론가들은 관찰하기 어려운 현상은 더 깊은 트랜스가 유발되었을 때라야 가능하다고 보는 반면, Barber(1969)를 비롯한 특수한 상태를 가정하지 않는 비상태이론가들은 과제 동기화가 잘 되는 피최면자에게서 관찰할 수 있다고 주장한다.

그들의 주장에서 보면 두 입장은 매우 유사하다. 왜냐하면 동기화가 잘 되는 피최면자가 더 깊은 트랜스 상태에 들어가는 경향이 있기 때문이다. 그러나 전자는 동일한 피최면자가 트랜스 상태에 따라 특정효과를 나타낼 수 있고 그렇지 않을 수도 있다는 의미인 반면, 후자는 부적 환각과 같은 효과를 일으킬 수 있는 피최면자는 동기화만 된다면 트랜스 깊이와 관계없이 언제나 그런 효과를 낼 수 있다는 주장이다. 이러한 상태이론과 비상태이론의 관점은 최면을 연구하는 주된 흐름이며 각각을 지지하는 증거도 충분하다. 현재 연구자들은 이러한 두 가지 이론의 설명적 토대 위에서 최면에 대한 연구를 전개시키고 있으며 실험적, 임상적 견해도 받아들이고 있다.

제6장

피암시성과 사회심리

1. 최면의 사회심리적 요인
2. 최면가의 환상
3. 치료, 영향 그리고 광고
4. 권위와 치료자
5. 수용에 대한 욕구
6. 확신감에 대한 욕구
7. 기대
8. 의사소통의 방식

제6장

피암시성과 사회심리

사회심리학 분야는 인간 상호 간의 영향력에서 최면의 이용과 관련된 '역동'에 대해 매우 가치 있는 통찰력을 제공해 준다. 이 역동이라는 것은 일반적인 치료 상황이든 최면을 사용하는 상황이든 간에 직접적으로 관련이 있다. 사람들이 혼자 있을 경우는 어떤 일을 하지만 주위에 타인이 한 사람이라도 있을 때는 하지 않을 것이라는 생각에서 사회심리학은 한 연구 분야가 되었다(Aronson, 1999). 각 개인의 행태는 타인의 존재하에서 달라지는데, 때로 그 방향은 체계적이고 예상 가능하다. 사회심리학의 연구 분야는 사람들 사이에서 어떤 종류의 상호작용이 특정한 행동양식을 야기하는가를 규명해 내는 것이며, 각 개인들 간에 긍정적인 행동을 최대화시키는 조직이나 환경을 만들려는 궁극적인 목표를 가지고 있다.

사회심리학자들은 개인들 간의 영향에 대해 다양한 방법으로 다양한 상황에서 연구하여 왔다. 이 연구를 통해 우리는 실질적인 많은 정보를 얻게 되었으며 이 정보는 최면의 다양한 차원을 기술하는 데 매우 가치 있는 것들이다. 이들 가운데 어떤 것은 최면상태에 나타나는 의식적인 요소이고 어떤 것들은 무의식적인 것이다. 의식적 혹은 무의식적인 요소들에 대한 지식을 통해 그 요소들이 치료 과정에서 발생하게 되는 더 큰 작용들에 대해 알게 될 것이다. 또한 그 요소를 신중하게 적용함으로써 더 큰 응용력을 갖게 될 것이다. 이제 특정한 상황에서의 사회적인 영향에 대해 살펴보자.

1. 최면의 사회심리적 요인

우리는 혼자가 아닌 여러 사람이 모여 사는 세상에서 살고 있으며 이 세계는 타인의 말이나 행동이 우리에게 직접 영향을 미칠 수 있는 환경이다. 비록 말이나 행동이 직접적으로 우리를 향한 것이 아니더라도 영향을 받고 있는 것이다. 과거 영화나 강의의 영향을 받았던 적은 있지 않은가? 그 강의는 청중의 한 사람이었음에 불과한 당신에게만 특정한 영향을 미치려고 의도한 것은 아니었을 것이다. 그럼 현실에서 우리는 어떻게 다른 사람들에 의해서 영향을 받게 되는가?(Aronson, 1999)

직 · 간접적인 내용이 포함된 정보에 관한 암시의 반응성과 타인의 영향과 관련된 취약성은 인간 피암시성의 요인이다. 캘리포니아 주립대학의 심리학 교수인 John Kihlstrom 박사는 최면에서 인지-해리적 견해에 대한 연구를 하였으며 최면을 다음과 같이 정의하였다. "최면이란 어떤 사람이 정해진 주제에 대해 타인이 제시한 견해에 반응하는 사회적인 상호작용으로 정의될 수 있으며 그 타인이란 바로 최면가를 말한다. 이것은 지각이나 기억 혹은 자발적인 행동 변화를 포함하는 경험을 하기 위한 것이다"(1985, p. 385). 이러한 최면에 대한 정의는 일반적인 것이며 다양한 변화와 인지적인 변화를 유도하는 사회적인 틀 속에 존재하는 역할이라고 정의한 것이다. Kihlstrom 박사가 내린 최면의 정의는 해리되고 개별적인 특정한 상태를 의미하는 것이 아니라 오히려 사회적인 영향력이라는 좀 더 큰 상황 안에서 관찰될 수 있다는 것이다. 최면 분야의 사회심리이론가들은 전형적으로 최면을 최면 자체의 독특한 경험 상태라고 생각하지는 않는다. 오히려 그들은 최면을 사회적인 행동원칙이라는 말로 설명하려 한다. 이 사회적인 행동원칙이란 단지 최면 상황만을 말하는 것이 아니라 여러 가지 상황에서 발견되는 것들이다(T. Barber, 1969, 2000; Spanos, 1991; Spanos & Coe, 1992; Wagstaff, 1991).

최면은 피암시성과 같은 것인가? 정확히 최면이 피암시성을 증가시킨다는 증거를 말할 수 있는가? 최면 현상과 피암시성 간의 관계는 분명하면서도 혼란스럽다. 최면은 사람들이 최면에 걸리기 쉽기 때문에 일어나는 동시에 그들이 최면에 걸렸기 때문에 최면에 걸리기 쉬운 것이다. 피암시성과 최면으로부터 얻어지는 의료적인 혜택 간의 관계는 중요한 연구영역이다. 피암시성은 다양한 상황에서도 고정된 형태로 존재하는 개인적인 성격특성인가? 아니면 최면이란 자신에게 주어지는 암시에 반응하는 개개인의 능력을 넘어선 추가적인 요소, 즉 암시의 특징이나 그 암시를 제공하는 사람의 태도와 같은 요소에 따라 결정되는 것인가? 이러한 질문에 대한 입장은 두 가지 다 맞다. 일반적인 의미에서 피암시성이란 시간이 지나더라도 상당히 안정된 반응의 상태다(Piccione, 1989). 그리고 어떤 특정한 상황, 즉 치료를 위한 상호작용인 경우에서, 암시는 다양한 개인적, 사회적, 상황적인 요소에 따라 중재된다. 이러한 요소들은 누군가에게 암시성을 증가시키기도 하고 감소시키기도 하는 역할을 수행한다(T. Barber, 2000).

2. 최면가의 환상

몇몇 최면가들은 피최면자에게 영향을 미치지 않고 치료를 하고 최면도 걸 수 있다고 생각한다. 예를 들면, 최면으로 머릿속에 생각나는 기억의 형태에 영향을 미치지 않고 기억을 찾아낼 수 있다고 생각한다(Calof, 1993; Fredrickson, 1992). 또한 그들은 환자 편에 서지 않거나 환자에게 직접적인 충고를 하지 않음으로써 치료 과정에서 중립적이 될 수 있다고 생각한다(Rogers, 1986; Sanford, 1987). 그러나 누군가를 치료해 주는 관계에서 나타나는 것들에 대해 직접적인 역할을 하지 않을 수 있다고 믿는 것은 착각이다.

치료 상황에서 최면은 마음속으로 치료적 목표를 적용시키려는 의도를 가진 직접적인 접근이다. 영향이란 것은 겉으로 드러난 공공연한 목표이지 숨겨진 것이 아니다. 이 목표에 대해 몇몇 치료자들은 아마도 난색을 표명할지도 모른다. 자신들이 환자에게 영향을 미치는 것이 어느 정도 옳지 않거나 혹은 바람직하지 않다고 믿는 의사들인 경우라면 특히 그러할 것이다. 치료자가 치료를 하거나 환자에게 최면을 걸 수 있는 것은 단지 환자 개인 내의 역동을 이끌어 내는 것이라는 믿음을 갖고 있는 것으로, 이는 치료 과정에서 치료자의 역할과 사회적인 상황을 무시한 것이다. 그리고 실험적으로 치료를 타당화하고 나아가 치료를 교범화하기 위한 경향이 심리치료 분야에서도 계속되고 있다. 이에 따른 착각으로서 치료효과는 전적으로 치료기술에 있는 것이지, 그러한 기술을 사용하도록 만들어 주는 환경을 제공하는(환자와 치료자의) 관계에 있지 않다고 주장하게 된다(Hubble, Duncan, & Miller, 1999). 그러나 한 사람 이상이 방에 있을 때 사회적인 영향은 불가피한 것이다.

3. 치료, 영향 그리고 광고

우리는 일상생활에서 수백, 수천의 메시지를 받는다. 각각의 메시지는 어떤 의미로는 광고다. 어떤 메시지는 텔레비전 광고처럼 명백하고, 어떤 음식이 맛이 있다는 친구의 대화 속의 메시지처럼 덜 명백한 것도 있다. 한 순간이든 몇 시간 동안 지속되든 간에 각각의 상호작용은 우리의 경험에 어떤 식으로든 영향을 미칠 것이다. 한 사람이 다른 사람에게 전혀 영향을 미치지 않는 상호작용을 생각할 수 있는가? 내적인 독백에서도 스스로에게 영향을 주는 중요한 무엇이 존재하지 않을까?

치료적 개입은 환자 자신의 경험을 이롭게 바꾸도록 영향을 미친다. 모든 유형의 치료는 환자의 불안과 불만족 상태의 경험을 보다 만족스럽고 효과적인 새로운 삶의 방식으로 유도한다. 치료는 생활환경 중에서 특히 스트레스를 주는 환경에 대처하기 위한 적응기제를 발달시키도록 한다. 치료가 약을 먹는 것부터 기능 장애적인 사고를 수정하는 것까지, 어떠한 형태를 취하든지 환자는 유연성과 새로운 가능성, 내적인 만족을 가능하게 하는 새로운 방식으로 경험하는 방법을 배운다. 치료자들은 어떻게 이러한 것을 하는가? 치료자가 환자에게 유익한 방식으로 영향을 주도록 말하거나 행동하는 것은 무엇인가? 환자에게 긍정적으로 영향을 주는 능력은 치료자의 능력인가? 분명한 것은 치료자의 기술, 행동, 지식 등은 치료자의 자산이라는 점이다. 영향을 받는 능력은 환자의 능력인가? 분명한 것은 변하려는 동기와 새로운 행동들을 하려는 의지는 환자의 요인이다. 치료 상황에서 변화에 대한 촉매는 두 사람 사이의 상호작용이다. 최면가와 환자 사이의 관계는 한 집단이 다른 집단과 관련되는 것이고, 전체는 부분의 총합보다 큰 고유한 특징을 포함하는 것이다. 각각의 특징은 다른 집단에 관계의 질과 같은 결과에 영향을 준다.

최면에서 피암시성은 무엇인가? 이는 새로운 개념, 새로운 정보를 수용하고 반응하려는 개방성이다. 새로운 정보가 습득될 때 주관적인 가치에 따라 경험을 적게 혹은 크게 변화시킬 수 있다. 그리고 더 나아가 생각을 암시된 반응으로 바꾸는 집중된 능력이다. 새로운 정보를 습득하면서 주관적인 가치에 따라 사람의 경험은 바뀌게 된다. 치료 상황에서도 정도는 알 수 없으나 다소간의 영향을 받는 환자는 암시를 받는 것이다. 환자는 고통을 제거해 줄 새로운 정보와 경험을 얻고자 하며, 자신이 불행해하고 있는 측면에 긍정적인 변화가 생길 수 있도록 말이나 행동을 해 줄 수 있는 다른 사람의 도움을 구하게 된다.

대부분의 사람이 정보를 받아들이는 데 완벽하게 무비판적이지는 않으며, 완전하게 비판적이지 않은 사람은 없다. 따라서 피암시성과 어리석음은 다르다(T. Barber, 1969). 피암시성은 사람이 한계가 있다는 것을 인식하기 때문에 존재한다. 결국 모든 것에 대해 알 수 있는 사람은 없다. 어떤 분야에서 아무리 많은 지식을 지녔다 해도 그 정보들은 불완전한 것이다. 잘 모르는 분야에 대해 배울 때는 그 분야에 대해 정통하다고 믿는 다른 사람들의 영향을 더 많이 받기 쉽다.

4. 권위와 치료자

치료자의 권위는 어디에서 오는 것인가? 치료자들에게 지위는 치료에서 중요한 요인이다. 그리고 인지된 숙련도는 또 다른 중요한 요인이다. 그러나 치료자가 갖는 권위의 크기는 치료자가 처한 사회적인 역할에서 가장 많이 발생한다. 치료자와 환자 간의 관계는 일반적으로나 실제로나 결코 동등한 관계가 아니다(Spinelli, 1994; Szasz, 1978). 도움을 구하러 오는 사람은 개인적으로 민감한 사항을 전문가의 위상, 구체적인 학문적 배경, 임상적인 훈련 경험에 대해 잘 알지 못하는 치료자에게 털어놓아야 한다는 부담이 있다. 환자는 삶의 대부분에서 성공적이고 상대적으로 여유 있어 보이는 사람에게 자신의 문제들과 부족함, 그리고 두려움을 드러내야 하는 입장에 있다. 얼마만큼의 자기노출과 임상적인 편안함이 있는가가 성패를 좌우하는데, 때때로 지나친 자기노출은 치료자와 환자의 관계를 손상시킬 수 있다. 다른 한편으로 불충분한 자기노출도 해로울 수 있다. 그럼에도 불구하고 환자는 문제를 해결하는 방법에 대한 확신을 갖지 못하거나 개인적으로 선택할 수 없기 때문에 쉽게 치료자의 권위에 복종하게 된다는 특징이 있다. 몇 가지 치료방법은 매우 극단적이고 심지어 어리석기까지 함에도 불구하고 얼마나 많은 사람들이 '전문가'가 하라는 대로 순순히 따르는가를 생각해 보라.

권위에는 적어도 다섯 가지 유형인 치료자의 위력이 존재한다. 첫째, 처벌할 수 있는 능력에서 나온 강제적인 힘, 둘째, 금전적인 또는 심리적인 이득에서 나온 보상적인 힘, 셋째, 선출되거나 선별된 자리를 위시한 어떠한 지위에서 나오는 합법적인 힘, 넷째, 어느 영역의 지식에서 유래된 전문성의 힘, 다섯째, 호감이나 사랑스러움과 같은 개인적인 특성에서 나오는 대상으로서의 힘이다. 대부분의 상황에서는 이 다섯 가지 힘이 어느 정도 작용을 하며, 특히 치료 상황에서는 더욱 강력하게 작용한다(Yapko, 2003).

치료자의 역할은 강력할 수 있으며, 치료자가 환자의 완전성에 절대적인 경외심을 가지고 세심하게 권위를 사용하려면 임상최면의 기술과 원리를 이용하는 데 반드시 상호관계에 작용하는 힘의 측면을 자세히 살펴보아야 할 것이다. 환자에게 미치는 치료자의 영향력을 부인하고, 환자의 치료과정과 따로 떼어놓고 생각하는 치료자들은 자신들의 영향력을 망각하는 가장 위험한 상태에 놓일 수 있다. 앞으로 알게 되겠지만, 지난 십 년 동안 가장 활발하였던 억압된 기억 논쟁에 대한 신랄한 토론에서 비판 내용은 많은 치료자들이 환자에게서 찾아낸 기억의 특성과 유형에 대해 자신들이 어떤 역할을 수행했는지를 전혀 깨닫지 못한 것이다.

5. 수용에 대한 욕구

도움이나 정보를 요청하는 사람은 어느 면에서 부족함과 불완전함을 느낀다. 사람들이 근본적으로 가지고 있는 욕구는 사회를 이루는 근간으로서 타인을 향한 것이다. 자기 자신의 결핍감을 타인에 대한 필요성과 연결시킬 때 받아들여지고 싶은 욕구가 생겨난다. 수용은 다양한 단계에서 우리 모두가 원하는 것이다. 타인의 반응에 진실로 무관심한 사람이 있는가? 또는 진정으로 거절하기를 좋아하는 사람이 있는가? 자신에게 중요한 사람으로부터 인정을 받기 위해 얼마나 노력하고 있는가를 생각해 보면 알 수 있을 것이다.

도움을 구하러 오는 환자에게서 전형적으로 나타나는 가장 큰 두려움의 하나는 "나의 모든 두려움과 의심이나 결함을 가지고 있는 내 자신을 당신에게 내보인다면, 당신이 나를 좋은 사람으로 받아들일 수 있을까? 아니면 나를 심약하고 보기 싫고 덜 되먹은 인간으로 보게 되지 않을까?"라는 것이다. 환자가 도움을 구할 때는 자신이 치료자에게 수용되느냐 거절당하느냐 하는 위험을 무릅쓴다. 그리고 치료과정에서의 협력이 갖는 잠재력을 고려할 때 그러한 우려는 합당한 관심이다(Rogers, 1963). 환자의 수용에 대한 욕구를 존중하고 인식하는 것은 환자가 치료자의 명령에 따를 것인지 혹은 어떻게 따를 것인지에 관한 문제를 다루는 데 중요한 고려사항이 된다. 실제 실무에서 환자가 치료자의 인정을 받기 위해서 얼마나 자발적으로 노력하고 있는지를 알 수 있을 것이다.

6. 확신감에 대한 욕구

사람들은 일반적으로 확신감에 대한 강한 욕구를 지니고 있으며, 상황이 생소하거나 모호하여 불확실하다는 느낌을 가질 때는 해답을 구하고자 다른 사람에게 시선을 돌릴 때가 있다. 이때 그 해석이 개인적인 욕구에 맞아떨어질수록 더욱더 쉽게 내적인 깊은 수준까지 받아들인다. 그래서 우리가 믿는 것은 진실보다는 약하지만 개인적인 욕구와 신뢰할 수 있는 것 이상이다.

Schachter와 Singer(1962)의 연구에서, 만약 당신이 곰에 쫓기고 있을 때 맥박과 심장 박동수가 빨라진 것을 경험하였다면, 당신은 쉽게 그러한 변화를 두려움의 탓으로 돌릴 수 있다. 그러나 만약에 당신이 그와 똑같은 생리적인 변화를 경험하였지만 그 이유를 명백하게 설명할 수 없다면 어떻게 될까? Schachter와 Singer는 실험에서 한 집단에게 심리적인 흥분을 일으키는 아드레날린의 한 종류인 에피네프린을 투약하고 비타민 첨가제라고 설명을 해주었고 다른 집단에게는 위약을 투여하고 흥분제라고 설명을 하였다. 실험 중에는 도우미가 있었는데 도우미들의 일부는 마치 도취된 듯 행동하고, 어떤 사람들은 화가 난 것처럼 행동하도록 지시받았다. 피험자들은 그들의 가슴에서 심장이 두근두근거리기 시작하였을 때 무엇이라고 결론을 내릴까? 에피네프린을 먹은 피험자들이나 위약을 먹은 피험자들이나 모두 심장이 뛰는 원인을 모르기 때문에 일반적으로 그들 주위의 다른 사람의 반응을 자신들의 반응으로 통합하였다. 즉, 그들의 신체에서 일어나는 반응들의 원인을 알지 못하는 피험자들은 도우미들과 같은 태도로 행동하였다.

피험자들이 그들의 반응의 원인을 알고 있을 때는 주위 사람의 행동이 그들에게 거의 영향을 미치지 못한다. 그러나 원인을 알지 못했을 때는 다른 사람들의 반응이 그들에게 상당한 영향을 준다. 나아가서 이 연구를 통해 피험자 감정의 모호함이 어떻게 다른 사람의 관점에 동조하게 되는지를 설명하고 있다. 자신의 반응을 알고자 하는 욕구는 자아의식을 발전시키며 정신적으로 건강한 것이다. 그러나 명백히 다른 사람의 영향은 우리 자신의 내적 경험과 부합시킬 수 있는 것에 영향을 미친다.

최면상태의 경험은 매우 주관적이고 애매하기 때문에 환자들은 종종 최면이 끝난 뒤에 눈을 뜨면서 "그것이 최면입니까? 내가 최면에 걸렸습니까?" 라고 물어본다. 만약 "예, 최면상태이었습니다." 라고 말한 다음에 "당신은 호흡의 변화를 얼마나 느끼셨습니까? 그리고 당신의 근육 조직의 변화에서는 긴장이 얼마나 풀렸음을 느꼈습니까?" 와 같은 특정한 지표를 제공한다면 아마도 환자는 모호한 상호작용을 명백하게 생각하여 그것을 최면의 경험으로 느낄 것이다. 확실성에 대한 욕구와 경험이 통합될 수 있는 인식 틀을 갖고자 하는 욕구는 사람들에게 최면 경험에 대해 설명한 것을 쉽게 받아들이도록 동기를 부여할 것이다.

7. 기 대

경험에서 기대의 역할은 큰 것이어서 여러 상황에서 제시되고 다양한 이름으로 불러져 왔으며, 모든 심리치료의 모형들은 치료결과를 얻는 데 적극적인 기대의 가치를 강조하고 있다(Kirsch, 1990; Lynn & Garske, 1985). 아마도 가장 광범위하게 사용된 용어는 '자기충족적 예언(self fulfillment prophercy)' 일 것이다. 이 용어는 우리가 일어날 것이라고 기대하는 일은 일어나기 쉽고, 반대로 기대하지 않은 일은 일어나기 어렵다는 것을 의미한다. 즉, 우리는 무의식적으로 자신의 행동을 자신의 기대에 맞춘다는 것이다.

어떤 사람이 도움을 구하기 위해서나 정보를 얻기 위해 올 때, 일반적으로 그 사람은 문제가 호전될 방법을 찾을 것이라고 기대한다. 그 사람의 기대가 정서적으로 몰입하면 할수록 그것을 부정할 경험은 줄어든다. 예를 들면, 만약 어떤 사람이 해결하려는 문제가 희망이 없거나 해결하지 못할 것이라는 생각을 가졌다면 그에게 제공된 해결 가능성이 있는 것들은 시도하지 않을 것이다. 이런 이유로 그 문제는 풀리지 않은 채 남아 있게 되고, 그것이 풀리지 않으리라는 자신의 견해가 정확했다고 단언하게 된다. 또 다른 예를 들면, 만약 자신을 친절하고 상냥한 멋진 사람이라고 생각하는 자기만족형인 사람에게 어떤 사람이 다가와 쓸데없는 일을 했다고 말한다면, 그는 이것을 질투의 증거로 일축하고 자기 자신을 스스로 친절하고 상냥한 사람이라고 단언할 것이다. 이러한 순환 과정은 '대응적 순환(calibrated cycle)' 이라 불리는데, 좋거나 나쁜 자기상을 유지하는 데 어떤 효과가 나타나는지의 기제를 설명하는 것이다.

긍정적인 기대냐, 부정적인 기대냐에 따라 원하는 결과를 얻을 수도 있고, 그 반대일 수도 있다. 실제 치료과정에서 감명을 받은 어떤 환자가 당신을 추천하였거나, 당신에게 긍정적이고 높은 존경심을 갖고 있거나, 당신의 경력과 위상 등의 여러 이유 때문에 다른 환자들도 감명을 받을 것이라는 가능성을 믿고 당신을 찾아올 수 있다. 또한 환자들은 여러 가지 이유로 당신에게 부정적인 기대를 할 수도 있다. 당신의 외모, 성별, 나이, 걸음걸이, 종사하는 기관, 면담하기 위해 대기해야 하는 시간 등등을 싫어할 수 있다. 따라서 이러한 환자의 기대에 집중함으로써 훌륭한 치료를 할 수 있다.

몇몇 오래된 최면방식은 환자에게 긍정적인 최면 경험을 하였거나 혹은 하고 있다고 긍정적인 기대를 형성하는 것을 목적으로 한다. 최면감수성 측정과 관련된 검사들은 피험자들이 어떤 변화된 상태를 경험하였다고 확신하는 것들이 포함되어 있다. 예를 들면, 피험자가 눈을 뜰 수 없다는 암시를 받고 눈을 뜨기 위해 도전해 보았을 때 만약 눈을 뜰 수 없다는 것을 경험한 경우는 최면상태에 들어갔다는 것을 더욱 확신하게 된다. 이것은 최면으로부터 얻는 결과에 대한 기대를 창조하고 최면가의 다음 암시에 대한 수용력을 증가시킬 것이다.

치료에 기본적인 것으로 생각되는 것들 중 많은 것이 환자 쪽의 긍정적인 기대를 확충하는 것이다. 왜 벽에 치료자의 학위증서들을 거는가, 왜 멋진 제목으로 명함을 만드는가, 왜 전문적인 학위를 받는가 등은 믿음을 얻기 위한 것보다는 당신에 대한 부정적인 기대를 줄이고 방지하기 위해서다. 이러한 것들은 긍정적인 기대가 얼마나 중요한 것인지를 가르쳐 준다. 치료를 통한 도전은 희망이 없는 것에서 희망으로 충만함을 일으키는 것이다. 이는 환자의 생애에서 이룰 수 있다는 희망을 환자들과 공동으로 창조하는 것을 돕는 것으로, 치료에서 일어날 수 있는 가장 중요한 일이라는 것을 의미한다(Yapko, 1994, 2001).

코네티컷 대학교의 심리학자 Irving Kirsch 박사는 최면이 대부분 기대에 따른 것이라고 주장하였다(1990, 1991, 1994, 1997). 그는 "기대는 대부분 최면상태의 가장 중요한 양상(1990, p.143)"이라고 하였고 최면상태에서의 반응이 얼마나 환자의 신념과 기대에 따라 영향을 받는지에 대해 연구하였다. 환자에게 좋은 최면유도는 환자가 믿는 한 좋은 것 중의 하나이며, 좋은 최면 경험이란 환자 자신이 그러하리라고 믿는 것과 부합된 것이다(Kirsch, 1990). 치료자들이 환자의 요구와 믿음에 일치하는 방식으로 최면을 치료에 도입하는 확신할 만한 이유를 제시할 필요가 있다는 Kirsch의 주장은 좋은 충고로 생각된다(1994). 치료를 위한 긍정적인 기대를 만드는데 필요한 것은 치료자마다 다양하다. 긍정적인 기대를 확립하기 위해 무엇이 필요한지를 능숙하게 찾아내는 것은 최면과 치료과정을 효과적인 방향으로 이끄는 중요한 촉매가 될 것이다.

8. 의사소통의 방식

의사소통 방식은 환자의 피암시성의 질을 형성하는 또 다른 중요한 요소가 된다. 의사소통 방식이란 환자에게 정보를 전달하고, 소통 가능한 정도를 결정하는 태도를 말한다. 제공하는 정보와 예상에 대해 환자가 얼마나 수용적이 되는가에 영향을 미치는 여러 가지 의사소통의 방식이 있다(J. Barber, 1991; T. Barber, 2000; Zeig, 2001).

만약 치료자가 환자에게 메시지를 성공적으로 전하고자 한다면 어떤 의사소통 방식이 그가 원하는 방식으로 가장 잘 반응하는지 생각해 보아야 한다. 즉, 상호작용이 합리성과 근거를 가져야 하는가? 감정적인 호소가 더 잘 통할 것인가? 직접적인 기술을 사용할 것인가? 간접적인 기술을 쓸 것인가? 지지하는 입장에 설 것인가? 대결적인 입장에 설 것인가? 환자에게 요구를 할 것인가? 요구를 하지 않을 것인가? 부조화 메시지가 더 많은 효과를 줄 것인가? 조화된 메시지가 더 효과적인가? 이러한 것들을 조합하는 데는 여러 방법들이 있으며 한 가지 방법이 모든 환자에게 효과적이지는 않다고 말하는 것으로 충분하다. 피암시성은 일반적인 인간 모습이다. 그러나 어떤 개인이 잘 반응하도록 하기 위해 무엇이 필요한지는 매우 다를 수 있다.

제7장

최면의 신경심리생리적 현상

1. 최면상태의 두뇌
2. 과거 최면의 생리적 연구
3. 최면상태의 뇌를 연구하는 이유
4. 신경심리생리의 연구방법
5. 신경심리생리 연구의 의미

제7장

최면의 신경심리생리적 현상

최면상태가 되면 의식의 변화, 시간의 변화 및 기억의 증가와 같은 현상들이 나타난다. 이러한 현상들이 우리의 몸에 어떤 영향을 미치는지에 대한 생리적 측면에 대해 살펴보자. 최면상태에서는 몸과 마음이 이완되어 편안해지는 느낌을 갖게 되는데, 이는 자율신경계 중 교감신경의 활동이 감소해 있는 상태를 말한다. 즉, 최면상태에서는 교감신경의 활동이 줄어들어 몸이 편안해지는 것이다. 통상 최면을 유도할 때는 피최면자를 편안한 상태가 되도록 유도하기 때문에 몸과 마음이 편안해지기도 하지만 특별히 이완을 하도록 암시를 주지 않아도 자연적으로 편안한 상태가 된다. 최면을 유도하는 그 자체만으로도 긴장은 풀어지고 몸과 마음이 편안해지기 때문에 불안이나 스트레스는 자연히 사라지게 된다. 따라서 최면상태가 되면 혈압, 맥박, 호흡 등이 감소되며 체온도 상승한다. 그러나 이러한 생리적 변화에도 불구하고 최면상태의 생리적 반응에 대한 신경생물학적 규명에 대해서는 아직까지 일관된 견해나 정설이 없는 상태다.

1. 최면상태의 두뇌

최면상태에 있는 뇌의 신경생리 연구는 매력적인 분야다. 뇌가 어떻게 암시에 반응하는지? 뇌의 어느 부분이 암시된 상태에서 신경계의 활동을 증가시켜 반응하게 하는지? 어떻게 뇌파는 체계적으로 훈련된 경험에 따라 의식적으로 조건반사를 일으키는지? 이 모든 것은 인간의식의 내부 탐구의 흥미로운 미개척 영역이다. 환자들의 치료법으로 최면을 사용하려 할 때 어떻게 뇌가 인간의 마음을 움직이도록 만드는가 하는 궁금증이 생긴다. 즉, 정신 기능의 어떤 면이 사람들로 하여금 최면에 반응하도록 영향을 미치는가?

과거에는 최면을 신비의 세계로 인식하여 심리학의 범위 밖에서 활용되었다. 적어도 학문적 심리학과는 분리된 채 독자적으로 발전된 것이 사실이다. 그러나 1960, 70년대부터 과학의 힘으로 학문 간 경계에 대한 변화가 일어나고 고유한 영역의 개념과 방법론이 교환되기 시작하였으며 다 분야간 통합을 지향하는 학제간 연구 모델이 등장하였다. 이와 더불어 최면도 과학의 뜨거운 쟁점으로 떠올랐으며 과학의 발전과 더불어 다양한 방법론이 등장하면서 더 이상 신비의 세계 속에 존재하지 않고 그 실체가 밝혀지게 되었다. 특히, 정신생리학의 분야는 기법의 발전으로 뇌 기능을 평가하는 새로운 임상진단 도구로 각광받기 시작하였으며, 살아 있는 인간의 뇌와 행동 간의 관계를 밝히는 분야가 되어 이론적인 토대와 방법론적인 면에서 잘 구조화된 장점을 갖게 되었다. 따라서 정신생리학의 분야는 연구적 가치뿐만 아니라 임상적 응용성을 넓혀 줄 수 있는 분야로 평가되었다.

뇌를 연구하는 정신생리적 기법은 중추신경 측정과 말초신경 측정을 포함한다. 중추 측정은 '뇌전도(electroencephalographic; EEG)', '사건관련 전위(event related potential ERP)' 등이 대표적이며, 이 기법을 통해 인간의 행동이 뇌에 미치는 영향을 즉석에서 시각적으로 추적할 수 있어 신경 활동에 대해 정확한 해부학적 정보를 얻을 수 있게 되었다. 이런 특징을 바탕으로 이러한 기법들은 인간의 인지과정의 연구에 주로 사용되었고, 1980년대부터는 심리적 상태를 생리적 측정치로 실체화시킬 수 있는 새로운 이론적 틀과 기법이 발전되었다. 이처럼 학문 간의 방법론적 통합은 심리학 이론과 방법론이 뇌 연구에 사용되어 신비의 세계라는 뇌의 구조와 기능을 이해하는 데 기여하였고 전통적인 심리학 이론과 한계를 뇌 모델과 새로운 측정방법을 통해 해답을 얻을 수 있게 되었다. 더구나 현재 임상의학 분야에서의 뇌 기능의 연구는 뇌 장애의 진단과 치료에 심리학의 기여도가 높아지고 있어서 이론적 틀과 개념적 설명을 제공해 주는 실험적, 이론적 연구의 토대가 되고 있다. 그래야만 방법 혹은 기법과 이론적 설명을 연결시킬 수 있기 때문이다. 또한 특정 방법을 통한 새로운 발견은 특정 이론에 흡수, 통합되면서 발전해 나갈 수 있을 것이다. 인지심리학의 이론과 패러다임이 뇌 연구에 도입되어 뇌-행동 관계의 설명에 기여하고 있는 예가 그렇다. 따라서 최면이라는 분야의 발전의 필요성은 아무리 강조해도 지나치지 않게 되었다.

특히, 지난 10년간 기능적 자기공명영상(fMRI), 양전자 단층촬영(PET), 사건관련전위(ERP) 등의 기기가 개발되어 뇌의 기능적 표상기술은 인지나 정서, 운동의 과정을 포함한 기제를 이해하는 데 많은 도움을 주었다. 최근에는 인지적인 경험과 고통 같은 중요한 인간 프로세스의 변환기제에 대해 신경학계에서는 실험적 방법으로 최면을 이용하고 있다(Ray, 2003). 이처럼 최면은 뇌의 표상 절차를 이해하는 데 결정적인 도움을 줄 수 있게 되었다.

최면 현상이란 어떤 것인가? 흔히 최면상태에 있는 피최면자에게 앞을 보지 못한다는 암시를 주면 실제로 전혀 앞을 보지 못하고 물건에 부딪히는 행동을 보인다. 또한 적록 색맹(red-green blind)이 되었다고 암시한 후 색맹검사를 실시하면 검사에 불합격할 가능성이 매우 높아진다. 이런 현상은 최면을 통하여 시각이 단절되어 시각에서 들어오는 입력정보가 대뇌에 전혀 전달되지 못하는 것이라고 생각될 수 있으나 이는 사실이 아니다. 아무것도 볼 수 없다고 암시를 하고 난 후 그 피최면자의 눈에 밝은 빛을 내는 전등을 비춘다면 피최면자는 눈을 깜박이거나 갑작스러운 시각 자극을 차단하기 위하여 손을 들어올린다. 이러한 결과는 최면상태에 있더라도 시각정보가 대뇌로 전달되는 통로가 완전히 차단되는 것이 아님을 입증해 주는 것으로서, 이러한 현상이 어떻게 일어나는지에 대한 명확한 이해가 필요하다. 또한 최면은 공포증, 외상 후 스트레스장애, 금연, 성학대, 섭식장애 등에 정신치료의 보조도구로 사용되고 있다. 최면이 정신치료나 상담심리학의 보조도구로 사용되는 동안 최면에 대한 정신생리적 효과에 대한 이해는 치료도구로써 중요하게 되었다.

2. 과거 최면의 생리적 연구

1885년 프랑스의 신경학자 Charcot가 최면의 생물학적인 기전에 대해서 언급한 이후로 최면상태에 대한 많은 연구들이 진행되어 왔다. 특히, Pavlov(1927)는 최면을 잠과 마찬가지로 뇌피질 억제 과정으로 설명하였다. 그는 고전적 조건형성이론을 적용하여 최면을 복잡한 조건반사라고 보았으며, 최면을 유도할 때 최면가가 사용하는 말이 자극이 되어 피최면자를 대뇌피질 억제상태로 만들고 약간의 신경통로만을 남겨두게 된다고 설명하였다. Pavlov에게 영향을 받은 연구자들은 최면에 걸린 사람은 자동적이고 무비판적으로 최면가의 암시에 반응하고 그러한 반응이 사람의 의식을 변경시키거나 부분적인 잠으로 이끄는 것을 최면으로 간주하였다. 이런 맥락에서 Kubie와 Morgolin(1944)은 뇌의 억제된 부분의 핵심요소에 자극을 가하면 최면상태에 도달할 수 있다고 보았다. 최면이란 부분적인 잠과 같다고 정의하면서 최면가만이 최면 동안에 피최면자와 외부세계를 연결시키는 유일한 통로가 된다고 설명하였다. 또한 피최면자와 최면가 사이의 '전이(transference)'의 중요성을 강조하면서, 최면 중에 피최면자는 자신의 인생에 대한 내용을 노출하게 되어 최면가에게 감정의 전이가 쉽게 일어난다고 주장하였다.

생리학을 토대로 한 여러 이론들은 뇌의 여러 영역에서의 물질적인 변화가 최면을 유발하게 된다고 설명한다. 즉, 신경세포계에서 생화학 물질이 변화하여 시냅스 연결의 전도가 제한되거나, 신경에너지가 중추신경계에서 혈관운동신경계로 이동되거나, 뇌의 신경세포가 억제되는 등의 변화가 일어날 수 있다고 짐작되어 왔다(Moss, 1966).

3. 최면상태의 뇌를 연구하는 이유

뇌는 최면을 통해 나타난 다양한 현상과 마찬가지로 최면의 경험을 생산하는 도구다. 두뇌는 모든 정신적 과정, 즉 정보처리, 감각, 지각, 기억, 상상 등 다양한 정신과정의 주요한 기관으로서, 우리 자신을 더욱더 잘 이해시키는 생생한 정보를 주는 뇌를 이해하는 것은 최면을 이해하는 것이고 인간의 상황을 향상시키는 방법을 더욱 잘 이해하게 되는 것이다.

10년간 신경심리생리 연구를 해 온 버지니아 주립대학의 Hellen J. Crawford(2001)는 최면의 생리적 현상을 연구하는 목적은 최면을 신비의 영역에서 과학의 영역으로 가져오려고 하고 최면에 관한 오해와 신비를 줄이려고 한 것이라고 하였다. 여기에서 매우 중요한 목표는 뇌 연구자나 치료자에게 환자를 위한 새로운 대안적 치료로서 최면을 소개하려는 것이다. 최면을 사용하느냐 혹은 다른 치료방법을 사용하느냐의 선택은 관련된 자료처리의 선택이다. 어떤 사람이 시끄러운 방에서 최면유도에 초점을 맞추어 최면상태로 들어가게 한 것이 무엇인가? 또한 어떤 사람이 화학적 마취제의 도움 없이 환자를 외과수술 시 무감각의 암시에 초점을 맞추게 한 것이 무엇인가?

두뇌 연구자들은 한 사람이 다른 사람에게 "단지 이완하고 내 말에 귀를 기울이십시오."라고 할 때와 마찬가지로, 복잡함을 야기하는 질문에 대답하도록 설계된 연구에서 나타나는 신경생리적 기전을 이해하려고 노력하고 있다. 종종 생활에서 질문의 질은 대답해야 할 질에 영향을 미친다. 최면상태의 뇌에 관해 해답을 원하는 질문에 관해 생각하고 읽기 전에 뇌 연구자들이 최면에 관해 궁금하게 생각하는 점들을 살펴보자.

- 높은 최면감수성을 가진 사람과 낮은 최면감수성을 가진 사람 간의 뇌의 형태학적 차이가 있는가?
- 신경심리생리적 기반에서 높은 최면감수성을 가진 사람과 낮은 최면감수성을 가진 사람 간의 인지적 차이가 있는가?
- 신경생리적으로 최면 경험의 반영이나 변화에 대해 측정 가능한 상태가 있는가?
- 신경생리적 자료가 최면상태보다는 최면유도 과정을 반영할 수 있는가?
- 암시는 어떻게 인지적, 행동적, 생리적 반응을 변화시킬 수 있는가?

최면을 경험하는 동안 변화되는 것에 대한 연구의 주제는 피최면자의 팔에 대한 고통에 초점을 맞추었다. 최면유도 후에 팔이 무감각해진다는 직접적인 암시 후에 고통은 그 사람의 자각으로부터 사라진다. 이때 무엇이 변화되었는가? 이러한 질문에 현재의 과학은 뇌에서의 아주 약한 변화를 발견하였으나 분명하지는 않다. 뇌의 기능 외에 다른 질문과 마찬가지로 무엇이 변하였는가의 질문에 답하려는 방향으로 연구주제를 설정한 것은 한 단계씩 우리에게 도움을 줄 수 있을 것이다.

추론하건대 최면과 관련된 대다수 뇌 연구의 가정은 생물학적으로 정의되고 확인할 수 없을지라도 최면이라고 불리는 측정 가능한 상태가 있다는 것이다. Andre Weizenhoffer 박사는 최면이 측정될 수 있는 특별한 상태가 있다는 믿음을 갖고 있으며, "최면의 실제를 받아들일 수 없다는 논란은 최면에 대한 일관적이고 의미 있는 생리적인 상태와 관련 있는 것을 발견하지 못하였으나, 아직 사람들의 정신적 활동과 관련된 생리적 기제를 발견하지 못한 것도 사실 아닌가!" (2000, p. 224)라고 반문하였다.

Weizenhoffer와 많은 연구자들은 객관적으로 증명할 수 있는 방식이 존재한다면 최면이라고 불리는 상태를 증명할 수 있을 것이라고 주장한다. 그 가정은 아직 그 작업을 성취할 만한 현재의 기술이 없다는 것이다. 현재 최면의 신경심리생리의 연구를 위하여 사용된 기술은 어떤 것들이 있는지 알아보자.

4. 신경심리생리의 연구방법

신경심리생리학자들이 최면상태인 뇌를 조사하기 위해 사용하는 기술들은 EEG, PET, SPECT, fMRI 등이 있다. 이러한 방법들은 뇌 기능에 관한 영역을 발견할 수 있는 기술로, 최면에 관한 신경심리생리적 내용을 밝혀내었다.

1) EEG 빈도분석: 알파, 세타, 반구의 비대칭과 신경피드백

뇌의 전기적 활동은 두피에 부착된 전극으로부터 기록될 수 있다. EEG 분석방법은 뇌의 비교적 약한 전기적 신호는 증폭하고 빈도 요소로 전환하여 전기적 활동을 측정하는 방법이다.

최면상태에 관한 뇌 검사는 EEG를 사용하였다. 초기 최면상태를 연구하는 연구자는 최면상태가 수면의 특별한 형태라고 생각하였다. 그래서 최면의 주파수대가 수면상태와 관련이 있다는 점에 초점을 맞추어 연구하였다. 사실 오늘날 최면상태는 수면상태와 다르다는 것이 밝혀졌음에도 불구하고 일부 최면가는 아직도 환자들에게 "깊게 잠들어라!"라고 유도한다. 이러한 오류는 최면상태인 환자는 의식이 없고, 무슨 일이 일어날 것인지 깨달을 수 없다는 견해 때문이다. 1940년대 후반 EEG 실험결과와 그 후 반복된 실험을 통해서, 잠잘 때의 EEG 패턴과 최면상태의 EEG 패턴이 명확하게 다르다는 것을 발견하였다.

최면상태의 뇌가 한 가지의 주파수대로 대표될 수 있는지에 대해서 초기에 이 분야에 대한 연구는 최면상태가 알파상태라고 제시하였다. 이러한 개념은 널리 알려졌고, 최면이 수면상태와는 다르며 각성상태와 비슷하다는 연구결과들이 밝혀지자 뇌파의 알파파 활동과 최면상태 사이의 관계를 알아보는 실험이 이루어졌으며, Nowlis와 Rhead(1968)는 뇌파에서 알파파의 존재와 최면 능력 사이에 긍정적인 상관관계가 있다고 보고하였다. 이 연구는 London, Hart 및 Leibovitz(1968)가 지지하였으며 이들은 피암시성이 높을수록 알파파 활동량이 많음을 보고하였다. 또한 Galbraith, London 및 Cooper(1972)의 연구에서도 입증되었는데, 그들은 눈을 뜬 조건에서 최면의 피암시성과 높은 알파파 진폭 사이의 공통요인이 '주의'라고 보았다. 즉, 최면감수성이 높은 사람들은 최면 상황에 보다 잘 주의를 기울이고 이를 통해 다양한 종류의 주의분산자극을 차단할 수 있다고 하였다. 이후 여러 연구에서도 최면은 서파(slow wave)를 줄이고 알파파의 활동을 증가시킨다는 결과가 있었다(DeBenedittis & Sironi, 1986; Morgan, MacDonald, & Hilgard, 1974).

그러나 최면상태는 단순한 알파파 상태가 아니라는 것이 밝혀졌다. Bakan과 Svorad(1969)는 휴식기 뇌파의 알파파와 최면 능력과는 부적인 상관관계가 있다는 연구결과를 발표하였으며, Travis 등(1973)은 알파파의 차이를 발견하지 못하였다. 최면의 표식자로 알파파에 대한 연구는 매우 모호하였다. 이러한 EEG 연구는 많은 비판을 받았다. 그 이유는 피최면자들에게 사용한 최면감수성 척도의 부적절성, 두피 위치의 제한된 전극들의 배치, 그리고 장비의 열악한 증폭 장치와 시그널 처리 능력 등의 기술적, 방법론적 한계 때문이었다. 그 후 새로워진 EEG 방법은 상당히 더 세밀해져서(다양한 채널 등의 녹음 기술과 정확해진 시그널 처리 능력) 이러한 문제들을 해결하였다.

EEG 뇌파활동에 대한 연구는 세타 전파대가 최면상태 이전과 최면 중에 눈을 감은 상태와 뜬 상태에서 둘 다 최면감수성이 높아진 단계와 관련이 있다는 것을 보여 주었다. 또한 세타파는 집중과도 관련이 있다고 알려졌는데 이는 최면 경험을 위해 필수적인 요소다. 사람들은 최면상태에 들어가게 됨에 따라 세타파가 증가하는 경향이 나타났다. 이 증가는 최면감수성이 높은 피최면자뿐만 아니라 최면감수성이 낮은 피최면자에게서도 발견되지만 높은 피최면자일 경우 더 두드러진다는 것을 발견하였다.

그러나 Williams와 Gruzelizer(2001)의 연구에서는 세타파의 증가가 최면감수성의 근거가 아니라는 점(이완의 결과)을 시사하였다. 현재 연구자들로부터 큰 관심을 받고 있는 것이 EEG '표시자(marker)'로서 알려진 40Hz 주파수다. 이 주파수는 초점된 주의각성상태와 관련된 낮은 EEG 리듬 진폭이라고 하였다(Crawford, 2001).

반구의 비대칭에 관한 연구에서는 최면의 생리적 반응 중 사람들이 최면에 걸렸을 때 신체의 좌측이 우측에 비해 최면 암시에 더 잘 반응한다는 것을 발견하였다(Sackheim, 1982). 신체의 좌측은 우반구에서 통제하므로 이는 우반구가 최면암시에 더 잘 걸림을 보여 주는 것이다. DePascalis와 Penna(1990)는 높은 최면감수성 피최면자는 최면상태 동안 오른쪽 대뇌 반구에서 활동이 일어난 반면에, 낮은 최면감수성 피최면자는 양쪽 대뇌 반구에서 활동의 감소를 보였다고 발표하였다. 이러한 연구들은 EEG, ERP, PET를 통한 뇌 활동의 연구에서 입증되어 최면상태에서는 우뇌의 활동이 두드러지며 최면감수성이 높은 사람일수록 반응 시간이 현저하게 빠른 결과가 나왔다(Ray & Tucker, 2003). 그리고 Suchairman(1998)은 최면이 생생한 상상이라고 주장하는 것에 대해 상상력이 풍부한 사람들 대부분은 최면대상자로 적합하지 않으며 최면과 상상력 사이에는 아무런 관계가 없다는 연구결과를 발표하였다. 또한 DePascalis와 동료들은 (1987, 1989, 1998) 높은 최면감수성의 피최면자는 낮은 최면감수성의 피최면자들보다 깨어 있거나 최면상태 둘 다에서 긍정이나 부정적 감정 경험에 접근하는 능력이 크다는 것을 밝혔다. 이러한 결과는 40Hz 주파수대가 초점된 각성의 심리적 지표임을 시사한 것이다. 이러한 연구결과들은 추후 연구에서 증명될 것이고 반구의 비대칭이론으로 최면이나 최면 현상을 설명할 수 있다고 하였다(Watzlawick, 1978).

이 주장들은 최면의 구체적이고 객관적인 증거가 없음에도 불구하고 최면은 우반구가 활성화되는 동안에 좌반구는 차단되는 과정이라고 설명한다. 어떤 연구는 더 나아가서 심지어 우반구가 무의식이라고 주장하나 양쪽 대뇌 반구에서 의식적이고 무의식적인 두 가지 기능의 분화를 보여 주는 현재까지의 결과를 고려하면 부정확한 주장이다(Crawford & Gruzelier, 1992). '최면상태에서 대뇌 반구의 비대칭은 존재하는가'에 대해 '최면상태에 있는 뇌는 어떤 반구(우반구, 좌반구)가 지배적인가'로 대체될 수 있는데, 현재까지 최면상태에서 신뢰할 수 있을 만큼 지배적인 반구는 발견하지 못하였다. 또한 그것에 할당된 특별한 과업에 달려 있다. 그와 같은 현상은 비최면상태에서도 설명될 수 있다. 최면감수성이 높은 사람은 정서적으로 더 많이 각성된 것처럼 보이며, 더 빨리 정서적으로 각성되는 더 큰 EEG활동을 보인다고 주장한다(Crawford, 1996; Gruzelier, 1998; Heller, 1993).

Gruzelier(1998)는 최면의 신경심리생리의 3단계 모델이 대뇌의 비대칭 변화과정 중에 나타난다고 제안하였다. 첫 번째 단계에서는 최면가의 목소리에 초점을 맞추는 것과 연관되는 좌반구의 전두엽에서 활동이 증가한다. 두 번째 단계에서는 개인적인 최면의 시작 상태인 전측두엽 억제의 과정이 있다. 세 번째 과정은 높은 최면감수성을 가진 사람은 우반구의 후두엽 활동의 증가와 기능적 활동의 재분배로 보이는 표시가 나타난다고 하였으며, 낮은 최면감수성을 가진 사람들은 첫 번째와 두 번째 단계에서 혹은 둘 다에서 나타나지 않았다고 주장하였다. DePascalis(1998)도 최면유도의 첫 단계에서 뇌의 좌반구의 활동이 더욱 활성화되나 유도가 진행됨에 따라 좌반구의 활동이 억제된다는 유사한 결과를 발표하였다.

2) ERP(사건관련전위)

EEG 기술발전 중의 하나는 피최면자가 어떤 자극을 보거나 듣는 동안 EEG의 패턴(외현적 혹은 유발전위)에 관한 연구 혹은 심리적으로 어떤 자극에 반응한(내현적 전위) 연구다. 이러한 자극들을 사건이라고 부르며 이러한 사건에 반응한 뇌의 전기적 변화를 사건관련전위(ERP)라고 부른다. ERP의 정확한 자료를 얻기 위해서는 여러 번 자극이 출현되어야 하고, 그때 연구자는 뇌의 활동을 제로로 줄이기 위하여 출현된 자극의 시간이 통제된 EEG를 평균한다. 뇌의 여러 부분에서 자극 출현 후에 발생한 ERP를 측정하여 다중기록을 얻는다(여러 곳에서의 두피 측정은 좀 더 정확한 활동 장소를 결정하기 쉽다). 이 기법은 자극에 따라서 활동하는 뇌 영역의 시간과 연속을 결정하는 것을 가능케 해 준다. 이러한 연구에서 내인성 ERP는 P300, P3파로 알려졌다. 자극이 의미 있는 자극인지 아닌지와 상관없이 자극 출현 후 약 0.3초에 나타난 반응을 보여 주는 것이다.

ERP는 적어도 기저과정의 반사자로서, 즉 최면상태와 깨어 있는 상태에서 최면감수성이 높고 낮은 피최면자들의 두뇌활동을 구별 짓는 표시자로서 전위에 대해 최면과 관련되어 연구되었다. ERP는 놀랐을 때와 같이 자극의 정서적인 면뿐만 아니라 피최면자의 요구된 작업의 유형에 반응하여 야기되는 정보처리 전략에 따라서도 반영된다(Duncan-Johnson & Donchin, 1980). 최면으로 정서적인 상태나 지각의 변화에 관한 ERP 연구는 연구의 기본이 되었다(Barabasz & Lonsdale, 1983; Crawford et al., 1996b; De Pascalis, 1994). 현재의 연구 흐름은 피험자를 선발하여 최면감수성에 따라 집단을 나눈 후 암시를 사용하는 연구다. 이런 연구에서 ERP는 집단 간의 차이를 나타냈고 최면상태에서 의식의 변화가 나타나는 것을 발견하였다(Barabasz et al., 1999; Jensen, Barabasz, Barabasz, & Warner, 2001). 또한 저자의 연구(2005)에서도 최면감수성이 높은 피최면자에게 최면유도를 실시하고 최면감수성이 낮은 피최면자들에게 최면에 걸린 역할을 하도록 한 후 최면 후 망각 암시를 주어 각 집단의 뇌파의 변화 차이에 대해 생리적 기제를 알아보고자 ERP로 측정한 결과, 최면감수성이 높은 집단이 통제집단보다 높은 P3를 보인다는 결과를 발표하였다. 또한 신체감각과 관련된 ERP 연구에서 고통반응과 관련된 연구는, Crawford(2001)가 최면상태에서 무통을 암시한 결과, 최면에 반응한 환자는 후반기 반응 구성요소에서 중요한 감소가 있었으며 이 결과는 고통 동안 활성화된 뇌의 활동 부분인 '전방 대상피질(anterior cingulated cortex)'의 억제를 반영한 것이라고 하였다.

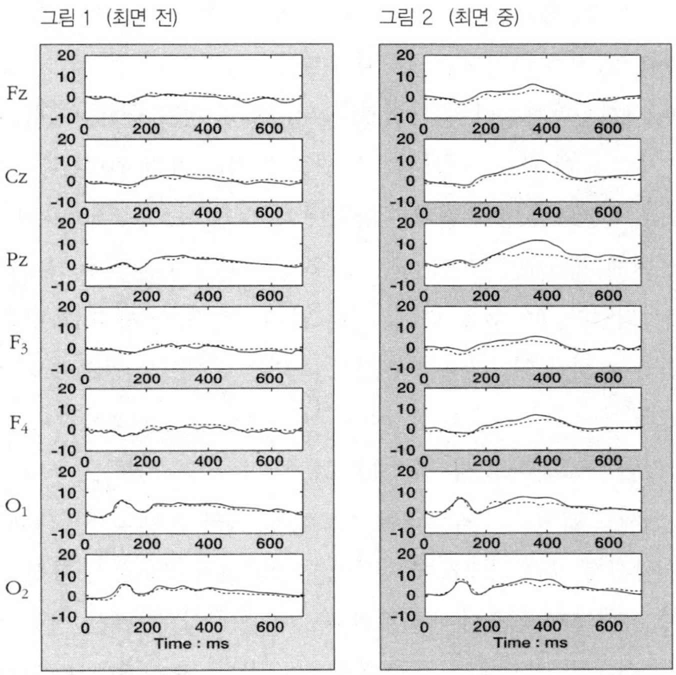

최면 전에는 최면감수성이 높은 피험자와 낮은 피험자 간의 ERP 차이가 없다. (그림 1)
최면 중에는 최면감수성이 높은 피험자가 낮은 피험자보다 ERP가 높다. (그림 2)

최면 전과 최면 후의 ERP
위에서부터 밑으로 Fz, Cz, Pz, F_3, F_4, O_1, O_2의 두피 위치를 나타낸 것임.

3) PET 연구와 최면

1970년대 처음 개발된 PET(positron emission tomography)는 피험자에게 극소의 방사성 동위원소를 혈류에 주입시켜 두뇌로부터 양전자의 방출을 측정하는 장치다. 이 장치는 두뇌 지역의 혈류 양의 수치에 따라서 측정될 수 있는 뇌의 각 부위의 활동을 추적한다. 뇌의 부위가 활성화되면 그 부위의 혈류의 양이 증가하게 되어 방사성 동위원소로 혈류를 측정함으로써 두뇌의 여러 곳에서 3차원의 지도가 나타나게 된다. 최면 현상의 많은 연구들은 PET 기술을 사용하고 있다. 여기에서 PET를 이용한 최면 현상의 대표적 연구 3가지를 살펴보면 다음과 같다.

캐나다에 있는 맥마스터 대학의 Szechtman과 동료들(1998)은 PET를 사용하여 최면 중에 환각을 경험할 수 있는 능력을 가진 최면감수성이 높은 사람들을 대상으로 청각 환각의 암시에 대한 뇌 활동을 측정하였다. 눈을 감은 상태에서 PET가 측정되었고 피험자의 뇌 활동은 다음 네 가지 조건에서 측정되었다. (1) 휴식 중, (2) "한 남자는 말을 잘 하지 않으나 말을 할 때는 들을 가치가 있다."라는 음성이 나오는 테이프를 듣고 있는 동안, (3) 테이프의 목소리를 단순히 상상하는 동안, (4) 듣지는 못하였으나 테이프에서 들었던 목소리라고 생각을 하는 동안으로 구분하였다.

PET는 실제로 테이프의 목소리를 듣고 있을 때와 같이 최면상태에서 청각 환각의 암시를 받은 피험자들은 전방 대상피질의 부위에서 활성화되었다. 그러나 피험자가 단순히 테이프의 목소리를 상상하는 동안에는 그 부위가 활성화되지 않았다. 결국 피험자들의 두뇌는 최면상태에서 환각의 소리를 실제처럼 인식한다는 것이다.

두 번째 PET 연구는 몬트리올 대학의 Pierre Rainville과 동료(1997)들이 실험한 연구인데 최면상태에서 고통으로부터 편안함과 관련된 뇌의 구조에 관한 것이었다. 실험은 뜨거운 물 속에 손을 넣은 최면 걸린 피험자에게 실시되었다. 고통스럽고 뜨거운 물이나 약간 불쾌한 물이라는 암시 사이에 고통스러운 자극을 처리하는 신체 감각피질(somatosensory cortex)에서 중요한 차이를 발견하지 못하였다. 그러나 개인적 고통을 담당하는 구역으로 알려진 전방 대상피질에서 약간 불쾌한 물이라는 암시는 덜 활성화되었다.

PET에 관한 세 번째 연구에서 언론의 조명을 받았던 연구는 Stephen Kosslyn과 동료들(2000)이 하버드 대학에서 시행하였다. 연구내용은 최면상태하에서는 실제로 색깔을 보든 회색 자극을 보더라도 컬러로 인식하도록 요구받으면 우반구와 좌반구의 색깔 영역이 활성화되었고 어떤 색을 보

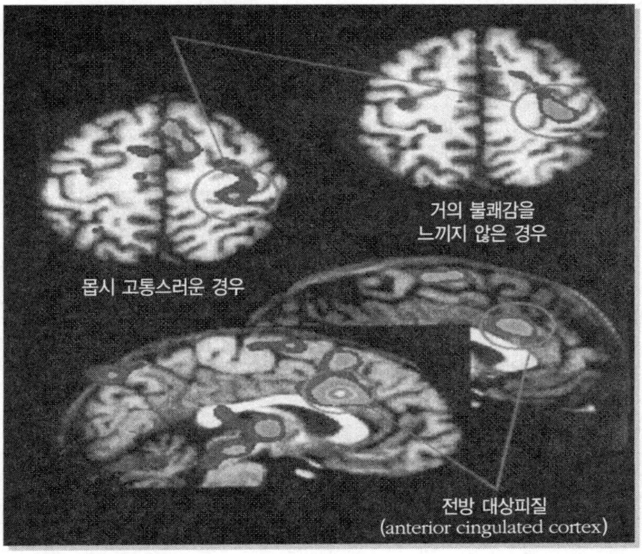

최면 전과 최면 중 고통구역의 PET 결과

든 간에 회색 자극을 보고 있다고 암시를 주면 좌반구의 활동이 감소되었다. 반대로 최면상태이든 아니든 간에 우반구에서는 혈류 변화가 회색 자극을 컬러로 인지하도록 되어 있다는 것을 나타내었다. 여기에서 최면감수성이 높은 사람들은 최면 중에 그들이 집중하는 것과 비슷한 뇌 기능의 변화로 표현된다는 것이다. 특히 최면감수성이 높은 사람은 색깔 지각을 뒷받침하는 신경계의 반응으로써 색깔 지각을 강화하거나 감소시키는 것 모두를 조정할 수 있으며, 좌반구 색깔 영역은 최면상태가 되어 색을 보도록 하였을 때만 활성화되나 우반구 영역에서는 최면상태이건 아니건 간에 색을 보도록 이야기하면 활성화되었다. 실제로 어떤 것을 보는 것과는 상관없이 우반구는 상상 자체만으로도 반응하는 것으로 나타났다. 반대로 좌반구 영역은 최면으로 제공되는 인지적 특성 등과 같은 추가적인 지원이 필요하였다. 이 연구는 최면이 상상만으로는 할 수 없는 좌측 색깔 영역을 활성화시킨다는 것을 나타낸 것이다. 즉, 최면에 유도된 사람의 뇌는 실제 자극보다 암시된 경험에 더 잘 반응한다는 것으로서 최면은 신경계통과 연관된 심리적 상태라고 결론을 내렸다.

4) 기타 신경심리생리적 연구들

최면은 선택적 주의의 처리를 포함한다. 신경심리적 연구에서 전두엽은 주의의 기능과 연관되어 있다(Stuss, Eskes, & Foster, 1994). Crawford와 동료들(1993)은 최면무통 동안에 피최면자 측에서 큰 주의적 노력의 표시로 해석될 수 있는, 전두엽에서 대뇌의 혈류 증가를 발견하였다. Gruzelier (1988, 1990), Crawford와 Gruzelier(1992)는 최면감수성의 차이는 측정 가능한 전두엽의 활성화, 개인 간의 초점화 능력에 기인한 두뇌의 부위를 이론화하였다. 몇몇 행동연구는 높은 최면감수성을 가진 사람들은 초점을 유지하거나 훨씬 큰 초점화 능력을 갖는다고 주장한다(Roche & McConkey, 1990). 그러나 Kallio와 동료들(2001)은 높은 최면감수성과 낮은 최면감수성을 가진 사람들 간의 전두엽의 차이에 대한 어떤 증거도 발견하지 못하였다.

많은 연구자들은 최면에 유도된 사람의 초점화 능력과 비자발적인 반응은 노력 없는 과정이라고 생각해 왔다(Bowers, 1992; Ruehle & Zamansky, 1997; Weitzenhoffer, 2000). 실제로 최면 반응의 대다수는 환자가 치료자의 암시에 무비판적으로 몰입하거나 단순히 수동적으로 앉아 있는 것으로만 보인다. 그러나 노력 없이 수동적으로 보일지라도 환자는 치료과정에 적극적으로 참여하는 것이고, 특히 환자가 개인적인 문제를 해결하기 위한 도움을 얻으려고 할 때는 암시의 요점과 관련 있는 것들을 찾으려고 노력한다. 최면상태에 있는 환자의 뇌 활동의 관찰은 최면이 실제적인 인지적 노력을 포함한다는 심리학적 연구결과(Kirsch, Burgess, & Braffman, 1999)와 마찬가지로 EEG나 두뇌혈류 연구에서도 실질적인 증거를 발견하였다

(Crawford, 1994; Crawford & Gruzelier, 1992).

일상생활의 과정에서 문제해결, 즉 자신의 신체적, 심리적 증상의 문제를 해결하려는 상황에서는 어느 정도 인지적인 유연성을 요구한다. 인지적 유연성은 단지 한 관점보다는 여러 관점으로 상황을 보는 능력을 의미한다(Beck et al., 1979). 즉, 전체적인 사고와 생생한 상상력 같은 능력들과 인지적 전략을 바꾸거나 재주의하는 능력을 말한다(Crawford & Gruzelier, 1992). 최면감수성이 높은 사람과 낮은 사람의 인지적 차이는 여러 연구에서 발표되었다(Spiegel & Spiegel, 1987; Wallace, 1990; Weitzenhoffer, 2000). 높은 최면감수성을 가진 사람들은 더 큰 인지적 유연성을 갖고 있고 훨씬 더 전방주의 체계에 몰입하는 초점화된 주의를 갖고 있으며 정서적 각성의 능력도 더 높은 경향이 있다는 것이 밝혀졌다(Crawford, 1989).

5. 신경심리생리 연구의 의미

EEG, MEG, PET, SPET, fMRI 등의 스캔 기술은 뇌의 기능을 탐지할 수 있는 기회를 제공하였다. 최면 과정을 포함한 연구주제들은 치료과정에 영향을 미치는 인지적 현상에 대해 통찰을 줄 수 있는 가치 있는 연구수단이 되었다(Raz & Shapiro, 2002). 뇌 연구에서 얻은 것도 많지만, 치료자들이 고려해야만 하는 치료 과정에는 복잡한 문제들이 많이 있다. 즉, 사람들의 경험에 대해, 특히 그들의 문제에 대해서 생리적인 용어로 정의를 내려야 하는지, 신경피드백 사용의 옹호자들이 주장하는 것처럼 우울, 불안 등 여러 가지 장애들에 대해 뇌파의 이상으로 정의를 내려야 하는지 하는 것들이다. 의약업계는 약이 필요시되는 신경화학의 불균형의 증거로 장애를 정의하려고 시도하고 있다. 그러나 그 증거는 거의 모든 장애에서 신체적인 것과 마찬가지로 심리적, 사회적 요인을 포함한다. 예를 들면, 우울은 '나쁜 화학적 물질(bad chemistry)'이 발생되어 나타난다기보다는 더 많은 요인들이 포함되어 있다(Yapko, 2001). 반면에 신체적 맥락에서나 사회적 맥락에서 일어나는 최면의 경험은 주의와 기대의 동기로서 개인적 특성이 포함된다. 최면은 뇌파, 뇌 혈류, 반구의 활성화 외에도 많은 요인들이 있다. 그럼에도 불구하고 치료자들은 뇌의 생리적 중요성을 알아야만 한다. 증상의 생리적 기초에 대한 해석은 생리적인 지지가 있어야 하며 의학과 심지어 신경심리적 평가는 치료의 가장 중요한 첫 번째 단계다.

경험은 자체적으로 뇌의 화학구조를 바꾸는 것으로 밝혀졌다. UCLA의 Lewis Baxter 박사는 우울증 환자들에게 항우울제와 인지행동치료를 실시하였다. 10주 후에 두 집단을 PET로 스캔한 결과 그들의 뇌는 의미 있는 변화를 보였다. UCLA의 다른 연구(Brody et al., 2001)에서도 12주 동안 항우울제를 섭취한 집단과 정신치료(interpersonal psychotherapy)를 실시한 집단과의 결과는 같았다. 세 번째 연구(Martin et al., 2001)는 영국에서 실행되었다. 정신치료와 항우울제 사용과 비교해서 같은 결과가 나타났다. 이러한 연구결과들은 정신치료의 반응으로 보이는 것으로 환자는 전두엽의 활동을 감소시키고 '대상회(cingulated gyrus)'와 '미상핵(caudate nucleus)'의 활동을 증가시키는 것으로 나타났다. 이러한 연구들은 많은 질문들을 야기한다. 모든 치료자들은 환자의 주관적 세계의 여러 차원에서 각각의 상호작용의 효과라든지 잠재적인 효과 등 여러 면을 고려해야만 한다. Crawford 박사는 최면이 환자에게 치료적 도구로 사용될 경우는 환자가 강한 고통의 기억을 갖기 전에, 즉 외과적 수술 전이거나 긴 약물 치료과정을 시작하기 전 초기에 최면을 사용할 것을 주장하였다(Crawford et al., 1998). 이러한 주장은 어떤 종류의 고통을 겪고 있는 환자들의 유사한 기준을 제공해 준다. 즉, 심각한 고통이 만성적으로 되기 전에, 자기통제 접근법이 아닌 다른 기법을 사용하기 전에 최면을 사용하면 환자를 도울 수 있을 것이다. 결론적으로 최면은 심리적인 것뿐만 아니라 신체적인 면에 강력한 효과를 제공할 것이다.

제8장

최면감수성

1. 최면감수성의 정의
2. 성격요인과 최면감수성
3. 다중요인과 최면감수성
4. 최면감수성의 증진

제8장

최면감수성

1950년대 이전까지 최면전문가들은 피최면자와 대화를 통해 그 사람의 태도와 성품을 파악하여 최면감수성을 감지하기도 하였지만, 아무래도 좀 더 실제적인 방법을 사용하여 최면감수성을 측정하는 것이 필요하게 되었다. 그래서 최면을 연구하는 학자들 사이에서는 최면에 걸리는 사람과 걸리지 않는 사람들의 유형을 파악하는 것이 주 관심 사항이 되었으며, 이에 대한 객관화된 척도를 개발하기 시작하였다.

그런데 최근 수년간 상황이 바뀌어 최면감수성 척도의 측정에 대한 논란이 전문가들 사이에서 증가하였다. 최면을 과학적인 용어로 정의하고자 하는 노력은 1920년대에 실험심리학자인 Clark Hull이 최면을 실험실로 처음 가져와 최초 최면에 관한 과학 서적인 『최면과 피암시성』(1933)을 발표한 이후에 지속되어 왔다. 일반 의료전문가, 특히 임상심리학자들 사이에서 객관적인 증거를 요구함에 따라 최면을 과학적으로 정의하려는 노력

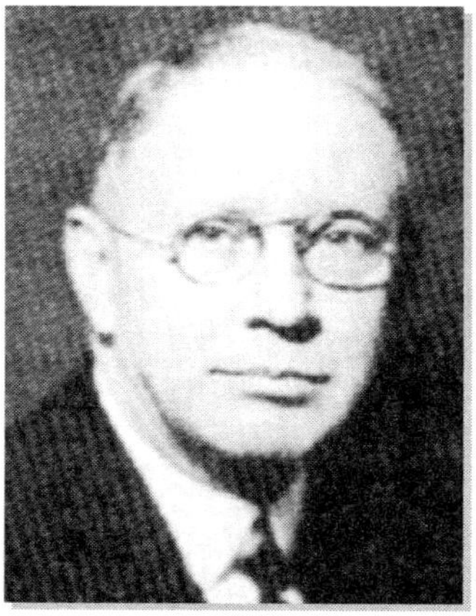

Clark Hull

은 지난 십 년간 급증하였다. 또한 의료보험회사, 이용자 그리고 전문기관으로부터 임상적으로 제공되는 진료결과를 제시해 달라는 요구 때문에 최면연구자들은 임상최면 치료에 대한 좀 더 객관적이고 정량적인 방법에 대해 더 많이 연구하였다. 이 분야의 가장 영향력 있는 사람들 중 대부분은 최면반응에 대한 정식 평가의 필요성뿐만 아니라 바람직함을 강력하게 주장하고 있다(Laurence, 1997; Lynn & Shindler, 2002; Nadon, 1997).

척도의 개발로 최면에 걸리지 않는 사람을 최면에 유도하려는 많은 시간과 정열을 낭비할 필요가 없어졌으며, 척도의 결과를 근거로 최면의 사용 여부를 결정하고 학문적인 연구발표를 하는 등 사회과학적인 측정도구로 활용할 수 있게 되었다.

어떤 유형의 사람이 최면에 유도되는가? 최면에 걸릴 수 있는 사람에 대한 연구결과에 따르면, 비록 대다수의 사람들이 어느 정도까지 최면에 유도되지만 누구나 같은 정도로 최면에 반응하지는 않는다는 결론에 도달하였다(E. Hilgard, 1965; Weizenhoffer, 2000). 표준화되어 있는 서로 다른 형태의 최면유도법을 사용한 탐구과제와 표준화된 다양한 암시법들은 주위 조건과 상관없이 다양한 수준의 반응 정도를 제공한다(Lynn, Neufeld, & Matyi, 1987; Spiegel & Spiegel, 1987). 그래서 많은 전문가들은 최면감수성이란 개인 상호 간이나 전후 상황 관계의 요인보다는 본질적으로 개인적 요인에 더욱 관련이 있다고 결론지었다. 이 장에서는 최면 반응에 영향을 미칠 수 있는 개인들의 성격적 특성이나 개인 상호 간의 요소들을 탐구할 것이다. 최면을 경험할 수 있는 능력에 대하여 조사한 연구들은 성격 유형(T. Barber, 1964; Malinoski & Lynn, 1999), 상상력과 환상에 빠지기 쉬운 경향(J. Hilgard, 1970; Wilson & Barber, 1983), 몰입에 대한 능력(Roche & McConkey, 1990; Council & Huff, 1990), 기대감(Kirsch, 2000), 성별(Weizenhoffer, 2000), 연령(Morgan & E. Hilgard, 1973)과 같은 여러 요인들이 포함된 서로 다른 개인적 변인들을 검토하였다.

최면 반응에 대한 논쟁, 즉 '어떤 특정한 사람만이 최면에 걸릴 수 있다'는 내용은 잘못된 인식이다. 최면감수성의 수준은 각 성격과 상관없이 다양한 특징이 있는 반면, 시간이 지나도 안정적으로 지속되는 특징도 있다는 연구 조사의 증거들(E. Hilgard, 1965; Piccione, E. Hilgard, & Zimbardo, 1989)이 점점 많아짐에도 불구하고, 실제 환자를 치료하고 있는 많은 최면 전문가들은 최면감수성을 활용하기보다는 환자의 반응을 최대화하는 데 초점을 맞추고 있다. 또한 그들은 한 가지의 표준화된 도구로 최면감수성을 평가할 때 최면감수성의 반응을 높일 수 있는 인간적 상호작용의 상승적 질을 떨어뜨린다는 견해도 갖고 있다. 이 장에서는 최면감수성에 영향을 미치는 요인과 개인들 속에 있는 최면 반응성을 높일 수 있는 견해들에 대해 고찰해 보고자 한다.

1. 최면감수성의 정의

최면감수성(hypnotizability)이란 최면유도에 반응하는 능력이다. 최면에 대한 연구가 과학적으로 이루어지면서 최면에 걸리는 정도가 개인마다 다르며, 최면을 유도하는 데 최면을 유도하는 사람의 능력도 중요하지만 피최면자의 최면감수성이 중요한 역할을 하는 것으로 알려졌다. 그리고 최면감수성은 각 개인의 고유한 능력으로 어느 정도 일정한 수준을 유지하지만 적절한 교육 또는 훈련을 통해서도 최면감수성을 향상시킬 수 있다

(Diamond, 1980).

최면감수성은 두 가지 요소로 구성되어 있는데, 최면상태를 경험할 수 있는 선천적으로 타고난 능력과 환경적 요인이 있다. 최면감수성은 선천적 요인과 환경적 요인의 영향을 모두 받기 때문이다.

최면유도의 주요 수단은 암시과정인데 암시과정은 최면유도에 관여하는 중요한 심리적 기제로 최면유도에 결정적인 역할을 수행하기 때문에 때때로 암시와 최면유도가 동일한 의미로 사용되기도 한다. 사실 최면 자체는 암시에 따라 달라진다고 해도 과언이 아니다. 또한 최면에 걸리기 위해서는 암시에 대한 적극적인 반응이 요구된다. 어떤 생각 또는 사상이 마음속에 받아들여지기 위해서는 논리적, 지적 과정을 거치거나 암시과정을 거치게 된다. 이때 생각이나 사상은 논리적, 지적 과정을 거쳐 판단적 방식으로 평가되어 그 특성에 따라 수용되거나 거부되지만, 암시는 논리에 따르지 않고 무비판적인 방식으로 수용되는 특징이 있다. 따라서 암시는 의식의 하위 수준에서 받아들여지고 암시에 따라서 행동하는 방식으로 나타난다. 암시과정의 기능과 목적은 정신의 논리적, 분석적 영역의 기능을 잠시 유보시키고 경험한 현실을 재구성하여 무의식에 직접적으로 접근하게 된다. 만약 비판적 성향이나 의구심을 자극할 수 있는 최면가의 제스처라든지 말, 억양, 동작과 같은 것들은 피최면자를 암시하는 데 방해가 된다. 피암시성(Suggestibility)은 타고난 것이든 학습의 결과이든 간에 암시를 얼마나 쉽게 받아들이는가를 결정하는 정신의 기능, 능력 혹은 과정으로 정의할 수 있다. 모든 사람은 어느 정도 암시에 걸리는 능력을 가지고 있어서 최면이 깊어질수록 피암시성이 증가한다. 피암시성이 증가된 상태에 있는 피최면자는 최면가에게 신뢰감을 가지고 있고 자기의 가치 체계와 갈등이 없는 상태에 있다고 추정할 수 있다. 또한 피암시성은 고정된 것이 아니라 피최면자의 내부 요인과 피최면자와 최면가 간의 역동적 요인에 따라 결정된다고 할 수 있다. 특히 피최면자의 신념체계라든지, 동기화의 정도에 매우 밀접한 관계가 있으며 최면가와의 관계 속에서 형성된 라포의 영향에 따라 크게 좌우된다고 할 수 있다. 최면감수성과 피암시성의 관계를 살펴보면, 최면감수성은 최면에 걸리는 능력을 나타내고 피암시성은 암시에 반응하는 능력을 의미하기 때문에 본질적으로는 피암시성이 최면감수성의 하위 개념이라고 할 수 있으나 피암시성에 따라 최면감수성이 달라지므로 피암시성과 최면감수성은 거의 같은 의미라고 할 수 있다.

2. 성격요인과 최면감수성

많은 연구자들은 최면에 대하여 성격 차원과 반응 사이에 나타나는 관련성을 조사하였다. MMPI(Minnesota Multiphasic Personality Inventory)나 TPS(Thurstone Personality Schedule), 로르샤하(Rorschach), TAT(Thematic Apperception Test), CPI(California Psychological Inventory)와 같은 여러 표준화된 성격검사 도구를 사용하여 표준화된 검사지에 따라 측정되어 얻어진 점수들이 최면감수성과 관련성이 있는지를 연구하였다. 그 결과 모든 검사들에서 최면 반응과 평가도구들에 나타난 점수 사이에는 특별하고 능동적인 상관관계가 존재하지 않았다(Kirsch & Council, 1992).

그러나 Barber의 연구에서는 지배욕, 사회성, 정서적 안정성, 객관성 등의 특성들이 최면감수성과 의미 있게 관련되고 억제와는 부적 상관관계를 갖는 것으로 나타났다. 이런 결과를 바탕으로 그는 바람직한 성격 특성과 최면감수성이 연관된다는 '착한 소년(good boy)' 이론을 주장하였다. 또한 자율성과 지배욕에 대한 개인적 요구들을 측정한 결과, 상호작용 변수의 중요성과 상황에서 요구되는 특성들에 대하여 강조하였다. 그리고 Bentler(1963)는 최면감수성과 대인관계 지향성 사이의 관계 연구에서 스스로 '온순하며, 의존적이다'; '협동심이 있고 보수적이다'; '책임감 있으며 뛰어나다'라고 자신을 설명한 피험자와 최면감수성 사이에 일관성이 있는 상호관계가 있음을 발견하였다.

Roberts와 Tellegen(1973)은 대인관계 신뢰성에 대한 자기평가 및 집단평가와 최면감수성(HGSHS) 사이의 관련성 연구에서 스스로 신뢰성이 높다고 평가한 학생들은 최면감수성이 매우 높은 것으로 판명되었다. 하지만 타인들이 신뢰성이 높다고 평가한 것은 최면감수성의 증가를 나타내지 못하였다. 따라서 높은 최면감수성은 스스로를 신뢰성 있고 의존적이며 협동적이고, 책임감이 있으며, 불안하지 않다고 인식하는 것과 연관이 있으며, 낮은 최면감수성은 공격성, 독립성, 비판성향 및 불안함뿐만 아니라 정서적 불안정성과도 연관된다(Spiegel, 1993). 최근 개인적 차이를 나타내는 개방성, 양심적임, 신경성, 동조성, 외향성을 포함한 5요인 모델이 최면감수성과 관련이 있는지 연구되었으나, 최면 반응과 이런 성격적 특성 사이에 유의미한 관련성이 존재하지 않는다는 것이 밝혀졌다(Costa & McCrae, 1997; Nordenstrom, Council, & Meier, 2002).

1) 상상의 능력, 환상 경향성과 최면감수성

Josephine Hilgard 박사는 1970년에 출판된 『성격과 최면: 상상적 몰입 연구(Personality and Hypnosis: A Study of Imaginative Involvement)』에서 최면감수성을 부적절한 경쟁적 자극을 배제하기 위한 어떤 활동 속으로 들어가는 거의 전적으로 몰입할 수 있는 능력으로 정의하고, 최면감수성은 상상적 몰입 능력에 따라서 가장 잘 예측된다고 주장하였다. 그녀는 선택적 주의의 지각 과정을 옹호하지만 상상적 몰입 속에 선택적으로 몰입하거나 초점을 맞추는 모형 속에 또 다른 요소들을 포함하였다. 하지만 놀랍게도 이런 견해에 대한 연구조사는 인류에서 다양한 상상력의 능력 때문일지도 모르는 애매함이 포함되어 있다.

정보를 처리하는 방식과 능력은 사람에 따라 다르다. 어떤 이는 꽤 구체적이기 때문에 최면을 경험하기 위해서는 경험들을 꼼꼼히 설명해야 하는 반면, 다른 이들은 높은 단계의 추상적 개념 형성이 가능하여 상상과 환상을 자유롭게 넘나들면서 최면에 대한 의미 있는 경험을 할 수 있다. 최면 경험이 가진 주관성 때문에 환자의 사고방식이 얼마나 구체적인가 또는 추상적인가 하는 것이 최면 반응성의 한 가지 변수가 될 수 있다. 최면 경험에는 '이것이 최면이다' 라고 확신시킬 수 있는 어떤 특징이 없다. 최면의 경험은 인간의 각성상태와 구별되는 미묘한 부분부터 최면으로 정의될 수 있는 강렬한 감각과 지각에 따라 특징지어질 수 있는 경험의 심오한 부분까지 모두 포함된다. 구체적이고 상상력이 없는 개인이 약간의 최면 경험의 미묘함을 경험했을 때는 "나는 최면에 걸리지 않았다…. 나는 당신이 말한 것을 모두 들었다." 라고 반응한다. 고지식한 피험자는 보통 증명할 수 있는 경험의 구체적인 용어로 이야기하는 경향이 있다. 어떤 사람들의 상상력은 아주 구체적이고 어떤 사람들의 상상력은 매우 추상적이다. 그렇기 때문에 공식화된 한 가지 방법으로 환자를 접근하는 데는 문제가 생길 수 있다.

Barber와 Wilson의 상상적 몰입과 관계된 연구에 따르면, 환상에 빠지기 쉬운 성격은 최면감수성이 높은 반응을 보이는 사람들에게서 발견되었다고 한다(Barber, 2000). 최근 Barber(2000)는 최면감수성에 관한 그의 다중요인 모델의 한 가지 강력한 요소로 환상에 빠지기 쉬운 경향은 최면감수성이 높다는 증거를 발견하였다.

2) 몰입과 최면감수성

경험에 몰입될 수 있는 능력은 최면감수성에 명백한 증거가 되는 선택적 주의의 지각 과정을 조사하기 위한 또 하나의 방법이 될 수 있다. Tellegen

과 Atkinson(1974)은 몰입이란 스스로 경험을 선택할 수 있는 개방성이라고 규정하였다. 그리고 몰입 정도를 측정할 수 있는 텔레겐 몰입척도(Tellegen Absorption Scale: TAS)를 개발하였다. 34문항의 TAS검사는 몰입 측정에 사용되고 있으며 의미 있는 정도로 최면감수성과의 관련성을 예측하였다(Council & Huff, 1990; Radtke & Stam, 1991). 한 가지 흥미 있는 발견은 오직 TAS만이 이미 만들어진 최면감수성 척도와 가장 적절한 상관관계를 가지고 있다는 것이다. 어떤 방법을 사용하든 최면을 유도하는 데 몰입을 촉진하는 것은 유도 과정에 효과를 줄 것이다(Yapko, 2003).

3) 기대와 최면감수성

Irving Kirsch 박사는 기대에 대해서 많은 연구를 하였다. 반응자세이론은 4장에서 설명한 것처럼 일어날지도 모르는 경험을 조정하는 암시에 반응하는 피험자의 능력에 관한 인간의 기대에 관련된 개념이다.

> 암시란 경험과 행동을 변화시키기 위한 기대감을 끌어내는 것이라고 정의할 수 있다. 가령 “당신 팔이 점점 가벼워집니다.” “당신 팔이 감각을 잃게 됩니다.” 그리고 “당신은 이 과정에서 일어난 모든 것들을 잊게 될 것입니다.”와 같은 직접암시가 그러하다. 사실 이런 암시를 받아들인다는 것은 이러한 일들이 일어날 것이라는 믿음과 기대감 때문이다.

Kirsch는 더 나아가 이러한 기대 암시는 어떠한 최면유도도 필요 없이 다른 사람들을 최면상태에 들어 갈 수 있게 하며, 최면 현상이라고 불리는 반응들을 나타낼 수 있도록 유도한다고 하였다. 대부분 최면 반응들은 진짜 경험을 변화시킨다는 실험 결과들이 있다. 그러나 최면으로 만들어진 실험적이고 생리적인 변화들은 사람들을 트랜스 상태로 들어가도록 요구하지 않는다(Kirsch, 2000, p. 278). 기대감은 최면 반응을 조정하는 특별히 중요한 요소라고 주장한다. Yapko도 환자에게 주어진 능동적인 기대감은 최면유도를 위한 가장 중요한 초점의 하나이며 치료적 개입에서 가장 중요한 첫 번째 목표라고 주장하였다(1988, 1989, 1993, 2001).

4) 자존감과 최면감수성

모든 사람들은 '자존감(self-esteem)', 즉 자기가치를 인식하고 있다. 자존감은 자신이 갖고 있는 가치다. 개인의 자존감은 매우 낮은 단계에서 매우 높은 단계까지 분포한다. 자존감은 전 생애에 걸쳐 고정되고 안정된 특성은 아니다. 오히려 경험에 따라서 향상되거나 저하될 수 있다. 자존감은 사람에게 매우 중요한 방식으로 일을 열심히 하려는 비의식적인 동기를 일으킨다는 점에서 자아조절이다. 만약 낮은 자존감을 갖고 있다면 자신의 이익을 위해 작은 위험조차 실행하지 않을 것이다. 이들은 성장할 수 있는 새로운 기회에서 한 걸음 뒤로 물러서 있게 되고 고통이 있는 상황에서는 무시하려는 경향이 있다. 예를 들면, 어떤 환경 때문에 불행해질 경우 자존감이 낮은 사람은 그것에 대하여 두려움과 불확실성을 느끼며 무력화된다. 그러나 상대적으로 높은 자존감을 가진 사람은 심각한 위험을 더 좋게 처리할 수 있고, 그 자신이 새로운 상황과 기회를 적절하게 통제할 수 있다는 믿음을 갖고 있다.

환자의 자존감은 치료자의 최면암시에 의미 있게 반응할 수 있는 능력을 결정짓는 중요 변수다. 자존감은 일면 자신의 가능성을 결정짓는 것이다. 아이가 "엄마, 나는 수학을 잘할 수 없어요."라고 말할 때 "너는 확실히 잘할 수 있어."라는 간단한 말로 안심시킬 수 없다. 그 말은 어머니의 피드백과 소년의 '자아상(self-image)' 사이에 부조화를 만든다.

인지부조화의 또 다른 예로 전형적인 애연가를 생각해 보면, 대다수의 흡연자들은 이성적이고 활동적인 지적 능력을 갖춘 자기 자신을 바라보고 있음을 발견할 수 있다(Festinger, 1957). 만약 지적, 감성적, 이성적인 사람이 왜 건강상 큰 위험인 흡연을 함으로써 자발적으로 독가스를 들이마시는지 그 이유를 묻는다면, 아마도 화를 내며 방어하려 할 것이다. 이런 질문은 그들의 비이성적인 행동을 자각하게 하고 자신을 관리하는 방식이 전체적으로 현명하지 못하다는 것을 제시한 것이다. 이때 돌아오는 전형적인 반응은 합리화다. "나는 매일 단지 몇 개피의 담배만 피우는데…. 나는 과체중이 되기보다 오히려 담배를 피운다…. 나는 스트레스를 줄이고, 안정을 취할 생각이다…." 등의 합리화는 '나는 흡연하더라도 영리하다.' 라는 믿음을 지속하려는 시도로 사실상 끝이 없다.

인지부조화의 요점과 최면적 의사소통에서의 중요점은 사람들이 진실이라고 믿고 있는 것에 대한 반대 정보는 최초의 믿음을 지키기 위하여 다양한 방식으로 방어한다는 것이다. 진정한 최면적 의사소통 기술은 내면화시킬 수 있는 가능성을 최대화하기 위한 방법으로, 어떤 사람에게 어떻게 의사소통을 진행하느냐의 방법을 아는 것이다.

자아상은 개인이 얼마나 많은 통제를 갖기 위한 욕구를 느끼는가에 직접적으로 관련이 있다. 만약 환자가 자신의 통제력을 잃어버릴까 두려워한다면, 즉 자아상이 낮은 사람이라면 순응을 강조하는 형식적이고, 의례적인 최면 접근이 최상의 조건이 된다. 거꾸로 환자가 자아상이 강한 사람이고 자기 신뢰가 있다면 환자에게 어느 것도 시킬 필요 없이 편안하게 있도록 하면 된다. 왜냐하면 이들은 통제가 중요한 문제가 아니기 때문이다. 이런 사람들은 그들이 원할 때 반응을 할 수 있다는 신념을 가지고 있다.

자존감은 전적으로 학습의 소산이며 타고난 성향은 아니다. 자신의 경험과 경험으로부터 도출된 결론은 자기 자신을 어떻게 바라보느냐의 시각을 결정짓는다. 따라서 자아상의 변화를 위해 환자와 반대되는 자아상을 직면시키는 방법은 성공적인 방책이 되지 못한다. 이런 경우 환자는 흔히 치료자가 진정으로 자신을 이해하지 못한다고 느낄 수 있다.

5) 정신 상태와 최면감수성

최면감수성과 임상장애 유발의 관련성에 관한 많은 연구가 이루어졌다. 최면 반응을 표준화된 방법으로 측정하면 높은 최면감수성은 공포증(Frankel, 1976), 외상 후 스트레스장애(Spiegel, Hunt, & Donder-shine, 1988), 해리성 정체성장애(Bliss, 1986), 악몽과 관련된 수면장애(Belicki & Belicki, 1986), 섭식장애(Nash & Baker, 1993; Pettinati, Horne, & Staats, 1985)와 관련이 있다. 암시를 통해 증가되는 반응, 해리의 능력, 경험적 몰입의 특성 등 이러한 것들은 다양한 장애의 원인과 결합된 것이다. '부정적 자기최면(negative self-hypnosis; Araoz, 1985)'과 '증상에 따른 최면(symptomatic hypnosis; Gilligan, 1987)'의 개념은 초기에 최면이 도움이 될 수 있으며 혹은 해가 될 수 있는 다양한 범위의 경험을 생산할 수 있는 중립적인 현상이라는 점을 강조하는 데 가치가 있어 왔다.

최면감수성이 다양한 장애와 관련되어 있는 경우는 그런 장애로 고통받는 사람에게 최면을 시행할 수 없다는 의미인가? 장애의 범주에 따라 최면을 시행할 수 있으나 각기 범주는 고유의 전문화된 접근이 요구된다. 예를 들면, 높은 의존성과 타인 지향적인 사람에게 사용할 수 있는 접근법은 사회적인 회피형이고 내향적인 사람에게 사용하는 접근법과는 다르다. 비록 치료받는 사람이 진단적 범주에 속하지 않더라도 더욱 그렇다. 최면에 대한 가장 큰 미신은 최면이 '위험성'을 포함한다고 믿는 것이다.

정신병 환자는 최면에 유도되지 않는다고 한다. 환각, 망상과 혼란 때문에 최면가의 암시에 따를 수 없다는 것이다. 몇몇 정신과 의사들은 만일 환자에게서 최면감수성을 발견하였다면 정신병으로 진단된 환자를 재진단할 필요가 있다고 한다. 그러나 정신병 환자들도 최면치료가 가능하다고 주장하는 최면가들도 있다(Baker & Boas, 1983; Brown, 1985; Murray-Jobsis, 1993; Rossi, 1980). 즉, 치료자가 정신병 환자에게 전형적이고 구체적인 이완절차를 가르치는 경우에 그들의 특징적 표현에 맞추어 정신병적 행동이 일어나게 된 어떤 조작된 면을 알려주고, 가능하면 은유적인 개입으로 결말을 제거할 수 있다면 정신병 환자는 치료될 수 있다는 것이다.

물론 정신병의 정도를 고려해야 하는데, 예를 들어 심한 조증 상태의 조울증 환자에게는 좋은 최면암시나 어떤 다른 언어로 영향을 미칠 수 있을지 의문이다. 정신병의 원인 역시 고려되어야 할 대상이다. 약물로 유발된 정신병의 경우는 치료하기가 힘들며 나이에 따른 것도 마찬가지다. 정도의 차이는 있지만 노령은 최면 접근법에서 예외 대상이 아니다. 노화로 치매를 앓고 있는 많은 노인 환자는 5분 전에 한 일은 기억 못하면서 50년 전의 일은 명확하게 기억해 내곤 한다. 젊은 시절로의 퇴행기법은 마음을 차분하게 하고 위로의 효과를 줄 수 있다. 마찬가지로 이와 같은 환자나 정신병 환자에게 평상시 목욕이나 의복 착용 시의 보살핌과 같은 지지적인 암시가 동시에 제공될 때 매우 긍정적인 효과를 얻을 수 있다. 개인의 정신상태는 암시가 그들에게 미칠 수 있는 관련성과 파급되는 요소가 있다. 환자의 진단보다 오히려 환자가 갖고 있는 능력이나 한계에 초점을 맞추면 환자를 돕기 위한 잠재력이 발생한다.

6) 인구와 최면감수성

최면을 경험할 수 있는 능력은 비교적 개인의 지속적인 특성이다(Morgan, Johnson, & Hilgard, 1974). 인구 분포를 살펴보면, 정규 분포를 나타내며(Hilgard, 1965), 소수의 사람들을 제외한 대부분의 사람들은 최면을 어느 정도 경험할 수 있다고 한다.

성인의 최면감수성에 대한 통계치는 다양하게 나타나 있으나, Reiser

(1980)가 제시한 비율을 살펴보면, 전체의 5% 정도는 트랜스로 들어갈 수 없을 것(refractory case)으로 보이며 20% 정도는 낮은 수준의 트랜스(light trance)로 들어갈 수 있다. 그리고 55% 정도는 중간 수준의 트랜스(medium trance)가 가능하며 아주 깊은 수준의 트랜스(deep trance)로 들어갈 수 있는 사람은 20% 정도로 나타난다고 한다. Spiegel(1978)은 정신과 외래환자 10,000명을 대상으로 조사한 결과, 25%는 최면을 유도할 수 없으며 5~10% 정도가 높은 최면상태로 유도된다고 하였다. 따라서 몇몇 사람들은 최면에 유도할 수 없으며, 또 몇몇 사람들은 아주 높은 최면상태로 유도될 수 있고, 대다수 평범한 사람들은 어느 정도 최면을 경험할 수 있는 능력을 갖는다고 하였다. 이러한 최면감수성의 정도는 최면을 치료의 한 방법으로써 사용할지를 결정하는 데 중요한 요소가 되는 것이며, 외국의 경우는 전체 인구의 약 60~70% 정도가 최면치료의 적용이 가능하다고 보았다(Bates, 1993). 국내에서도 박희관(1997)이 개인별 최면감수성의 차이를 알아본 연구를 수행하였다. 총 275명에 대한 최면 감수성을 살펴본 결과 약 73%가 최면치료가 가능하며, 이 중 약 3.5%는 최면감수성이 높은 것으로 나타났다.

7) 성과 최면감수성

최면감수성이 성별에 따라 차이가 나는지를 연구한 초기 연구들에서는 일반적으로 여자들이 남자들보다 최면에 더 잘 걸린다는 믿음을 지지해 주는 약간의 결과들이 나타났다(E. Hilgard, 1965). 그러나 이러한 연구결과와는 달리 Spiegel(1988)의 연구에서는 최면감수성에 성별의 차이가 없는 것으로 나타났다. Lee와 Olness(1996)도 최면과 관련된 심상 떠올리기 실험에서 성별에 따른 차이가 없음을 밝혔다. 또한 Gokli, Wood 그리고 Mourino(1994)는 최면상태에서 보이는 행동과 맥박률과의 상관을 조사한 연구에서 성별 간의 차이가 없음을 확인하였다. Weitzenhoffer는 성별과 최면감수성의 관계를 아래와 같이 요약하였다.

> 남자와 여자의 성별에 따른 차이에 관한 논의는 그리 활발하지 않았다. 그것은 일반적으로 남자보다 여자가 더 잘 걸릴 것이라고 생각하게끔 하였다. 그러나 이는 5%도 믿을 만하지 못하다. 그 차이는 이론적으로 중요성을 나타내거나 실제적인 중요성을 보이기에는 너무 미미한 차이다(2000, p281).

일반적으로 성별에 대하여 최면감수성의 차이가 없음에도 불구하고 다양한 조건에서 치료의 반응 차이와 취약성을 보이는 실질적인 자료의 비율 때문에 성 차이를 인정하게 되었다(Waalen, 1997). 최근 몇 년간 최면 과정에서 성 차이의 인식과 통합의 중요성이 커지고 있다. 특별히 여성에 관한 논란은 최면 분야에서 관심을 갖게 되었다(Hornyak, 1999; Linden, 1999). 이러한 관심들은 Kay Thompson에 의해 최면 분야 발전에 가장 기술적이고 강력하고 중요한 유형의 하나로 기여하는 데 촉매작용을 하도록 이끌었다.

성별의 차이를 인정하는 것은 환자와 의사소통의 내용에 좋은 영향을 준다. 언어 선택, 행동의 반경, 환자에게 희망하는 특별한 개념이나 인식에 기반을 둔 강조들은 환자에게 훌륭한 맞춤이 될 수 있다. 사람들은 자신의 성별보다 더 많은 요소들의 영향을 받고 있으나, 성별은 지각을 형성하는 요소임에 틀림이 없으며 치료계획에 고려되어야 할 사항이다.

8) 연령과 최면감수성

여러 연구들에서 개인의 연령은 최면 반응에 영향을 주는 것으로 나타났다. 특히 연령과 최면의 문제는 어린이와 성인 사이의 차이점에 초점을 맞추어 왔다. 이 분야의 연구는 전형적으로 아동 발달단계에 맞는 표준화된 최면 반응의 측정 항목을 사용하여 아동들의 최면감수성을 조사해 왔다(Cooper & London, 1979). 그러나 검사 항목은 성인용과 많이 유사하기 때문에 일생에 걸친 최면 반응성은 특징화될 가능성이 있다(Cooper & London, 1979). 연령에 관한 연구결과에 따르면, 약 5세에 낮은 수준에서 최면 반응이 나타나고, 대략 7~9세에 최고의 반응으로 나타나며, 초기 청년기에 점차 하향하기 시작하다가 성인기를 통하여 안정 단계에 이른다(J. Hilgard, 1970; Morgan & E. Hilgard, 1973). 일반적으로 어린이들은 최면 반응이 있으나, 성인에게 유도하는 것보다 다른 접근이 요구된다(Vandenerg, 2002). 어쨌든 어린이들의 경험 범위는 좀 더 제한되어 있고 인지적, 사회적 능력은 덜 발달되어 있다. 대체적으로 어린이들은 현실에 대한 확고한 신념이 약하고, 역할놀이를 포함한 큰 활동량과 권위에 대한 높은 수준의 반응 경향이 있는 것으로 나타났다.

치료자들이 아동들의 최면감수성에 의구심을 갖는 이유 중의 하나는 많은 아동들의 활동적인 성향 때문이다. '강직증(capalepsy)' 이라고 불리는 최면과 관련된 현상으로 성인들은 최면상태에서는 의도적인 행동이 억제된다. 그러나 아동들은 치료자와 함께 어떤 일에 몰입해 있는 상황에서조차 외향적으로 산만해 보이고 불안정하게 보일 수 있다(Olness & Kohen, 1996). 환자가 최면 중에 어떻게 보이고 행동해야 한다는 경직된 사고방식을 치료자가 가지고 있을 경우, 산만한 아이들은 최면유도가 통하지 않는 것처럼 보일 수 있다. 가끔 긴 시간에 걸친 어린이와의 유도는 끈기를 필요로 하고, 치료자가 의사소통을 위해 그들에게 주의를 집중하게 하는 약간의 활동(게임, 놀이)으로 치료에 참여시킴으로써 어린이들의 에너지를 사용할 수 있다. 어린이에 대한 상호작용의 관찰은 어린이에게 가장 큰 영향을 주는 부모나 형제 등 많은 종류의 관계(친구, 교사 등)의 사람들에게서 유용한 정보를 제공받을 수 있다(Olness & Kohen, 1996). 아동의 흥미와 감성적 욕구의 이해는 가장 좋은 개입의 수단을 발견하는 데 도움을 줄 것이다.

Milton Erickson이 '혼란치료(Uncommon Therapy)' 기법을 사용한 치료사례가 있다. 야뇨증의 문제를 가진 한 소년이 Erickson 박사를 만나기 위해 부모에게 이끌려 왔다. 사무실에 홀로 남은 소년과 Erickson은 그 소년 부모의 뻔뻔스러움에 대하여, 즉 소년의 야뇨증을 치료하기 위해 그에게 요구한 것이 얼마나 당치도 않은 일이었나에 관해 서로 불평하였다. Erickson은 부모에 대해 불평을 계속하였고, 소년은 부모의 의도에 부합하지 않는 이 이상한 의사의 예상치 못한 고함소리에 휩싸임과 동시에 트랜스 상태로 빠지면서 화를 내기 시작하였다. 마침내 그 소년이 이불에다 실례를 하는 것도 좋은 일이 아니라고 말하였을 때, Erickson은 소년의 취미인 양궁에 필요한 근육 조화의 필요성에 대해 질문하면서 '화제'를 돌렸다. Erickson은 근육조절을 위한 성장과 발육에 대해 이야기를 함으로써 소년의 방광 근육의 조절을 이루기 위한 암시를 간접적으로 제공할 수 있었다. 이러한 Erickson의 비범한 치료는 성공하였다. 그것은 소년의 분노를 이용해서 소년의 부모에 대항하는 동맹 작업을 첫 번째로 형성한 다음, 소년의 문제를 해결하기 위해 그 소년이 배워야 하는 것을 가르치는 데 동맹을 이용한 것이다(Haley, 1973). 이러한 사례는 사람의 지각과 직접적으로 관련이 없더라도 초기에 환자와 새로운 관계를 이루기 위한 몰입의 상태를 이용하였다는 점을 조명해 준다.

일반적으로 최면에 대한 반응의 능력을 가늠하는 데서 연령은 그다지 중요하지 않다. 중요한 것은 연령 그 자체가 아니라 최면유도와 응용에 가장 효과적인 방법을 위해 환자의 나이와 배경이 고려되어야 한다는 점에서 연령이 하나의 요인이 될 수 있다.

3. 다중요인과 최면감수성

최면감수성과 성격, 연령 등의 단일 요소와의 관계를 살핀 연구들이 실패로 돌아가자, 최면감수성과 같은 방식으로 함께 작동하는 다중요소의 기능을 살피게 되었다. Woody, Bowers 및 Oakman(1992)은 다중요소로 수행의 3가지 모델을 기술하였다. 이는 부가적, 상승적, 분리적인 수행 모델이며 이런 것들은 최면의 실행을 설명하는 데 각기 다른 의미를 갖는다고 하였다.

> 부가적인 모델은 사회심리적인 효과와 특성 효과가 분리될 수 있다는 원리다. 그러나 수행 면에서는 최면 척도상에 동시에 존재하는 것이다. 상승적 모델은 최면수행의 본질은 두 가지 기제의 전체적인 조합으로 나타난다는 것이다. 분리적 모델은 실제 피험자들이 사회심리적인 열정, 해리의 정도, 의존성 등과 같은 상황적 요인들에 따라 주어진 암시에 반응한다는 것이다. 불행하게도, 최면척도의 점수는 그 점수들이 나타나게 되는 근원적인 기제를 특징화할 수 없고 그 점수들이 어떻게 이러한 기제들과 함께 작용하는지를 탐지할 수 없다는 것이다(p. 19).

Fred Evans(2000)는 다중요소와 최면감수성에 대해 네 가지 요소의 '복합적 혼합(complex mix)' 을 강조한 최면 행동의 다중요인의 모델을 제시하였다. 이것은 기대, 암시, 인지적 요소(이완, 심상과 최면 논리), 그리고 해리라고 주장하였다. Barber(2000)는 사회적 요구, 역할, 기대, 최면가의 성격과 기술을 제안하였다.

최면감수성의 신뢰도는 시간이 지난 후에도 비교적 안정된 현상과 상관이 높다. 많은 학자들이 여러 사람의 특성과 비교되는 개인적 특성을 최면 반응으로 생각하였다. 그들의 견해에 따르면, 사람들은 선천적으로 최면감수성이 높거나 낮게 태어나는지, 최면감수성의 유전 구조가 있는 것인지, 또는 사회화 과정을 통하여 습득된 현상으로 얻어진 특성인지가 명확하지 않다는 것이다. 최면감수성이 있느냐 없느냐에 대한 견해와 상관없이 특성은 비교적 시간에 대해 상대적으로 안정되게 유지되는 상태다. 만약 한 사람이 정식 최면유도에 대한 반응이 결여되었다면 이것은 최면감수성이 '낮음'으로 간주된다. 최면 반응이 낮은 피험자들은 시간이 지난 후에도 낮게 유지되는 것으로 보이며, 최면 반응이 높은 피험자는 지속적으로 높게 유지되는 것으로 보인다는 것에 대한 앞으로의 연구는 이 결론을 지지할 수 있는 신뢰도에 관한 연구가 되어야 할 것이다. 최면 반응은 고착된 능력인가? 또는 최면 반응은 향상될 수 있는가에 대한 지속적인 연구가 필요하다.

4. 최면감수성의 증진

치료자는 치료 중에 어떻게 환자의 반응을 극대화시키느냐에 관심이 있다. 만약 환자의 반응이 타고난 것으로 보인다면, 그때는 여러 암시유형이나 방법을 실시할 필요가 없다. 이는 환자가 '감수성'이 있느냐, 없느냐에 달려 있다. 치료자들은 자신들이 할 수 있는 방법이 없다고 생각하면 형식적인 치료를 줄이거나, 혹은 환자의 반응이 어떻게 나타나는지에 상관없이 회의적일 수 있다. 결과적으로 최면감수성이 고착된 특성이라는 연구결과와는 달리 반응성을 강화하는 방법을 찾는 노력은 많은 치료자나 연구자들의 몫이 된다. 연구는 표준화가 요구된다. 최면 연구나 다른 분야의 연구에서도, 모든 주제는 과학적인 연구를 위하여 통제되고, 반복 가능한 절차가 시행되어야 한다. 최면유도를 표준화하기 위해서 과정은 반드시 같아야 한다. 즉, 시간, 최면가의 음성, 연구자와 피험자 사이에서의 형식화된 관계의 정도, 절차로서의 반응기록, 장소, 조명, 그리고 모든 변수는 주의 깊게 통제되어야 한다. 따라서 피험자들은 같은 최면 시행을 접해야 하고, 그때 그들의 반응 정도를 결정하기 위한 검사가 주어져야 한다. 결과의 통계치는 연구표본이 모집단의 추정치로서 최면감수성 정도의 증거로 발표되어야 한다.

과학적 최면을 촉진하기 위하여 방법의 표준화는 양날의 칼과 같다. 한편에서, 만약 최면의 기제와 적용 범위를 좀 더 잘 이해하고 싶다면 최면에 대한 더 깊은 과학적 이해는 바람직한 것이다. 또 다른 한편에서는 진단적 수준에서 환자를 '낮음', '중간' 또는 '높음'으로 간주하면 각 개인들의 독특성에 대해 주목하고 반응하려는 치료자의 능력을 감소시키게 된다. 치료와 같은 최면은 결코 과학만이 될 수 없다. 그것은 항상 예술(임상적 판단, 창조성과 유연성)이 포함된다.

이 장에서 중요한 점은 몇몇 사람들이 믿고 있는 것처럼 최면감수성은 고정된 특성이 아니라는 것이다. 예를 들면, 상상의 기술과 환상 경향성은 학습될 수 있는가, 자존심을 고양시키고 사람의 정신상태와 기대를 변화시키는 것에 대해 어떻게 생각하는가를 고찰해 볼 필요가 있다.

Nicholas Spanos(1982)는 최면 반응을 다양한 기술의 결과로 간주한(몰입, 기대) 인지적 기술 모델을 제안하였다. 그는 이러한 요소들은 도움이 되는 정보와 교육이 주어질 때 변화될 수 있다고 주장했다. Michael Diamond는 Spanos와 유사한 견해를 밝혔으며 "최면감수성은 변화된다."라고 강조하였다(1977, p. 147). Jeffery Gfeller는 최면감수성이 향상될 수 있는 인지적 기술 모델, 즉 개인의 다양한 범위에 손쉽게 접근할 수 있는 최면치료의 네 가지 전문적인 방법을 설명하였다. Gfeller의 네 가지 전략은 다음과 같다.

> 일상생활의 많은 현상과 분리할 수 없는 인지적 경험으로서의 최면을 묘사하기, 목표지향적인 환상이나 상상적인 몰입의 개념과 그것들이 최면경험에서의

역할에 대해 토론하기,
최상의 최면 반응을 고취시키기 위한 현실지향을 중지시키고 몰입의 중요성에 대해 공들이기,
대처 기술로서 환자가 습득한 활동적 과정으로 최면을 설명하기(p. 240).

Irving Kirsh는 긍정적인 기대를 고취시키기 위하여 특별한 암시에 따라 향상되는 최면 반응의 가능성을 설명하였다.

허용하라. 치료적 '이중 구속(double blind)' 을 선택한다면 각 선택은 치료를 촉진할 것이다. 환자가 성취할 수 있는 거의 확실한 쉬운 작업부터 시작해 실패를 예방하라. 그후 점점 더 어려운 작업으로 단계적으로 나아가라. 작업을 한정하라. 그래서 단지 작은 치료는 중대한 시작이 된다. 일관성 없는 동요에 경계하라. 그리고 발생하는 현상을 원하는 방향으로 이용하라. 환자에게 자신의 결점이라고 생각하는 것들에 대해 미래에는 피할 수 있고, 일시적이며 유용한 학습기회로서 준비시켜라(1994, p.104).

Steven Lynn과 Steven Sherman(2000)은 개인의 최면 반응의 순응성을 강조하는 최면의 통합모델을 제시하였다.

임상 상황에서 반응을 최적화하기 위해서 개인의 독특한 성격에 절차를 맞추어라. 통합모델은 치료자에게 필수적이다: (a) 긍정적인 라포와 자유롭게 흐르는 최면 경험의 질을 촉진하는 환자와 치료적 동맹을 개발하라. (b) 환자의 동기와 아젠다(계획, 의도, 소망과 예상들)를 최면 경험과 관련해서 이해하라. (c) 최면을 경험하는 데 대한 양가감정, 환자가 최면에 대해 갖고 있는 개인적 의미를 확인하라. (d) 최면 중에 자각의 흐름과 내적인 대화의 흐름을 평가하라. (e) 저항을 최소화하고 지각된 통제의 감각을 증가시키도록 암시와 최면의 의사소통

을 설정하라. (f) 암시를 수행하는 동안에 너그러움과 자유로운 기준을 환자에게 적용하기 위해 용기를 북돋아 주어라("상상이 멋지더라도 내가 암시하는 것을 사실로 생각해서는 안 된다."). (g) 암시의 몰입, 상상의 사용, 그리고 경험과 반응의 미묘한 변화에 집중하는 것에 용기를 주어라(pp. 303-4).

제9장

최면의 영역

1. 의학 최면
2. 범죄수사에서의 최면
3. 교육에서의 최면
4. 사업에서의 최면
5. 스포츠에서의 최면

제 9 장

최면의 영역

최면 연구를 시작하거나 최면의 장점을 이해하려 할 때 가장 중요한 철학적 관점은 사람들은 자신들이 생각하는 것보다 훨씬 더 큰 능력을 갖고 있다는 인식을 갖는 것이다. 게다가 육체와 정신이 다양한 방법으로 서로 연결되어 있다고 인정하는 것은 최면을 연구하는 데 기본이 된다. 사람들은 정신이 몸에 영향을 미치고 생리적인 기능이 정신적인 경험에 영향을 준다는 직관적인 이해를 가지고 있다. 불행히도 대부분의 사람들은 이러한 정신적인 구조가 심리생리적 장애의 증거로 신체적인 병을 야기할 수 있다는, 단순한 한 가지 관계로만 생각하는 관점을 비교적 쉽게 받아들이는 경향이 있다(Gauld, 1992; Hollander, 2001). 삶의 방식과 질병의 관계는 우리 사회에서 유행하는 스트레스와 관련되어 있다고 알려져 있다(D. Brown, 1992; Wickramasekera, 1998). 그러나 이러한 정신력이 병의 원인이 된다면 그것 또한 건강을 촉진할 수 있지 않을까? 여러 형태의 최면치료들은 행동 의학 프로그램 안에서 신체질병의 보조치료로 성공적인 역할을 수행하고 있다(Brown & Fromm, 1987). 건강하다는 것이 질병이 없다는 것만이 아니라는 의미를 깨달은 치료자들에게 최면은 사람들의 삶의 방식을 더 건강하게 하는 데 중요한 역할을 한다는 놀라운 사실을 깨닫게 해준다.

본질적으로 어떤 특정한 질병을 치료하는 데 사용되는 최면은 대부분 사람의 태도나 상태를 다루는(치료가 아니고) 도구로 사용될 수 있다. 그래서 최면은 질병들이 신체적인 외상과 같이 명백한 생물학적인 원인일 때조차도 사람들의 불쾌감을 해소시키는 것을 도와주고 치료과정을 강화하는 데 도움을 준다. 회복될 것 같지 않은 질병에서조차도 최면은 불쾌감을 감소시켜 줄 수 있고, 어느 정도의 안정도 주며, 긍정적인 태도도 조장할 수 있고, 정서적인 외상도 완화시켜 줄 수 있다. 최면이 질병치료를 촉진하지는 않으나, 환자들을 여러 수준에서 다양한 방법으로 도와줄 수 있다(Barretta & Barretta, 2001; Sylvester, 2001).

사람들의 정신장애에서 다른 의학자보다는 정신분석가들이 최면원리와 기술들을 훨씬 더 넓게 받아들이는 것 같다. 정신분석가들은 일반적으로 환자들에게 그들의 치료법을 강화하는 협조적인 방식에 능숙하다. 그들은 사람들이 자신의 제한된 관념을 바꾸는 데 최면이 매우 유용하게 사용될 수 있다는 것을 알고 있다(T. Barber, 1985).

특별한 문제에서 사람들의 정신과 관련된 곳이 어디든지 간에 그곳에 최면을 적용함으로써 잠재적인 이익을 얻을 수 있다. 이 장에서는 정신에 관한 관점에서 최면이 치료의 결과를 촉진시키는 데 사용되는 임상적인 영역에 대해 살펴보려고 한다. 만약 여러분들이 최면기술을 배워서 임상적인 방법으로 실습하기 시작한다면 무대최면에 관한 환자들의 질문에 답을 할 수 있게 되고(14장 참조), 그래서 이런 쇼들이 어떻게 만들어지고 또 임상적인 상황에서 최면과 어떻게 관련되는지를 설명할 수 있을 것이다.

최면은 여러 생리, 심리적 질병을 치료하는 데 사용된다(Lynn, Kirsch, Barabase, Cardena, & Patterson, 2000; Pinnell & Covino, 2000). 의학에서 최면은 의학이나 치의학의 치료와 관련된 불안, 천식, 위장병, 그리고 암 치료에 의한 구토, 일반적인 통증 관리에 사용된다. 또한 심리적인 장애를 치료할 때 최면은 중독을 극복하는 데 유용하게 사용되어 왔다. 특히 흡연이나 비만과 같은 습관의 치료에 매우 효과적이다. 최면치료에 가장 큰 논쟁은 정서적인 문제의 치료에 관해서다. 최면의 치료적 사용을 지지하는 학자들은 최면이 심리적 문제를 일으키는 억압된 기억을 풀어 주는 데 도움을 준다고 주장하지만, 심리치료에 최면 사용을 반대하는 연구자들은 최면이란 치료자가 환자의 마음속에 결코 일어나지 않았던 끔찍한 잘못된 경험에 대한 기억을 심어 주는 것에 불과하다고 주장한다(Loftus & Ketchum, 1994).

그러나 최면은 건강을 유지하기 위한 심리요법의 효과를 더욱 배가시켜 준다. 18개의 개별적인 연구결과를 검사한 메타분석에서 비만이나 불면증, 불안이나 긴장항진증과 같은 심적 장애를 가진 사람에게 인지행동요법과 최면을 병행해서 치료한 경우, 심리치료만 받은 환자에 비해 70% 이상이 훨씬 더 건강해진 것으로 밝혀졌다. 이러한 연구결과가 발표된 후 미국 심리협회의 특별전문위원회는 최면을 비만 치료의 보조적인 방법으로 인정하였다(Nash, 2001).

1. 의학 최면

전통적으로 약은 오랫동안 '위약(placebo)' 효과라고 인식되어 왔다. 어떤 경우는 전혀 약의 효과가 없는, 즉 설탕으로 만든 가짜 약을 좋은 약이라고 믿고 복용한 환자들이 실제로 좋은 약을 복용한 환자들과 똑같은 수준의 의학적 효과들을 보여 주었다. 반대로 부정적인 기대는 부정적인 치료적 효과를 가져 오는 'nocebo' 효과를 촉진시킬 수 있다. 사람들의 기대와 태도는 분명하게 정신과 신체적 경험에 많은 영향을 준다. 신체와 심리치료에서 환자들의 경험적 영향이 점점 더 커짐으로써 최면과 관련된 기술의 사용 또한 늘고 있다. 심리학자 Irving Kirsch 박사는 치료에서 기대의 역할을 매우 강조하는 특별한 최면에서의 사회인지적 모델을 발표하였다(1985, 2000). 그는 최면의 긍정적인 효과는 환자들의 긍정적인 기대 때문이라는 증거들을 발표하였으며, 설탕으로 만든 약을 좋은 약이라고 믿었던 어리석은 환자들과는 달리 최면은 사람을 현혹시키지 않는 위약이라고 하였다(1994). 심리적이고 생리적인 두 가지의 조건에서 기대에 대한 잠재력을 증명하는 많은 신체의 경험적인 증거들이 나타나고 있다(Harrington, 1997).

기대가 어떻게 생리적이고 행동적인 반응에 영향을 끼칠 수 있는지에 대한 이해의 기초를 제공하는 것이 최면에서 위약뿐일까? 확실하게 최면이 무언가를 조망할 수 있는 통찰력이 있다면 그것은 충분히 연구할 가치가 있는 것이다. 결국 환자들을 치료에 몰입시키려는 노력은 치료의 효과를 강화시키고, 희생자라는 감정을 최소화시키며, 치료의 반응이 늦어진 우울증의 치료에서조차도, 현재 회복 중일 때도 필요하다(Lynch, 1999; Yapko, 2001).

의학적인 문제에 최면을 사용한 많은 논문들이 발표되었으며 이러한 결과는 유용하였다(Montgomery, DuHamel, Redd, 2000; Pinnell & Covino, 2000). 이러한 접근들의 특별한 적용을 위해서 과학적인 원리에 따른 다양한 최면의 적용사례가 정기 간행물에 발표되고 있다. 일반적으로 최면은 여러 가지 이유로 전통적인 의학 치료의 보조치료법으로 이용될 수 있다. 첫째, 이 장의 시작에서 논의된 것처럼 정신과 신체의 관계와 의학적 장애에서 정신의 역할에 관계된 것이다. 현대 의학계에서 인정하지 않지만 환자들이 끝까지 포기하지 않음으로써 나타난 '기적의 치료'라는 내용은 논문에서 종종 볼 수 있다. 왜 기적이라고 자신을 갖지 않는가? 왜 적어도 기적에 동조하지 않는가? 왜 스스로를 규제하지 않는 환자들을 치료자는 규제하려 하는가?

의학적 상황에서 최면을 유용하게 만드는 두 번째 이유는 최면의 속성에 기인한다. 최면의 사용은 사람들에게 고통이나 고민과 같은 그들 내부의 경험들을 통제할 수 있게 하는 직접적인 경험을 줄 수 있다. 즉, 환자들이 고통과 절망을 느꼈을 때 그들 자신을 편안하고 안락하게 하며, 긍정적인 경험의 기회를 제공함으로써 치료 기간에 기쁨과 안도의 눈물을 흘리게 된다. 자신 내부의 편안함에서 신체로 지각을 옮기는 능력의 원천을 찾는 것은 매우 극적인 경험이고 그들에게 자신과 안녕에 관한 새롭고 더 높은 수준의 책임을 부가한다.

의학적인 의미에서 최면의 특별한 적용은 여러 가지가 있으나 일반적으로 신체적, 생리적 과정에서 확실한 조절능력을 습득하는 방법으로 사용된다. 한 가지 사용은 약물의 사용 없이 고통을 감소하거나 제거하는 것이다(Chaves, 1993; Montgomery, DuHamel, & Redd, 2000). 최면을 이용한 고통에 대한 통제는 만성적이거나 급성적인 환자 모두에게 응용할 수 있다. 고통처리 기술은 외과수술 전, 중, 후에 사용될 수도 있고 분만을 더 쉽게 하는 데도 사용될 수 있으며 신체적인 상처를 치료하는 데도 도움을 줄 수 있다. 최면을 이용한 고통 처리 방법은 사전에 충분한 교육과 경험을 쌓아야 한다. 동통환자를 다루려면 적절한 의학적 자격이 있거나 적어도 환자에 대한 적절한 임상적 감독하에 시술이 이루어져야 한다.

최면은 일반적으로 불안과 스트레스장애를 치료하는 데 효과적인 치료법으로 간주되고 있다(Schoenberger, 2000). 가능하면 환자들에게 부정적인 스트레스를 피하고, 스트레스를 미연에 방지하여 몸을 해치는 상태까지 가는 것을 막는 것과 더불어, 이완기법이나 스트레스를 긍정적으로 처리하는 법 등을 환자에게 가르쳐 그들의 상태를 긍정적이고 책임감 있게 조절하도록 배우는 것과 동일한 것이다.

좀 더 심각한 질환의 치료에서, 최면은 전통적인 의술의 대체가 아닌 보조요법으로 환자가 자신의 정신적인 자원을 치료의 중요한 부분으로 이용할 수 있도록 환자의 감정상의 욕구를 다루어야 할 때도 필요하다. 이는 질병이 순전히 기질적인 것일 때도 해당된다. 치료자가 몇 줄의 최면의 암시로 환자에게 변화를 일으키는 기전은 확실치 않으나, 아마도 인간의 면역체계에 영향을 주는 것으로 생각된다. 이것이 어떻게 이루어지는가는 정신신경 면역학이라고 불리는 새로운 분야에서 연구주제가 되었다(Kalt, 2000; Kropiunigg, 1993). 이 연구를 살펴보면, 심각한 질환은 심한 스트레스 기간 중이거나 그 직후에 흔히 발생하는 것으로 알려져 있다. 즉, 스트레스가 신체의 방어능력인 면역체계를 위축시켜서 약해진 몸이 병원체의 증식을 막지 못하게 되는 것이라고 한다. 따라서 최면은 신체의 면역기능을 증강시켜서 질병을 퇴치하는 힘을 증가시킬 수 있다고 생각한다.

최면이 정신과 신체의 치료적인 접근과 관련지어 관심을 끌만한 2가지 논란들이 있다. 첫째, 자신의 건강에 대한 환자들의 책임에 관한 것이다. 최면 사용 목적은 자신을 도울 수 있는 자신의 자원을 사용하도록 사람들에게 긍정적으로 조장하는 것이다. 자신의 책임에 대해 지적하는 것은 그들의 환경 탓으로 돌리는 것을 의미하는 것은 아니다. 환자들이 책임에 대한 인식으로부터 생기는 가장 큰 고민 중의 하나는 치료자나 건강 전문가들로부터 고통받고 있는 환자들에게 그 책임을 병의 원인 탓으로 돌리는 것이다. 즉, 환자들이 아픈 것은 나쁜 게 아니며 병의 원인 때문이라고 말하기도 한다("당신이 아픈 것은 당신의 어머니를 향한 분노의 감정이 해결되지 않아서다."). 그리고 왜 이것을 하였느냐고 묻기도 한다("당신은 고통받고 있는 무의식적인 요인이 있는가?"). 이러한 내용은 의도적인 것이 아니다. 따라서 신체에서의 개인적인 책임은 긍정적인 것이지 비난의 대상은 아니다. 환자에게 자신의 병을 만들었다고 죄의식을 느끼게 만드는 것은 부주의한 상호작용의 결과다.

두 번째, 의학적인 문제로 치료에서 최면의 사용과 관계가 있다. 만약 당신이 의사가 아니라도 적당한 훈련을 받았고 신체적인 질병의 치료에 실력을 가지고 있다면, 그 분야에서 일할 수 있고 환자들의 문제를 치료하는 데 환영받을 것이다. 만약 신체적인 질병을 치료하여 환자들을 돕기 원한다면 적절한 의료 전문가의 지원과 동시에 그들의 입회하에 최면을 실시하여 도덕적, 법률적, 인도적인 견해를 지원받아야 한다. 예를 들어, 편두통을 앓는 환자에게 '단순한 스트레스' 라고 간단히 말할 수는 없다. 그런 증상들을 가진 모든 환자들은 반드시 신체검사를 받아야 하고 증상의 원인을 발견한 환자를 취급할 때는 반드시 의학적인 자료를 보관해야 한다. 환자들의 주치의에게 당신의 치료계획이 방해가 되는지를 물어보아야 한다. 치료하는 데 환자들이 받을 수 있는 의학적 지식과 증상에 관한 신체적인 영향 또한 공식적으로 제시할 필요가 있다.

의학적 환경의 광범위한 최면 사용 증가는 의학이 인간중심적이어야 한다고 요구하는 사람들에게 영향을 주었다. 치료자들은 치료 과정에서 환자들을 전형적이고 적극적인 참여를 하도록 하는 형태의 작업을 해 왔다. 최면은 이러한 동료 의식을 확대시키고 환자가 받아 온 치료가 무엇이든지 간에 그들 자신의 자원을 보충시키도록 환자들에게 권한을 부여하는 것이다.

1) 정신치료에서의 최면

저자는 심리치료사가 되기 위해서 공부와 훈련을 한 후 최면을 행동적, 정서적 문제를 처리하는 데 사용해야 한다는 깊은 인식을 갖게 되었다. 치료자 훈련 프로그램의 부분으로서 최면은 없어서는 안 될 분야로 생각된다. 이러한 정식 프로그램은 최면기술에서 전문가적 기술을 발전시킬 수 있는 기회를 제공해 줄 것이다. 외국에서는 최면에 대해 관심 있는 치료자들은 개인적으로 전문가와 전문 최면학회가 조직한 강습회와 연구집회에 참여해서 연구를 한다. 그러나 우리의 현실은 그렇지 못하다.

많은 학교에서 직접적인 최면 과정을 가르치지 않지만 그들은 어쨌든 간접적으로 최면의 측면을 가르치고 있다. 모든 정신치료는 어려움을 가진 환자에게 영향력을 행사해서 더 편하게 느끼도록 해 주는 것이다. 환자들을 삶의 요구에 성공적으로 적응시키고 성장하게 도와주거나 치료자가 생각하는 어떤 것을 실행하도록 돕기 위한 치료기법은 수없이 많다. 이 중 어떤 것들은 긍정적인 결과를 보여 준다(Hubble, Duncan, & Miller, 1999). 변화를 위해 도움을 찾고 있는 사람에게 영향을 주는 각각의 치료법의 요소는 무엇인가? 인간의 상태를 개념화하기 위한 모형이 무엇이든 간에 여러 가지 방법으로 인간의 경험에 영향을 주려고 시도하고 있는 것이다. 이러한 방식들은 치료자가 어떤 말이나 행동을 하든지에 상관없이 의사소통을 통해서 이루어진다.

환자의 세계에 어떻게 들어가서 도움을 줄 수 있는가? 단지 환자가 자신의 세계에 대해 이야기함으로써 어디에 얼마큼 개입해야 되는지를 알게 된다. 단지 말하는 것과 말하지 않는 것을 포함해서 치료자가 실행하고자 하는 방식을 통해서 다른 사람에게 변화를 가져오도록 영향을 줄 수 있다. 심리치료를 받고자 하는 사람은 치료자의 의사소통에 반응할 수밖에 없다. 훌륭한 치료자의 자질은 바람직한 치료적인 반응을 도출해 내는 데 있다.

치료훈련 프로그램이 제공하는 치료요법이 무엇이든지 간에 최면은 간접적으로 모두 포함된다. 왜냐하면 모든 치료요법은 최면을 포함하기 때문이다. 그러나 이러한 현상의 개념과 사용에 대해 체계적으로 교육하지는 않는다. 왜 그런가? 이러한 현상은 최면이 아닌 다른 이름을 가지고 있으며 정신치료의 다른 기법으로 묘사되었기 때문이다. 예를 들면, 현대 인지치료의 아버지인 Aron Beck 박사는 최면을 이용하지 않았다고 주장한다. 그러나 그는 환자에게 눈을 감고 이완하고 그들이 학습한 새로운 행동을 성공적으로 수행하는 이미지에 초점을 맞추라는 방식을 사용한다. 그는 이것을 '성공적인 마음의 상(success imagery)' 이라고 하였다. 그러나 구조적으로 그것들은 초점암시를 유도하고 있는 것이다. 그는 사람들을 미래로 향하게 하고 있고 익숙한 상황에서 새로운 행동이나 생각의 유형을 환자와 결합시키려 시도하고 있다. 또한 오래되고 쓸모없는 유형으로부터 해리를 조장하고 있다. 그것이 바로 최면인 것이다.

많은 치료기술을 개발하려는 시도는 성공의 더 큰 가능성을 확신하는 다양한 관점에 기초한다. 모든 다양한 치료법의 접근은 일반적인 감각으로 이루어진다(Miler, Duncan, & Hubble, 1997). 이러한 기술은 환자와 어떻게 작업을 할 것이라는 것을 아는 것이다. 왜 환자를 도우려고 해리상태를 만든 후 무의식적 능력을 살피는 데 최면을 사용하는가? 치료를 하는 방식은 여러 가지다. 그러나 도움을 찾는 사람은 아마도 자기 수양에 관해 책을 읽어 더 많이 자신을 이해하고 있거나, 의지력을 통해 의식적으로 변화하려고 노력해 왔으나 그렇게 하는 것에 실패하였을 것이다. 사람이 의식적으로 얻을 수 있는 자원은 문제를 해결해 주지 않는다. 즉, 환자들이 문제를 해결하기 위해 사용해 온 지각의 틀은 문제해결에 도움이 되지 않는다. 해결방법은 환자들의 일상의 경험 밖에 있는 것 같다. 최면은 새로운 연합이 내면의 삶에 형성되도록 하면서(인지적, 감정적, 행동적 수준) 환자들의 일상적 경험 밖으로 나가는 데 도움을 준다. 최면 자체로는 아무것도 치료되지 않는다. 사람에게 도움이 되는 잠재력은 최면상태에서 발생되는 것이다.

정신치료에서 최면은 최소한 두 가지 일반적인 방법으로 사용된다. 증상을 경감시키기 위해 암시를 하는 것과, 사람들이 현재의 증상을 다루는 것 같이 진행 중인 쟁점과 문제를 더 잘 다루고 해결하도록 도와주는 특별한 기술(인지적, 행동적)을 가르치는 것이다. 어떻게 사람들이 최면을 치료적으로 사용하느냐 하는 것은 특유의 의학적 수행을 무엇으로 구성하느냐 하는 자신의 믿음을 직접적으로 반영한 것이다.

단순히 행동유발을 수행하는 것과 긴장이완을 위한 최면은 가장 표면적으로 최면을 사용하는 것이다. 걱정이 조금씩 매일 줄어들어 다음 주까지 당신은 좋아질 것이라는 것을 최면상태에서 말하는 것이나, 자신에 대해 더 좋은 감정을 느끼기를 원하는 사람에게 당신은 점점 더 좋아지고 있다는 오래된 최면암시를 매일 여러 번 반복해서 말하도록 하는 것은 환자의 지능을 모욕하는 것이며, 치료자도 하기 싫은 것이다. 이러한 최면의 종류는 순전히 증상과 관련된 원리에 기초한 것이다. 그리고 이러한 종류의 최면은 사이비 최면가가 사용하는 것이기는 하나 현재 많은 치료자들도 사용하고 있다. 표면적일지라도 그것은 어느 정도 환자들에게 유용할 수 있다. 물론 그들이 변화될 준비가 되어 있기 때문에 단지 "하는 것을 멈추어라." 라고 엄격한 목소리로 말하고 그들을 객관적으로 바라보았을 때 변하는 사람도 있다. 그것은 치료에서 사용되는 실행 가능한 선택이다. 그럼에도 불구하고 이것은 최면 사용의 작은 부분이라는 것을 알아야 한다.

좀 더 복잡하고 세련된 최면의 활용은 증상을 해결하기 위하여 깊은 갈등의 해결에 목표를 둔 기술을 사용하는 것이며, 현재의 근심을 해결하고 가능하다면 미래의 걱정도 예방하는 데 도움을 줄 수 있는 중요한 기술로 사용하는 것이다. 이러한 치료적 최면은 많은 상호작용 연구와 개인의 복합적 차원의 이해를 수반한다.

어떻게 당신의 수행에 궁극적으로 최면을 구체화하느냐는 당신이 환자들에 대해 만드는 가정에 따라 결정된다(Ritterman, 2001). 각 개인의 특성을 인정하는 치료자의 시각은 동일한 방식으로 여러 환자에게 접근하는 방식을 지양한다. 그들은 각 개인을 범주화하여 진단하고 분류하는 것은 바람직하지 않다고 생각한다. 마찬가지로 도움을 찾는 사람들이 아프기 때문에 좋아져야 된다고 생각하는 입장은 성장을 위해 개인의 자원을 활용할 수 있는 유일하고 특별한 잠재력이 있는 존재로서 환자를 바라보는 치료자들에게 개인적 자원의 능력을 사용할 수 있는 기회를 박탈하게 된다.

정신치료의 상황에서 최면의 사용은 좀 더 효과적이고 만족스러운 결과로 향하도록 환자의 움직임을 조장하는 영향력 있는 수단이다. 최면 기술의 이용은 반복적으로 다양성, 창의력 그리고 능력을 보여 주는 것이다. 이것이 최면을 사용하는 커다란 이유다. 또한 최면을 사용하려는 이유가 무엇이든지 간에 다른 사람에게 효과적인 반응을 얻는 방향으로 당신의 유연성이나 감수성을 증가시켜야만 당신 역시 성장할 것이다.

2) 치과치료에서의 최면

최면의 의학적 적용 중에서 증명된 정신과 신체의 관계는 치과 영역에서도 적용될 수 있다. 의학 환경에서 보여 준 많은 타당한 결과들 또한 치과 환경에서도 적용된다. 그것은 치과 작업의 물리적 특징들 때문에 그렇다. 먼저 신체의 물리적 부분들(치아, 씹기 등)을 다루는 것이다. 또한 입에 관해 모든 것들을 치료하는 것은 곧 그 작업이 잘 수행되도록 하려는 태도를 가진 '인간' 이라는 것이다. 치과 의사와 환자의 '자아상(self-image)' 은 그들 간의 치료에 어떤 결과를 내는가에 영향을 미칠 수 있다.

치과 의사들은 대부분의 환자들이 만날 약속을 달력에 표시해 두지 않으며, 당도할 그 중요한 날을 기대하며 기다리지도 않는다는 것을 잘 알고 있다. 일반적인 경우는 치과치료를 위해 오는 환자들은 조금은 꺼리고 무서워하는 정도로 묘사될 수 있다. 치과 환자들의 치료를 강화하고 효과적으로 의사소통을 하는 의미로서의 최면은 지금까지 기술되었다. 잘 선택된 몇몇 문구로 환자의 불안을 줄여 줌으로써 치료 결과에는 엄청난 차이가 날 수 있다. 여러 사례에서 환자에게 치과치료를 가졌던 이전의 부정적 경험을 긍정적인 경험으로 전환시켜 기억하게 함으로써 치과 공포를 성공적으로 다루었다(Baker & Boas, 1983). Finkelstein(1991)은 또한 최면이 공포스러운 고통들에 대한 불안을 감소시킬 수 있었던 방법들을 기술하였다. 간단히 말해, 한 번 치과진료를 잘 받음으로써(실제든, 가상이든) 이후의 치과진료 경험에 대한 긍정적인 원형을 가질 수 있도록 기술적으로 이용될 수 있다. 환자가 다음 진료의 약속을 간절히 기다리지는 않더라도 두려움에 떨면서 지내지는 않을 것이다.

치과치료에서 최면을 사용하는 두 번째 목적은 통증을 관리하는 기술이다. 많은 사람들이 치과치료가 진행될 때, 국소 마취제나 아산화질소와 같은 화학 마취를 사용하지 않거나 선택하지 않아도 되고, 오히려 그들 자신이 가진 정신적 능력에 의지하면 된다. 최면을 이용한 마취 또는 무통의 경험은 환자로 하여금 고통을 줄여서 수월하게 치료받을 수 있도록 한다. 많은 사례에서 최면이 많은 불편감을 해소시킨 경우가 있다(J. Barber, 1977; Chaves, 1993).

치과치료에서 최면을 사용하는 세 번째 목적은 혈액의 흐름을 통제하는 것을 돕는 것이다. 많은 환자들이 자기 스스로 고통의 경험을 잘 조절하였고, 치료 부위에서의 출혈을 감소시키는 암시에 반응하였다(Holrold, 1992; Newman, 1971). 결과적으로 환자에게는 손상을 적게 주고 치과 의사는 좋은 인상을 받는다. 이와 연관된 최면의 사용은 치유과정을 촉진하여 치료가 되도록 돕는 것이다. 그리고 치유의 심상화(재생, 교정, 강화와 연합된 심상, 느낌, 소리)와 관련된 최면의 사용은 회복기간을 줄여 주는 동시에 회복기간 동안 더욱 편안함을 증진시킬 수 있다.

치과치료에서 최면의 또 다른 활용은 이갈기에 사용한 것이다. Clarke와 Reynolds(1991)의 연구에서 이갈기 환자들은 턱 근육을 조절하도록 인식하는 방법의 암시를 제공받았다. 그 결과는 매우 인상적이었는데, 이갈기와 통증 둘 다 획기적으로 감소하였다. 마지막으로 최면은 더 좋은 치아를 위한 건강습관을 촉진하는 데 성공적으로 이용되어 왔다(Kelly, Mckinty, & Carr,

1988). 양치 시간을 늘리는 암시로 치과적 문제들을 예방할 수 있었던 것이다. 많은 치과치료에서는 치료가 진행되는 동안 환자가 헤드폰을 통해 들을 수 있게 일반화된 이완 테이프를 사용하여 최면이 치료와 쉽게 통합될 수 있게 하였다. 물론 더 좋은 반응들은 개인에 맞추어 접근할 때 일어나지만, 보다 더 좋은 것은 치료에서 최면에 몰입하기 위한 시간, 관심, 수단을 갖는 것이다.

2. 범죄수사에서의 최면

지난 십여 년간 최면은 범죄 수사의 과정에서 목격자, 피해자, 용의자에게 기억을 재생하거나 목격과 증언을 강화하기 위해 자주 사용되어 왔다(Sheehan & McConkey, 1993). 기존 연구를 살펴보면, 최면이 기억을 강화하는 영역에서 더 많은 신뢰도를 인정받았다는 것이 입증되었다.

수사과정의 한 부분으로, 특히 어떤 방법으로도 단서조차 얻을 수 없을 때, 최면은 의식적으로 기억할 수 없는 사람이 범죄의 세부 사항을 기억하려고 시도할 때 회상을 촉진시키는 데 사용될 수 있다. 종종 사람의 의식적인 정신은 범죄로 희생되거나, 범죄를 목격하는 경험을 하는 동안 여러 감정들(공포, 트랜스, 혼란)에 흡수되어 의식적 기억이 희미해진다(Udolf, 1983). 이는 인간 정신의 이중적 특성(의식과 무의식) 때문에 억압된 것으로 의식적인 발견이 어려웠던 기억과 세부사항들은 무의식적인 곳에서 발견할 수 있다(Kroger, 1977; Schefin & Shapiro, 1989).

많은 범죄 사례에서 최면으로 획득된 정보를 통해 사건이 해결되었다. 저자의 사례는 경북 구미에 있는 조그만 다방 내실에서 3명의 여종업원이 함께 잠을 자던 중 한 명이 살해당한 사건이었다. 같이 잠을 잤던 종업원들은 당시에 아무것도 듣지도 보지도 못하였다고 진술하였다. 그중 한 명에게 최면을 실시한 결과 당시 사건을 기억하여 살인 용의자를 회상해 낼 수 있었다. 이 내용을 바탕으로 수사를 진행하여 범인을 체포하였다. 이처럼 최면이 결정적인 정보를 제공하게 되어 범죄가 해결된 사례가 많다(고제원, 2003).

법정에서 최면에 따른 증언을 인정할 것인가 하는 문제는 지금까지도 논쟁에 휩싸여 있다. 전문가들은 기억에 관한 최면의 잠재적인 유해한 효과 때문에 최면에 따른 증언이 명백한 것인지에 관한 문제로 논란이 되고 있다(의도적이거나 비의도적으로 잘못 암시된 기억들). 한쪽은 최면 걸린 사람에게서 얻어진 정보는 다른 방법으로 얻어진 정보들과 마찬가지로 사용 가능하고 믿을 만한 것이며 최면이 기억을 반드시 왜곡하는 것은 아니라고 주장한다. 다른 한편은 최면이 기억을 변형시키고, 최면에 걸린 목격자는 최면 중에 거짓말을 할 수 있으며, 기억의 빠진 부분에 환상의 산물이나 수사관이 교묘한 질문을 포함시켜 기억을 메울 수 있다고 주장한다. 이러한 논란 속에 샌프란시스코의 검사이며 최면전문가인 Alan Scheflin는 과학수사의 배경뿐 아니라 임상에서 최면 사용의 타당성을 법의학적 의미로 설명하였다(Scheflin, 2001).

이러한 논쟁은 실제로 기억의 특성과 관련이 있다. 어떤 면에서 최면과 기억에 관한 두 견해는 옳으며 대립은 거짓이 된다. 기억의 '둘 중의 하나'라는 특성 때문에 발생하는 논란은 이 경우에서 유용한 이분법은 아니다. 모든 인간의 기억은 경험의 왜곡이다. 기억은 한 사건의 내적 표상이며 사건 그 자체는 아니다. 경험되고 기억되는 과정은 무엇이 주의해야 할 중요한 것인가를 고려하는 가치, 기분, 외적 혹은 내적 초점, 기대, 비슷한 상황에서의 이전 경험들, 그리고 반드시 고려되어야 할 다양한 여러 요인 등을 포함하는 많은 요인들의 영향을 받는다.

정식 최면을 통해 얻어진 기억은 일상생활에서 자연스럽게 생각한 기억과 같이 많은 사람들이 인정한 객관적인 경험과 같은 정도로 믿을 만하다. 또한 최면 중 혹은 최면에서 깨어난 상태의 기억은 의식적, 무의식적 정보처리 과정에서 이전에 언급한 여러 요인들 때문에 경험을 왜곡시킬 수 있다. 길모퉁이에 서 있는 열 사람이 같은 사건을 보고 경찰에서 각기 다른 견해를 제시하는 이유는 무엇일까?

저자의 견해로는 최면을 통해 획득된 정보는 다른 방법으로 획득된 정보들과 같은 방법으로 취급되어야 한다고 생각한다. 누군가가 거짓말을 하려 한다면 최면은 어떻게 할 수 없다. 만약 누군가 한 가지 경험을 왜곡하고 허위진술을 한다면 그것은 최면 때문일 수는 없다. 그 사람은 기억의 공백을 채우기 위해 다른 사람의 암시나 정상적인 최면을 필요로 하지 않는다. 이러한 과정은 모든 인간에게 일어나는 것이다. Peter Sheehan(1995)과 Kevin McConkey(1992)는 최면이 기억왜곡을 일으킨다는 비난은 기억왜곡이 최면만으로 발생한다는 명백한 증거가 있을 때는 합리적이라고 한 의견에 전적으로 동의한다.

최면 중에 나타난 기억의 신빙성에 관해 두뇌활동을 살펴보면, 좌반구와 우반구의 분리된 뇌의 활동영역과 자극이나 반응으로 나타난 뇌의 활동을 실시간에 살펴볼 수 있는 fMRI, PET, DOT 등과 같은 기법의 발달로 최면상태에서는 우반구의 활동이 증가한다는 연구결과(Gruzelier, 1998)가 있었다. 또 우반구는 좌반구에 비해 목격한 정확한 사건들만을 기억하고, 일어나지 않았던 사건들을 잘못 재인하는 일이 좌반구보다 적다는 연구결과(Koustaal & Schacter, 1997)를 고려해 보면 최면 중에 나타난 기억은 보통 기억보다도 더 정확하다고 할 수 있다.

또한 최면이 기억을 증진시킬 수 있는가의 문제를 살펴보자. 최면에 유도되면 기억항진이라는 현상이 나타나는데 보통 우리는 어떤 내용을 기억하려고 할 때 현실에 근거를 두고 시간적 순서에 따라 언어를 사용하는 이차적 사고과정으로 처리한다. 그러나 최면상태에서는 비언어적이고 그림같은 환상이 가득 찬 일차적 사고과정으로 처리하게 되어 좀 더 많은 내용을 기억할 수 있다. 그리고 최면상태에서는 자발적으로 혹은 최면가의 암시에 따라 환상이나 상상력이 증가하여 각성 시보다는 자세하고 생생하게 어떤 영상을 볼 수 있게 된다(Hilgard, 1992). 기억력도 각성 시보다 증가되어 현재의 감정과 연관된 잊혀졌거나 억압되었던 사건을 떠올릴 수 있다. 따라서 최면상태에서는 기억을 증진시킬 수 있는 현상이 나타나므로 최면이 기억을 회복할 수 있는 가장 좋은 도구라는 것을 입증할 수 있다.

최면수사의 상황에서 또 하나의 잠재적 유용성은 목격한 것이나 범죄로 야기된 긴장 혹은 고통을 경감하도록 도와주는 것이다. 능숙한 치료자는 피해자나 목격자를 다른 정신의 틀로 이끌어 편안하게 하는 방법으로 사용할 수 있고, 그 사람에게 일어난 사건에서 또 다른 경험으로 그의 관심을 옮겨 줄 수 있으며, 경험의 불편한 차원에서 상대적으로 중립적인 차원으로 옮기도록 도와줌으로써 정신적 충격을 경감시키도록 도울 수 있다. 정신적 충격을 경험한 사람이 그 사건에 대해 내린 결론은 회복의 비율과 정도와 관련이 있다. 정신적 충격의 상세한 기억을 떠올리는 사람의 정서 상태에 대한 특별한 관심은 범죄수사에서 최면 사용의 통합적인 부분임에 틀림이 없다. 따라서 정서적인 안정과 안녕을 보장해 주는 마음의 기제는 최면의 한 부분이다. 왜냐하면 상처받은 기억을 홀로 수행토록 내버려두는 것은 다른 면에서 이미 상처받기 쉬운 인간에게 또 하나의 더 큰 정신적 충격이 될 수 있기 때문이다(Spiegel, 1993).

3. 교육에서의 최면

가르치는 것과 배우는 것은 다양한 수준에서 많은 양의 정보를 처리하는 매우 섬세한 과정이다. 첫째, 가르치는 것은 학생들의 관심과 주의를 사로잡는 방법을 배우는 경험이다. 이는 어느 정도 최면을 유도하는 데 없어서는 안 되는 기술이다. 둘째, 가르치는 것은 학생들이 사용할 수 있는 방법으로 정보를 제공하는 것이다. 이는 어느 정도 최면을 이용하는 데 필요한 기술이다. 그리고 셋째, 가르치는 것은 학생 스스로 학습할 수 있는 사람이 되도록 하는 법을 제공하는 것이다. 이는 최면을 사용해서 결과를 통합적으로 다루는 데 필요한 기술과 같다. 그래서 학생들은 교사 없이도 자기충족감을 갖고 배움의 동기를 유지하는 방법을 배우는 것이다. 교사가 유치원생을 가르치든, 박사학위 과정을 가르치든 효과적으로 가르친다는 것은 최면 과정과 유사한 단계를 포함하고 있다.

또한 배우는 것은 다양한 단계의 과정이다. 이론을 배우는 것은 당연히 복잡한 세계다. 이것을 단순하게 하기 위한 효과적인 학습은 다음의 기본적인 단계를 포함한다. 첫째로 배울 자료에 어느 정도 주의력이 있어야 한다. 둘째로 외부세계로부터 내면의 세계로 자료를 가지고 올 방법이 있어야 한다. 사람의 감각(시각, 청각 등)은 주변의 세계로부터 정보를 수집하는 수단이다. 하나 또는 그 이상의 감각을 통해 들어온 정보를 가지고 의식적으로 혹은 무의식으로 외부세계를 지각한다. 주어진 시간에 어떤 감각이 유용한지 결정하는 것은 얼마나 많은, 그리고 어떤 정보를 획득하느냐에 달려 있다(Lankton, 1979). 예를 들면, 외부의 시각적 정보인 그래프나 차트를 기억하려고 할 때 내적 감정에 대한 높은 수준의 자각은 필요치 않다. 셋째로 미래의 학습을 위한 체계를 만들기 위해서 요구될 정보와 조합함으로써 내적으로 정보를 조직하는 방법을 알아야 한다. 넷째로 필요할 때 내면에서 정보를 인출할 수 있는 방법을 알아야 한다. 이러한 배움의 단계는 최면과 유사한 과정이며 최면으로 배움의 효과를 증진시킬 수 있다.

최면은 불안을 감소시키고 집중력을 증가시키는 도구로 학습을 도와주는 데 사용될 수 있다. 불안은 상위 단계로 나아가는 것을 방해할 수 있다. 그리고 집중력이 부족한 것은 내부 구조를 혼란에 빠뜨리는 것만큼 정보에 대한 주의를 흩뜨리는 것이다(Stanton, 1993).

많은 창의적인 교사들은 여러 면에서 그들의 강의에 최면을 이용하고 있으며, 정규적인 이완과 심상화 과정 등을 사용하여 학생을 지도하기도 한다(Wark, 1996; Wolf, 1986). 많은 학생들이 자기최면 연습을 통해 학습기술을 발달시키고, 불안을 조절하여 집중력을 기르며, 학습내용을 체계화하는 방법을 배운다. 교육의 영역에서 최면이 정식으로 사용되든, 비공식적으로 사용되든 간에 강의와 학업성 양쪽 모두를 증진시킬 수 있다(Shames & Bowers, 1992).

4. 사업에서의 최면

사업 분야에서는 정식 최면을 사용하기가 어렵고 비공식적인 형태의 암시를 사용하는 편이다. 최면의 주된 정의가 상호 간에 영향을 미치는 의사소통이라면, 사업 상황에서 의사소통이라는 원리는 회사를 번창하게 하거나 망하게 할 수도 있다. 자신의 생각을 명확하고도 융통성 있게 다른 사람에게 전달할 수 있는 능력을 지닌 사업가는 모든 단계에서 성공 가능성이 커진다. 판매 계획의 발표, 말썽 많은 종업원이나 상사에 대한 전략적인 조정, 효과적인 취업면담, 의미 있는 수행평가, 작업 목표설정, 바람직한 작업환경 조성 및 기타 사업상의 여러 측면을 다루는 모든 일은 결국 의사소통과 영향력이 문제인 대인관계의 상호작용에 따라서 좌우된다. 종종 사업상담에서 경직되고 문제가 있는 의사소통 방식을 파악하여 그것들을 좀 더 융통성 있는 접근방식을 사용토록 제시하면 여러 가지로 사업을 발전시키는 데 도움을 줄 것이다. 이러한 개입을 최면이라고 부르지 않지만 하나의 최면유형임이 명백하다.

5. 스포츠에서의 최면

격렬한 운동경기에 몰두하는 것은 육체적 조정과 정신적 집중을 수반한다. 최면은 이 양쪽 모두를 촉진시키는 도구로 쓰일 수 있다. 운동선수가 몸을 정확하게 조정하는 것은 뛰어난 수행에 필수적이다. 운동선수들이 종종 '근육 기억'이라고 부르는 것은 각각의 팔다리 근육이 성공적인 수행을 위해 어떻게 위치해야 되는지를 인식하고 있는 것이다. 정신과 몸의 관계를 확장한 육체적 조정은 운동선수가 그들의 재능의 한계를 높이기 위해 몸을 움직이는 데 도움을 준다. 강한 집중력을 요구하는 것은 당연하다. 당면한 과제에 대한 주의 초점을 위한 기술로서 최면은 유효하고 강력한 도구다(Liggett, 2000; Morgan, 1993).

최면은 집중력과 신체 조절기능을 보강할 뿐만 아니라 경기에 내재된 긴장이나 자기불신감을 효율적으로 조절하도록 도울 수 있다. 더욱이 자기최면을 통하여 긍정적인 기대를 형성하고 자기 자신과 긍정적인 의사소통을 함으로써 성과를 극적으로 향상시킬 수 있다. 성적 부진(슬럼프)에서 헤어 나오지 못하는 운동선수 중에는 실패의 심상을 가지고 있어서 실제로 쉽게 패배하는 경우도 있다. 이런 경우 최면 및 자기최면을 통하여 긍정적인 심상을 구축함으로써 운동선수의 수행을 완전히 바꾸어 놓을 수 있다. 엄밀히 말해서 최면이 운동선수에게 없던 재능을 부여하지는 못한다. 단지 그가 기존에 가지고 있던 재능을 증폭시키고 자신이 가지고 있는 가능한 한 많은 재능을 도출할 수 있게 해 준다.

제10장

최면유도 전략

1. 전통적이고 구조화된 최면유도
2. 최면 과정의 시작
3. 심화 기법

제 10 장

최면유도 전략

사람들은 일상적으로 어떤 유도나 의식 없이도 경험적 몰입, 집중, 자연적인 의식 분리의 상태를 경험한다. 이런 자연적인 최면상태가 실험실이나 치료 환경에서의 최면과 같은 것인지 논쟁거리이긴 하지만 어쨌든 상당히 많은 공통점을 가지고 있는 것은 사실이다. 이론적으로 다른 사람을 최면으로 유도하는 것은 특별히 어려운 일은 아니다. 사실 최면유도가 어려운 일이 아님에도 피최면자가 집중력이 낮거나, 동기가 부족하거나, 최면에 대해 부정적인 편견을 가지고 있거나, 최면에 대한 공포가 있거나, 의사소통의 상호역동이 적절한 상황에서 적용되지 않는다면 아주 어려워질 수도 있다.

생활 속에서 자연스럽게 최면 현상을 경험하는 능력은 생존에서 매우 중요한 것이다. 운전 중에 교통신호 변화를 파악하거나, 읽고 있는 책에 집중하거나 이해하려고 노력하거나, 사랑하는 사람과 함께 한 중요한 정보에 집중하는 것들 모두 효과적인 삶의 핵심적인 요소가 되는 다양한 최면 경험들이다. 어떤 자극에 주의를 집중하는 짧은 동안의 최면 상황은 다른 어떠한 저항도 존재하지 않는다. 그러나 이와 반대로 타인의 유도에 따라서 최면을 경험하는 것은 통제력, 힘, 책임감 등의 관계 역동이 발생한다. 이런 역동을 고려하여 당신이 어떠한 특정 암시의 형식을 선택하는가가 중요하다. 예를 들어, 암시적인 피최면자를 최면유도할 때, 협조와 허락을 부탁하는 암시 형태보다는 순종을 강요하는 권위적인 명령의 형태를 사용한다면 피최면자에게 더 큰 영향을 미칠 수 있다.

최면유도라는 말은 최면가가 피최면자에게 무언가를 한다는 의미를 내포하고 있다. 어떤 피최면자에게 최면이라는 말은 종종 제한되고 심지어 잘못 이해되기도 한다. 피최면자는 최면가의 암시에 따른 수동적인 저장소가 아니라 활동적인 힘을 발휘하여 상호교환을 형성하는 능력을 갖고 있다. 따라서 최면가는 각 개인의 독특한 반응에 의미 있게 대처해야만 한다. 최면유도라기보다는 각 개인을 최면의 상태로 이끈다는 말이 최면가의 역할에 대한 정확한 표현일 것이다. 최면으로 이끄는 능력은 피최면자가 경험한 것을 정확하게 알 수 없기 때문에 그들만의 방식으로 최면을 경험하게 하는 것이 바람직할 뿐만 아니라 꼭 필요한 일이기도 하다. 한 개인을 최면상태로 이끄는 과정은 기본적인 초점을 유지시킨 후 최면가의 의사소통을 통해 자극한 그들의 경험에 집중하도록 하게 하는 것이다.

표 10-1 최면유도의 단계
1. 최면의 소개 및 집중력 확보
2. 최면유도 및 반응양상 형성(강화)
3. 치료적 응용
4. 연결 끊기 및 재소개

최면 상호작용은 〈표 10-1〉에서와 같이 4가지 단계에 의해 일어난다. 각 단계는 하위 구성요소로 나누어질 수 있다. 피최면자에게 최면의 준비를 하고 정신집중을 하게 하는 등의 첫 번째 단계에 앞서, 최면가는 피최면자에게 먼저 최면에 대해 소개하고 최면의 장점과 목적을 설명한 후 치료에 대한 협조를 요구한다. 최면가가 "자, 이제 시작합니다. 편안한 자세를 취하세요."라고 최면이 시작됨을 알리는 것이 바로 최면가가 피최면자를 준비시키는 것이다. 최면가는 명확하게 피최면자에게 암시에 정신을 집중해야 한다는 것을 알려야 한다. 이러한 준비사항들은 피최면자의 동기, 최면에 대한 개념, 개인 목적의 정의, 구체적 증상에 관한 확인, 피최면자의 반응 평가, 의사소통 형태 및 적용, 목표 중심적으로 상호교환 등이 첫 번째 단계에 속하는 것이다. 이제 최면 상호작용의 두 번째 단계인 최면유도와 최면상태의 강화 혹은 심화에 대하여 논의해 보자. 먼저 최면유도에는 몇 가지 목적이 있다.

1. 최면유도는 피최면자가 자신의 주의를 집중할 수 있도록 구체적인 자극을 제공받는 것이다. 이 자극은 정상적인 각성상태와 최면상태 사이의 교량 역할을 한다.
2. 최면유도는 의식적인 마음이 통제되고, 이어서 무의식의 연상 능력을 증폭시켜서 의식을 해리시킨다. 즉, 의식과 무의식의 해리를 촉진하는 것이 최면유도의 주된 기능이다. 이때 발생한 해리의 정도를 통하여 최면 경험의 깊이를 측정할 수 있다.
3. 최면가의 유도에 따라서 특정한 반응양식이 생길 수 있는데, 이를 '반응양상(response set)' 이라고 하며 최면유도를 통하여 얻을 수 있다.

최면유도는 상호작용의 전반에 걸쳐 명백히 중추적 역할을 한다. 따라서 최면가의 수만큼 많은 최면유도법이 있다고 할 수 있고 그 모든 것을 다 열거하는 것은 실용적이지도 않고 바람직하지도 않다. 여기서는 보다 유용하고 흔하게 사용되는 몇 가지만을 언급하려고 한다. 우선 최면유도법은 크게 두 가지로 나누어 볼 수 있다. 하나는 전통적 유도법이고 또 하나는 비형식적 유도법이다. 여기서는 전통적 유도법에 대해 살필 것이다.

1. 전통적이고 구조화된 최면유도

이 장에서 사용하고자 하는 전통적이라는 용어는 두 가지 의미를 가지고 있다. 하나는 전통적이라는 말 자체에 들어 있는 문자 그대로의 직접적 의미다. 말하자면, 오랜 기간 동안 효과적으로 사용되었고 세대를 거쳐 최면가들에게 이어져 내려왔다는 의미다. 또 하나는 이미 언급한 최면의 전통적 모형과 관련이 있다. 즉, 매우 지시적이고 의례적인 최면유도 과정에 대한 것이다. 전통적인 방식은 최면으로서의 상호작용을 명확히 정의하고 피최면자의 최면능력을 평가하기 위해, 전통적이고 기본적인 유도 절차를 강조한다. 그러므로 중요한 점은 피최면자가 최면가의 객관적인 암시에 얼마나 잘 반응하며, 사용하는 접근법에 피최면자가 얼마나 잘 반응하는가를 결정하는 데 있다. Spiegel(1978)은 불변하고 구조화된 방법으로서의 최면유도 접근의 기초를 다음과 같이 묘사하였다.

> 정신적, 행동주의적, 현상학적 반응과 관련된 체계적인 질문을 하기 위해서 표준화된 유도 절차를 이용하면 다양한 최면가에 의한 변수의 영향이 극소화되어 피최면자의 최면능력이 체계적으로 파악될 수 있다.

형식적이고 구조화된 각 유도방법들은 기법으로 통합하여 정의할 수 있는 필요한 주요 개념이나 어구가 거의 없다. 그러므로 이런 주요 어구와 주요 개념들은 기법으로 활용하기 위해 반드시 만들어져야만 한다. 이런 최면을 치료적인 응용으로 촉진시키는 데는 최면가들이 구조화된 접근을 선택하여 체계화시켜야 하지만, 여전히 피최면자의 개인적 필요와 특성에 따라 그 단어의 선택이 다양해진다는 데 문제가 있다.

실제로 임상최면에서는 이러한 기법들이 별 가치가 없지만 단지 최면의 기본적인 기술로 습득해야 한다. 당신은 경험을 통해 완전히 똑같은 기법으로도 피최면자에 따라 얼마나 다양한 반응이 나타나는지를 알게 될 것이다. 효과적인 최면유도를 하기 위해 가장 중요한 기술 중 하나는 충분히 관찰하여 얻은 반응을 최면상태가 증폭되도록 사용하는 것이다. 만약 최면을 유도하는 방법이 효과적이지 않다면 다른 형식이나 기법으로 자연스럽게 변화시키는 유연성도 있어야 할 것이다. 피최면자의 반응이 원하는 것이 아닐 때 중간에 기법을 멈추는 것은 충분히 받아들여지는 일이다. 최면유도 중에 자연스럽게 유도 방식을 바꾸는 방법으로, 지금 있는 곳에서 다른 곳으로 옮겨 갈 수 있게 이끄는 것을 '전환 설명(transitory statement)'이라고 한다. "자, 이 방법으로 안 되겠군요. 이렇게 해 봅시다."라는 말을 해서는 안 되며 대신에 다음과 같이 자연스럽고 받아들일 수 있는 방법을 사용할 수 있다.

> 좋습니다… 몸을 조금씩 움직여서 편하게 하십시오… 그리고 이제 당신은 옛 경험을 하기 위하여 저에게 집중할 필요가 없다고 생각할지도 모릅니다. 제 말에 주의를 기울이지 않아도 됩니다… 그리고 이제 제가 말하는 것보다 훨씬 더 편안한 것으로 당신의 마음을 옮겨 보는 것은 어떨까요…

이런 설명은 피최면자에게 소위 저항과의 직면 없이 자신 마음대로 최면을 경험하도록 허락하는 것이다.

2. 최면 과정의 시작

최면을 시작할 때는 일반적으로 최면가가 원하는 최소한의 반응이 피최면자로부터 생겨나도록 해야 한다. 사람들은 의식적인 상태에서 최면 현상을 발생시키고 경험하기 때문에 이런 것들이 꼭 필요한 것은 아니지만, 피최면자를 편안하고 수용적인 상태로 만들어야 하는 치료 상황에서는 최면가의 기대 반응들이 기본이 된다.

피최면자가 편안한 신체 자세를 취하도록 직·간접적으로 암시하는 것은 좋은 출발점이 된다. 최면상태에 있는 동안은 몸을 움직이지 않는 마비상태이므로 자세를 바꾸기 위해서는 노력이 필요하다. 따라서 최면가는 최면 중에 아무런 노력을 하지 않고도 오랫동안 고정된 자세로 있을 수 있음을 알려 준다. 두 번째로 고려해야 할 것은 호흡을 편안히 하도록 암시를 주는 것이다. 무엇이 일어날 것인가를 미리 예견하거나 마음이 흩어져 버리면 호흡이 불규칙해지거나 무의식적으로 호흡을 중단하는 경우가 나타날 수 있다. 세 번째로는 피최면자에게 내적 집중을 할 수 있도록 눈을 감으라고 암시를 한다. 피최면자가 편안해지고 최면가에 대한 반응이 증가하면 최면유도가 진행된다. 피최면자에게 눈을 감도록 하는 데는 직·간접적 방법이 있다. 일반적으로 그냥 "눈을 감아 주시겠습니까?"라고 직접적으로 말할 수 있으며, 최면가가 스스로 눈을 감는 모습을 보여 줄 수 있다. 최면가는 스스로 눈을 감으며 "당신은 지금 눈을 감을 수 있습니다… 지금… 그리고 편안하게 하십시오."라고 암시할 수 있다. 이 첫 부분에서 고려해야 할 점은 피최면자가 하는 모든 행동을 최면으로 들어가는 기초로 활용해야 한다는 점이다. 이것은 피최면자에게 이야기를 하거나 최면으로 들어간다는 것을 암시하면서 이루어질 수 있다. 예를 들어, "의자에서의 움직임이 당신을 좀 더 편안하게 만듭니다… 당신의 숨쉬기는 당신의 몸을 더욱 편안하게 합니다."와 같은 말들을 사용한다.

편안함을 느끼고 최면가에게 높은 반응을 보이는 피최면자는 최면유도를 쉽게 진행할 수 있다. 그러면 이제 최면을 유도하는 구체적인 기법들에 대해 알아보자.

1) 점진적 근육이완 기법

이완은 스트레스, 불안, 변화에 대한 공포, 그리고 자기방어를 줄이게 하는 효과가 있어 피최면자에 대한 최면가의 권한을 강화시켜 주어 모든 것들이 훨씬 통제하기 쉬워진다. 최면은 이완보다는 훨씬 더 심화된 개념이나, 이완은 위와 같은 이유들 때문에 치료의 기초 역할로 사용된다.

점진적 근육이완 기법은 신체의 다양한 근육들을 이완시키도록 하는 암시를 제공하는 것이다. 최면유도 과정에서 얼마나 많은 시간을 갖고 있느냐에 따라 신체는 여러 가지의 근육군으로 나누어질 수 있다. 피최면자의 머리에서 시작하여 점차 아래로 발까지 내려갈 수 있으며, 개인적 취향에 따라 반대로 할 수도 있다(가장 많이 받은 질문은 신체의 어디에서 시작해야 하냐는 것이다. 위에서 아래로 하는 것은 최면으로 들어가는 것을 암시하는 것이지만, 신체적 이완은 일반적으로 정신적인 이완보다 쉽게 이루어지는 것으로 아래에서 위로 하는 것은 인간의 정신을 순서의 마지막에 두는 것이라 할 수도 있겠다. 저자의 경험상으로는 두 방법 다 비슷하다.). 점진적 근육이완 기법은 아래와 같다.

> 잠시 동안 당신 몸의 여러 근육에 대해 묘사하겠습니다… 그리고 제가 각 근육을 이완시키면 당신은 당신의 근육이 얼마나 편하게 이완되는지를 알게 될 것입니다… 그러면서 얼마나 편한지를 느끼게 될 것입니다… 그리고 천천히 편하게 숨을 쉬면서… 당신의 발 근육이 편해짐을 느끼게 될 것입니다… 당신은 발

> 가락과 발, 발목의 근육들이 너무나 쉽게 이완되어 편안함의 감각을 느끼게 될 것입니다… 그리고 지금 당신의 종아리와 정강이가 이완되어 시간이 갈수록 편안함을 느끼게 될 것입니다… 그리고 지금 당신의 엉덩이가 이완되고… 당신의 배와 등 근육이 이완되고 편안해짐을 느낄 것입니다… 그리고 숨을 쉴 때마다 등과 가슴 근육이 이완되면서, 당신은 더욱더 편하게 느낄 것입니다… 그리고 당신의 팔이 점점 무거워지면서 편안해집니다… 이제 목 근육이 편안해지고 늘어집니다… 자, 이제 얼굴과 머리가 이완되어 너무 편안합니다. 어느 때보다 더 편안합니다…

위에 언급한 예는 더 길어질 수 있고, 혹은 더 축약될 수도 있다. 피최면자가 요구하는 만큼 반복할 수 있고 각각의 특정 근육군에 대해 편안하다는 암시들 때문에 느려질 수 있다. 그 순서를 통해서 진행하는 속도는 피최면자의 반응들에 기초를 두고 있어야만 한다. 만약 피최면자가 아주 긴장되어 있다면 더 한참 동안의 간격을 유지해야 한다. 만약 피최면자가 아주 빨리 편안해질 수 있다면 더 빠른 속도로 진행할 수도 있다. 아주 빠른 속도 때문에 서둘러지거나 아주 느린 속도 때문에 지루해지면 피최면자는 너무 쉽게 주의가 산만해지고, 유도 과정에 집중하지 못하게 될 수 있다. 암시가 피최면자의 지속적인 경험과 잘 맞지 않을 때 피최면자들이 훨씬 더 받아들이기 어렵다는 것을 기억해야 할 것이다.

점진적인 근육이완 기법은 실행하는 데 20여 분의 시간이 소요될 수도 있다. 그러나 대체로 처음에만 그렇다. 시간이 경과하면서 신체적인 이완에 대한 최면가의 지시에 따라 이완의 연상이 일어나며 이 기법을 시행한 지 얼마 되지 않아서 이완반응이 매우 빠르게 나타날 것이다. 어느 정도 연습이 되면 단순히 신체 부분들의 이름을 말하는 것을 경험하는 것은 세부적인 긴장이완의 암시들을 모두 제공하지 않아도 조건화된 결과로써, 피최면자로부터 순서대로 긴장이완 반응을 유도해 낼 수 있다. 이 방법은 시작할 때 시간이 걸리고 상세한 방법이 요구되지만 나중에는 실질적인 가치가 있다. 그렇지 않으면 다음 번 회기에서는 유도하는 데 더 많은 시간을 낭비할 것이다. 조건화 과정을 빠르게 하기 위해서 유도 내용이 담긴 녹음테이프를 사용하는 것도 무의미해진다.

두 번째 변형은 점진적 근육이완 기법과 동일한 원칙을 사용하는 것으로서 최면 과정의 한 부분인 숫자를 세어 내려가는 방법을 사용하는 것이다. 즉, "열, 발을 이완합니다. 아홉, 발에서 무릎까지를 이완합니다. 여덟" 하는 식으로 하나의 숫자를 부를 때 하나의 근육 군이 연상되도록 함으로써 조건형성이 되어 이후의 치료 시간에는 숫자를 세어 내려가는 것만으로도 그 숫자로 연상되는 특별한 근육 군에 이완반응을 일으킬 수 있다.

세 번째 변형된 방법은 '심화된 근육이완 기법'이라고 부른다. 몸 전체로 진행되는 것은 동일하지만, 특정한 근육 군에 집중하고 천천히 긴장을 가하도록 지시한다. 피최면자는 약 10초 동안 그 근육에 긴장을 유지하고 나서 긴장을 풀도록 하면 즉각적이고 충분한 근육이완을 느낄 수 있다. 한번 시도해 보라. 주먹을 10초나 15초 동안 단단하게 쥐고 있어라. 당신의 손이 점점 따뜻해지는 것을, 그러고 나서 쑤시는 것 같은, 그리고 잠깐 동안 당신이 만들어 낸 과도한 긴장으로 주먹은 흔들리기 시작할 수 있다. 더 이상 주먹에 힘을 줄 수 없을 때 손의 긴장을 풀도록 하라. 근육들의 긴장이 풀려서 느슨해졌는지를 느낄 수 있을 것이다. 만약 신체에 있는 모든 근육에 대해 이와 같이 실행한다면 당신이 얼마나 이완을 느낄 수 있는지 알게 되어 그 긴장이완은 아주 깊어질 수 있다. 이처럼 긴장과 이완 사이의 차이를 경험하는 것은 직접적이고 즉각적인 경험을 필요로 하는 매우 구체적인 사람들을 위해서, 그리고 또한 일반적으로 긴장이완에 어려움을 갖고 있는 사람들을 위해서도 좋은 기법이다.

점진적인 근육 긴장이완의 변형들은 가장 쉽고 효과적인 수행을 위한 유도 방법들이다. 한 단어라도 조심해서 사용해야 한다. 저자가 알고 있는 최면을 사용하는 사람들은 그들이 개인적으로 호감을 갖고 있는 유도 방법들을 사용하려는 경향이 있다. 저자는 이성에 따르지 말고 피최면자의 마음에 있는 필요에 따라서 유도 방법을 사용하라고 권유하고 싶다. 당신이 배운 각각의 유도 방법이 누구에게는 완벽하게 적용되고, 누구에게는 불쾌하게 적용되는지를 심사숙고해 보는 것이 현명할 것이다. 예를 들면, 점진적인 근육 긴장이완은 그들의 신체에 초점을 맞추어야 한다. 그러나 신체에 고통을 겪고 있는 사람에게 이러한 신체 지향적인 기법을 사용하는 것은 권장할 만한 것이 못 된다.

2) 편안한 장면의 경험

이 기법은 피최면자에게 자신이 가장 편안하며 행복하다고 느낄 수 있는 어떤 특별한 장소에 있다고 경험하도록 암시를 주는 것이다. 그 장소를 상세하게 묘사해 감에 따라 피최면자는 점점 더 실제로 거기 있는 것 같은 경험을 하게 된다.

우선, 피최면자의 긴장을 풀기 위해 가고 싶은 특별한 장소를 알고 있는지 직접 질문할 수 있다. 일상의 스트레스로부터 탈출하기 위해서 단순히 편안해지기 위한 장소를 제공할 수 있다면 피최면자의 편에서 제시된 암시

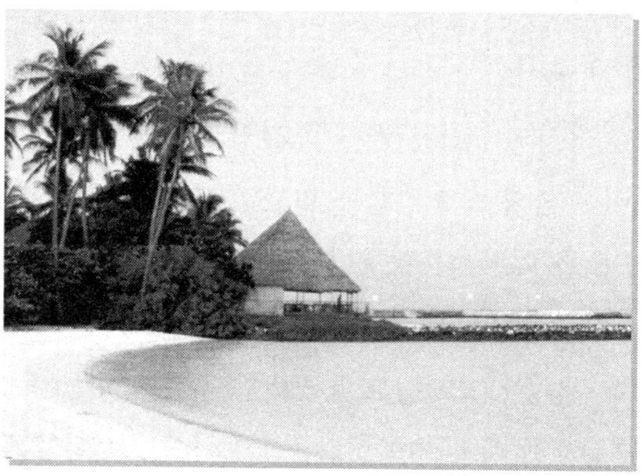

를 경험하도록 해 주는 것인데, 유도 방법에 사용되는 그 장소가 편안함을 주는 특성들을 경험하게 해 줄 것이다. 두 번째 가능성은 피최면자를 위해 합리적으로 신뢰할 수 있는 장소

를 선택해 줄 수 있다. 그곳은 편안하게 느낄 수 있는 장소가 될 것이다. 이것은 맹목적적으로 될 수 있으므로 위험한 선택일 수도 있다. 왜냐하면 선택한 장소에 대한 피최면자의 경험을 알 수 없기 때문이다. 만약 피최면자를 위한 장소를 선택한다면 다음과 같이 질문하는 것이 중요하다. "당신은 전에 해변가(산, 놀이공원…)에 가본 적이 있습니까? 당신이 그 장소에 있었을 때 당신의 경험을 어떻게 묘사할 수 있습니까? 최면가가 즐거운 장소라고 생각하지만 피최면자에게는 즐거워하지 않는 장소로 유도할지도 모르는 가능성을 가질 수 있기 때문이다. 물론 유도를 진행해 나갈 때 피최면자로부터의 비언어적인 피드백 또한 가치가 있다. 그러나 시작하기 전에 예방적인 접근을 채택하기보다는 이미 시작한 이후에 그것을 활용할 수도 있다. 세 번째 가능성은 유도 과정 중에 경험을 촉진시키기 위한 셀 수 없을 정도로 많은 암시들을 사용함으로써 특정한 장소에 대한 어떤 내용의 언급을 회피할 수도 있다.

피최면자에게 특정 장소의 세부사항들을 제공하는 경우, 그 장소에 대한 경험을 묘사할 때 감각기관에 기초를 두는 조건들을 사용함으로써 제시된 경험에 좀 더 깊이 몰입하게 할 수 있다. 왜냐하면 피최면자가 이미 말해왔던 세부사항들을 사용하고 있는 중일 수도 있다. 여러 감각양식으로 제시된 경험들을 제공하는 것은 유도를 완성할 수 있다. 그 다음 그 장소에 존재하였던 풍부한 경험에 몰입시키기 위해 최면가가 중요하다고 생각하였던 것을 제공한다. 피최면자가 제시된 경험에 더 많이 몰입할수록 더 해리된 상태가 되고, 현재 있는 장소의 지속적인 연관성으로부터 분리되어 더 유의미한 최면을 경험하게 된다.

다음은 긴장이 풀린 장면의 경험을 유도하는 방법의 한 예다. 모든 암시들은 바닷가에서 있었던 경험과 관계가 있다. 그리고 시각 지향적인 암시들로 시작하여 청각적인, 그리고 신체접촉적인 것들을 사용하는 순서로 암시를 구성한다.

…언젠가 당신의 삶에서 바다에 아주 가까이 있었던 경험을 갖고 있을 것이다. 그 바다를 바라보면서 아름다움과 웅대함 속에서… 그리고 이제 당신은 당신의 마음의 눈으로 그 바다를 바라보기 시작할 수 있다… 거대하고 신비한 그리고 당신은 바다가 땅을 덮고 있는 것을 볼 수 있다. 당신이 볼 수 있는 한 아주 멀리 볼 수 있다… 그리고 수평선 위에 멀리 있는 큰 배와 작은 배들 물 위를 항해하는… 그리고 당신은 물결이 말리고, 물결치는 파도를 볼 수 있다. 당신의 앞에서 부드럽게 리듬감 있게 바다 위로 파도가 철썩철썩 밀려온다… 그리고 당신은 파도소리를 들을 수 있다. 그 파도가 부드럽게 바닷가에서 다시 밀려올 때… 그리고 파도의 부드러운 소리는 너무 편안함을 주는 소리고… 그리고 당신은 시원한 바닷바람을 얼굴에서 느낄 수 있다… 너무 신선한 그리고 아직은 그렇게 많이 긴장이 풀리지는 않았지만… 위로해 주고, 진정시켜 주는 당신을 그렇게 깊이…

최면가가 사용할 특별한 장소가 바닷가, 숲 속, 안방, 아니면 피최면자가 편안함을 발견한 어떤 장소이든지, 그 장소는 아마도 감각적 기쁨으로 가득 차 있는 곳일 것이다. 최면가는 그 기쁨을 피최면자가 최면상태로 편안하게 유도될 수 있도록 사용할 수 있다. 가능한 한 감각적으로 묘사된 언어를 많이 사용하라. 적절하게 제공하면 할수록 피최면자들이 그 장소를 연상하기 쉽다. 한마디의 말이라도 조심하라는 말이 또한 적용된다. 최면가가 제공하는 게 더 상세할수록 의도하지 않은 적절하지 못한 암시들을 점점 더 많이 제공하게 될지도 모른다.

결론은 편안한 장면 경험을 위한 과정들을 사용하는 것이다. 환자가 자신의 경험을 이야기하면 최면가의 경험을 제공하지 말아야 하며 일반적인 암시들의 제공으로 피최면자에게 잘못 짝 짓게 될 가능성이 줄게 된다. 그러나 이러한 유도 과정의 단점은 더 짧고 반복적이라는 것이다. 만약 경험의 세부사항들이 없다면 그것에 대해서 말할 것이 상당히 적을 것이다. 편안한 장면 유도의 과정에 기반을 두거나 내용이 없는 경우는 다음과 같이 유도할 수 있다.

당신이 그곳에서 눈을 감고 편안하게 계속 앉아 있을 때, 당신은 당신의 마음을 어떤 특정한 장소의 기뻐할 만한 기억으로 흘러가도록 내버려 둘 수 있다. 아마도 당신이 가 본 적이 있었던 특정한 장소에서 당신은 매우 기분이 좋고… 매우 편안하고, 행복한 느낌을 느꼈을 것이다. 아니면 아마도, 당신이 만들어 내고 싶은 장소일 수도 있고… 거기 가서 충분히 느낄 수 있다. 그 장소에 있을 때 얼마나 평화롭게 느꼈는지… 그리고 당신은 바로 지금 그 장소에 당신 자신을 가도록 허락할 수 있다. 당신의 마음속에서… 당신은 그곳에 있는 자신을 느낄 수 있다. 편안한 감정을 느끼면서 당신이 거기서 느끼고 싶어 하는… 그리고 당신은 인지할 수 있다. 긴장이 풀린 장소의 특정한 소리들을, 당신을 위로하는… 그리고 당신은 당신의 마음속에서 그 장소의 이미지를 볼 수 있다. 이 특정한 장소가 당신에게 얼마나 기쁨을 주는지 느끼면서… 그리고 당신은 거기서 아주 좋은 느낌을 가질 수 있다.

장소의 감각적인 세부사항들에 대해서 계속 진행하는 것은 가능하다. 최면가가 어떤 생각을 가지고 있지 않더라도 피최면자가 선택한 그 특정한 장소에서 편안하게 느낄 수 있는 장소라면 이 기법은 효과적이다. 피최면자가 만들고 싶고, 가고 싶어 하는 장소를 위해서 예시한 암시를 주목하라. 피최면자가 좋게 느꼈던 장소를 가지고 있지 않은 경우도, 그러한 장소를 상상하도록 허락할 수 있다. 최면유도에서 깨어난 후 나중 치료에 그러한 '안전한 장소' 는 매우 도움을 주는 도구가 될 수 있다(Rhue & Lynn, 1993; Smith, 1993; Spiegel, 1993).

3) 시선고정 기법

최면유도 기법 중에서 가장 오래된 것들 중의 하나로 시선고정 기법이 있다. 영화 속에서 대중화되었고 종종 고전적인 최면가들이 사용하였다. 이 방법은 특별한 어떤 자극에 시선을 고정시키는 것이다. 자극은 천장이나 벽에 있는 얼룩, 최면가의 엄지손가락, 흔들리는 시계나 수정구, 벽난로, 촛불, 어항, 모래시계 등 어떤 대상이든지 사용할 수 있다. 이완하라는 암시에 대하여 동시에 반응할 수 있을 만큼 피최면자의 주의를 끌 수 있는 것이면 충분하다.

피최면자가 물체를 바라보고 있는 동안 그 물체를 상세히 관찰하게 하고, 시선을 고정하고 있는 동안 점점 더 이완되는 것을 경험할 것이라고 암시한다. 이 기법에는 약간의 속임수가 있다. 피최면자는 눈을 치켜떠야 한다. 그들의 눈동자가 자극물을 응시할 때 그 자극은 생리적으로 최면가의 요청에 작용하게 된다. 눈의 피로가 당연히 일어나고 마치 최면가가 암시한 것처럼 눈이 무거워짐과 동시에 피곤해짐을 경험한다. 그래서 피최면자는 피곤함의 감각들은 당연히 자연적인 것이 아니고 최면가의 암시 탓으로 돌리게 된다. 이 방법은 무엇이 유용하고, 무엇이 유용하지 않은지를 결정해야 한다. 혼자 힘으로 눈을 감게 하는 것은 잠시 동안의 시간이 걸릴지도 모른다. 어떤 피최면자의 반응에서는 그것이 불필요할 수도 있다. '의지의 시험' 이라는 상황은 피최면자와 최면가 사이에서 시간이 흘러도 피최면자가 여전히 눈을 감지 않고 있을 때 나타나며, 나중에 저항, 직면, 분석과 같이 다루어야 할 부분들이다. 때로는 눈을 감도록 암시하여 피최면자가 유도 과정의 나머지를 계속 유지하는 것이 훨씬 더 쉽다는 걸 발견하도록 한다. 시선고정 유도 방법은 다음과 같이 사용할 수 있다.

당신이 내 목소리를 들을 때, 당신은 당신의 눈이 방을 탐색하도록 허락할 수

> 있고, 당신이 특별히 관심을 갖는 어떤 점이나 어떤 것… 그리고 특별한 사물을 발견할 때 당신은 당신의 머리가 천천히 떨어지기 시작할 것입니다. 반면에 당신은 당신의 눈이 그 사물을 쳐다보기를 원한다면… 당신은 그것을 계속해서 볼 수 있습니다. 그리고 당신은 모든 세부사항들을 알 수 있습니다. 그것이 보이는 방식에 대해서… 그리고 당신이 계속해서 긴장을 풀고 그것을 보고 있을 때, 당신은 당신의 눈들이 얼마나 피곤해졌는지 알 수 있습니다… 그리고 당신의 눈이 집중해서, 그 사물에 초점을 맞추고 있을 때… 당신의 눈은 점점 더 피곤해지고 당신의 눈꺼풀은 점점 더 무거워지는 것을 느낄 수 있을 것입니다. … 그리고 당신의 눈을 뜨고 있는 것이 너무나 많은 힘이 든다는 것을 깨닫자마자 곧 눈을 감게 될 수 있을 것입니다… 그리고 눈이 감겨졌을 때 당신은 신체적으로나 정신적으로 긴장 상태가 더 편안한 상태로 떨어질 수 있습니다…

피최면자의 눈 깜박임에 대해서 말하기 시작하고, 눈 깜박임에 대해서 말의 속도를 조절하고, 심지어 눈 감는 시범을 보이는 것은 암시의 반응을 훨씬 더 쉽게 이끌어 낼 수 있다. 만약 어느 정도 지난 후에도 피최면자가 눈을 감고 있지 않다면 기법을 바꾸거나 단순하게 암시할 수 있다. 직접적인 방식으로 눈을 감으라고, 즉 "이제… 당신은 당신의 눈을 감을 수 있습니다."고 할 수 있다. 만약 피최면자가 여전히 눈을 뜨고 있다면, 피최면자에게 무엇을 경험하고 있는지 질문할 수 있다. 즉, "당신은 아직도 눈을 감지 않았습니다. 어떤 이유라도… 그리고 당신이 그 이유를 인식하게 되었을 때… 만약 당신이 그 이유를 나에게 말할 수 있을 것 같다면… 그리고 눈 감는 것은 당신이 편안해지는 것을 훨씬 더 쉽게 만듭니다…"라고 할 수 있다. 또 하나의 대안으로써 "당신의 눈을 계속 뜨고 있으세요… 당신이 어떤 유의미한 것을 배울 때… 눈을 크게 뜨고…"라고 격려함으로써, 비록 눈이 떠 있지만 대화가 시작되었을 때보다 훨씬 전에 피최면자는 최면상태에 있을 수 있다. 아마도 날카로운 관찰을 함으로써 최면을 '적절하게' 경험하고 있는지에 대한 불필요한 자기 불신에서 벗어날 수 있을 것이다.

4) 숫자를 세는 방법

숫자를 세는 유도 방법들은 일반적으로 아래로 내려가는 숫자 세기를 실시한다. 그리고 숫자들 사이에서 위로와 긴장이완의 암시들을 연결시킨다. 처음에는 느리고, 더 세부적인 과정들이 숫자들 사이에 놓인다. 점진적 이완기법과 같이 단순한 숫자 세기로 깊은 최면상태가 되면 훨씬 적은 암시가 사용되는 최면 후 암시와 경험을 통하여 조건화될 수 있다. 이 기법은 단순성 때문에 인기가 있다. 다음의 예에서 살펴보자.

> 잠시 후에 나는 숫자 10에서 1까지 아래로 내려가는 숫자 세기를 시작할 것입니다… 그리고 내가 천천히 아래로 내려가는 숫자를 세고 있을 때 당신은 각각의 숫자와 함께 더 깊이 긴장을 이완시킬 수 있습니다… 그리고 숫자 1에 도달했을 때… 당신은 얼마나 쉽게 당신 자신을 이완시키는 경험을 할 수 있는지를 발견하기 시작할 것입니다. 더 긴장이 풀리고 편안해짐에 따라… 그리고 나는 지금 숫자 10을 가지고 시작할 것입니다. … 편안하게 긴장을 풀면서, 호흡을 들이마시고… 그리고 밖으로 내쉬고… 당신에게 편안한 정도의 속도로… 그리고 9, 훨씬 더 편안하게 긴장을 풀고, 긴장 이완을 각각의 숫자가 내려갈 때마다 약간 더 느끼면서… 그리고 8, 훨씬 더 편안한 것을 느끼며… 그리고 7, 몇 배나 더 편안하다. 바로 2분 전에 있었던 것보다… 그리고 6… 나는 훨씬 더 편안해지기 위한 6의 더 좋은 이유들을 생각할 수 있습니다… 5, 기타 등등, 4, 3, 2, 1

변형된 방법은 피최면자의 목소리로 100부터 아래로 내려가는 숫자 세기를 하는 중에 최면가가 긴장이완의 암시를 숫자 중간에 넣어 주는 것이다. 피최면자에게 "계속하면 할수록 처음 숫자를 기억하고 다음의 숫자를 말하는 것이 너무 많은 힘이 든다는 것을 발견하게 될 것입니다."라고 암시를 제공한다. 그러면 피최면자는 숫자 세기를 하는 도중에 훨씬 더 깊은 최면으로 들어갈 수 있다. 저자는 숫자 80 아래로 내려가는 사람을 거의 만나보지 못했다. 이 방법의 변형으로 100에서 7을 빼는 약간 복잡한 방식이 있다. 이것도 마찬가지로 긴장이완을 위한 암시를 숫자 사이에 제공한다. 이것은 아주 많은 정신적 에너지를 요구하는 것으로서 숫자 세기를 그만두라고 하면 피최면자가 안도할 수 있게 되며 이때 바로 최면상태로 유도될 수 있다.

5) '마치 ~인 것처럼' 방법

이 방법은 일반적으로 최면유도가 잘 안 되는 피최면자에게 좋은 방법으로, 특별한 방식에 반응하도록 직접적인 암시를 주지는 않지만 암시된 대로 반응하도록 하는 것이다. 예를 들면, "편안한 자세에서 당신은 당신 자신의 마음을 정리할 수 있습니다. 마치 당신이 깊이 이완되어 있는 것처럼… 그리고 당신은 당신의 눈을 감을 수 있습니다. 마치 당신이 내면에 초점을 맞추고 있는 것처럼… 실제로 반응을 하거나, 반응하는 척하거나, 그 모습이 거의 동일하기 때문에 결과적으로는 언제 가장된 반응이 끝나고 현실이 시작되었는지 알기 어렵게 하는 것이다. 어떻게 이러한 기법이 사용되는지 다음의 Milton Erickson의 사례를 살펴보자.

> 밀턴이 말하기를 "당신은 당신 자신을 치료자로 생각하지 않지만 그러나 당신은 치료자입니다… 당신이 환자를 다루는 치료자라고 생각해 봅시다… 가장 중요한 일은... 당신은 치료자인 척하는 것입니다… 이해하는 것입니다… 사실은 아니지만… 당신은 단지 그런 척하고 있는 중입니다… 사실은 아니지만… 그리고 만일 당신이 잘할 수 있는 척한다면… 당신의 환자들도 변화된 척할 것입

> 니다… 그리고 그들은 나중에 그들이 그렇게 하는 척하는 것을 잊어버리게 될 것입니다… 그들 생의 나머지 동안은…그러나 당신은 그것에 의해서 어리석게 되지는 마십시오….

피최면자가 이완되고 편안하며 행복한 순간에 대하여 생각하고 있는 것처럼 행동하도록 암시를 줌으로써, 피최면자는 아무런 실제적인 개인적 노력을 기울이지 않아도 암시된 것을 실제로 경험하는 것이 가능하게 된다.

3. 심화 기법

심화 기법들은 공식적 유도를 한 후 피최면자의 최면상태를 강화시키기 위해서 사용되는 전통적인 방법들이다. 공식적인 유도가 이루어진 후 전통적인 최면모델은 즉시 피최면자의 최면 경험을 강화하기 위해서 심화 기법을 사용하여, 피최면자의 최면적인 용량을 성공적인 최면의 주요한 요인으로 간주한다. 과거에는 접근법을 이용하는 것보다 최면의 깊이를 강조하였다. 피최면자가 최면에 얼마나 깊이 있을 필요가 있을까? 깊은 최면의 경험이 반드시 임상적으로 성공적인 것은 아니다. 그리고 일반적으로 최면가는 여러 경험이 필요하다. 효과적일 정도로 깊이 있는 경험을 집어넣어라. 만약 피최면자가 단지 가볍게 몰입되었을지라도 통합되고 제공된 암시를 따라한다면 그것은 충분히 깊이가 있는 것이다. 깊은 최면을 이루는 것은 항상 필수적인 것이 아니다. 그러나 어떤 가능성을 위해 최면의 깊이가 깊을 필요는 있다.

1) 계단(엘리베이터) 타고 내려가기

이 기법에서는 특별한 계단의 꼭대기에 있거나 승강기에 타고 있는 자신을 상상으로 보고, 듣고, 느끼도록 피최면자에게 이야기한다. 상상할 때 "당신은 한 번에 한 계단씩 천천히 더 깊은 최면 속으로 아래로 내려갈 수 있습니다." 아니면, "당신이 점차적으로 엘리베이터를 타고 아래로 내려가는 동안에 당신 자신이 훨씬 더 깊은 최면의 편안함 속으로 가는 것을 경험할 수 있게 됩니다."라고 하는 것이다. 이 기법의 예는 다음과 같다.

> 나는 당신이 매우 특별한 계단들의 꼭대기에 당신 자신이 서 있는 것을 상상할 수 있는지가 궁금하다… 긴장이완의 계단들… 그리고 당신이 계단의 꼭대기에 있는 당신 자신을 느끼고 볼 때… 당신은 매우 편안해질 수 있다… 그리고 당신은 첫 번째 계단을 내려올 수 있다. 당신이 긴장이완의 계단들 아래로 한 걸음씩 내려올 때마다 당신은 더 깊은 편안함의 상태로 내려올 수 있다… 당신은 매우 편안하게 긴장을 풀 수 있다… 그리고 이제 당신은 또 하나의 계단을 내려온다. 매우 편안하고, 깊게 집중된 마음과 몸의 상태로 더 깊이 들어간다… 그리고 나서 당신은 또 다른 한 계단을 내려오면 더 깊이 들어간다…

천천히 한 번에 한 계단씩 내려가는 것을 경험하면서 최면 속으로 '더 깊이 내려가기'를 강조한다. 피최면자가 계단 내려가기, 엘리베이터에 올라타기에 대한 부정적인 연관성들이 없는지를 미리 확인하는 것은 좋은 방법이다. 만약 피최면자의 부정적인 경험이 있다면 다른 심화 기법을 사용해야 한다.

2) 합성하기: 언어와 행동

'언어적 합성(verbal compounding)'하기는 하나의 암시를 다른 것과 묶는 것이다. '당신은 X를 하면, Y를 할 수 있다.' (당신이 눈을 감으면 당신은 깊고 긴장이 풀린 호흡상태로 들어갈 수 있다.) 그 과정의 전달을 매끄럽게 하는 것뿐만 아니라, 언어적 합성은 과거 반응의 틀을 이용하여 새로운 반응들이 연이어 일어나게 하는, 일종의 심화의 도구로 제공되는 것으로서 최면 경험이 강화된다. '행동적 합성(manual compounding)'은 언어적 암시를 신체적 경험에 연결시키는 것이다. 이 방법 역시 심화의 도구로 사용되며 암시를 강화시키는 신체적 감각들을 경험하는 동안에 더 깊은 최면으로 유도하게 하는 암시의 한 형태다. 예를 들면, 가능하다면 피최면자와 접촉하기 위해서 암시하는 동안에 피최면자의 어깨를 아래로 누룰 수 있다. "당신은 당신 자신이 편안함 속으로 더 깊이 가라앉는 것을 느낄 수 있다." 아니면, 피최면자의 손을 들어 올린 후에 다음과 같이 암시한다. "내가 천천히 당신의 손을 아래로 떨어뜨리게 되면, 당신은 천천히 더 깊은 최면상태로 빠져들게 된다." 이러한 방법은 신체적인 감각들, 즉 어깨를 아래로 밀어내는 것, 손을 떨어뜨리는 것을 통해서 확대시킬 수 있다. 결과적으로 신체와 결합된 '아래로' 의 언어적인 암시들은 더 심오한 경험을 만들어 준다.

3) 마음의 눈 감기

이 기법은 '마음의 눈'이 존재한다는 암시를 주고 최면유도가 진행되는 동안 이 눈에 대하여 적극적으로 생각하고 영상을 갖게 한다. 시선고정 기법에서 눈꺼풀이 점점 무거워진다고 암시하는 것처럼 마음의 눈꺼풀이 그렇게 된다고 암시를 주면 피최면자는 주제에서 벗어난 생각과 영상을 점차로 접고 더 깊은 최면상태를 경험하게 된다. 마음의 눈꺼풀이 닫힘에 따라 흩어진 생각들과 이미지들을 생각하지 않고 암시에 대한 더 깊은 경험을 하게 된다. 그것은 다음과 같이 유도할 수 있다.

> …당신이 당신 주변의 세상을 볼 수 있는 눈을 가지고 있는 것처럼, 당신은 내면의 눈을 가지고 있다. '마음의 눈' 이라고 부를 수 있는… 그리고 그것은 이미지들을 볼 수 있고 생각들의 과정을 당신이 깊이 긴장을 풀었을 때도… 그리고 당신은 당신의 마음의 눈을 생각할 수 있다. 눈꺼풀을 가지고 있는 것처럼… 그리고 당신의 신체적인 눈들처럼 당신 마음의 눈꺼풀은 점차적으로 더 피곤해지고 무거워질 수 있다. 그리고 그것은 떨어지기 시작한다… 그리고 그것은 닫혀지기 시작한다. 뿔뿔이 흩어진 생각들과 심상들이 서서히 사라진다. 그리고 당신의 마음을 완벽하게 조용한 상태로 남길 수 있다. 그리고 열려지고 자유로운 상태로 당신이 하고 싶어 하는 것이 무엇이든지 경험할 수 있도록… 그리고 마음의 눈은 점점 더 닫히고 있다… 그리고 당신의 마음은 점점 더 조용하고, 더 휴식을 주는… 그리고 이제 당신의 마음의 눈은 닫힌다… 그리고 어떤 뿔뿔이 흩어진 생각들 또는 이미지들은 사라진다. 당신이 얼마나 긴장이 풀렸는지에 대해서 당신이 알고 싶어 하지 않게 된다.

이 기법은 우리들 마음속에서 계속 진행되는 많은 혼란과 불쾌한 내적 대화를 중단시키는 효과적인 방법 중의 하나로 더욱 쉽게 최면을 경험할 수 있게 한다.

4) 침묵

침묵도 기술적으로 사용하면 유용한 심화 기법이 될 수 있다. 최면유도에 이어서 "이제 침묵의 시간을 가집니다. 그러는 동안 최면의 이완효과를 즐기세요. 그러면 점차로 더욱 깊은 최면으로 들어가게 됩니다."라고 암시를 줌으로써 효과를 발휘할 수 있다. 최면가는 얼마 동안 침묵해야 되는지를 피최면자에게 알려 줄 수도 있으며(통상 60초), 피최면자가 준비되었으면 신호를 보내라고 이야기할 수도 있다. 침묵 이후에 환자에게 다시 말하기 시작할 때 '기대신호(anticipation signal)' 의 형태로 어떤 예방적인 암시를 주는 방법도 좋은 생각이다.

최면가의 목소리는 놀라지 않게 부드럽게 말해야 한다. 침묵의 시기에는 피최면자가 내적 경험 속으로 몰입되었기 때문에 여기에 누가 있었는지조차도 잊어버리게 된다. 심화 기법으로서의 침묵 사용은 최면가가 자신의 마음을 정리할 수 있으며 치료의 다음 단계를 생각할 수 있는 기회를 제공해 준다. 즉, 최면가가 다음 계획을 수립하는 동안은 피최면자가 깊은 최면상태로 들어가는 귀중한 시간이 된다.

5) 최면 후 암시와 재유도

'굴절기법(refractionation)' 이라고 불리는 이 기법은 증상 때문에 집중할 수 있는 능력이 떨어진 환자에게 사용되는 심화 기법이다. 우울, 불안, 통증, 주의력 결핍장애의 환자들에게 굴절기법은 더 오랫동안 집중할 수 있도록 도울 수 있다.

이 기법은 이미 최면상태에 있는 피최면자에게 다음 번 최면을 유도할 때는 더 빠르고 깊게 최면상태로 들어갈 수 있는 최면 후 암시를 주는 것이다. 즉, 최면상태에서 빠져나오게 된 후 나중에 짧은 대화로 다시 최면상태로 들어갈 수 있도록 하는 것이다. 최면유도되는 것을 더 빠르고 깊게 암시하는 것처럼 최면가는 최면 기간에 몇 번이고 피최면자를 최면에 들어가고 나가게 할 수 있다. 특히, 무대 최면술사는 최면 후 암시를 종종 사용한다. 암시에 걸리기 쉬운 피최면자에게 최면감수성 검사에서 미리 최면 후 암시를 사용한다. 그런 후 무대에서 "잠들어라." 아니면 최면술사의 손가락을 찰깍 하고 소리를 낸다. 피최면자는 즉시 최면으로 다시 유도된다. 당연히 청중은 당황하게 되고 최면술사의 '힘'에 매료된다. 피최면자들은 믿을 수 없을 만큼 빠르게 최면상태에 빠져 들어간다.

어떤 최면가들은 피최면자에게 빠르게 최면으로 유도될 수 있는 방법을 소위 '신호 단어(cue word)' 혹은 '신호 상징(cue symbol)'이라고 한다. 이는 더 많은 시간을 최면치료에 사용하고 유도 시간을 더 적게 하기 위해 사용하는 단순한 신호 요소다. 심화시키는 기법으로 최면 후 암시와 재유도를 사용하려면 최면가가 "잠들어라."라는 명령이나 손가락 튕기는 소리를 내는 것보다는 신호를 사용하는 것이 훨씬 더 점잖고 존경할 만한 방법이 될 것이다. 가장 최고의 신호들은 '최면적 음색'과 일치된 목소리의 질감으로 자신의 목소리를 점차적으로 변화시키는 것과 같은 미묘한 것들이다. 특별한 방식으로 당신의 목소리를 사용하여 반응하는 최면으로 빠지게 되는 연관성은 한 가지 유형의 상호작용에서 다른 형태로의 미묘한 전환을 의미한다. 당신이 피최면자를 최면에 유도한 경험을 가졌다면, 그러한 경험은 미래 경험을 위한 기초가 될 것이다. 사실 피최면자의 이전의 최면 경험들을 이용하는 것은 최면유도를 위한 대화의 접근법들 중의 하나다.

제11장

최면치료 기법

제 11 장

최면치료 기법

이 장에서는 최면을 다양한 임상 맥락에 적용할 수 있는 방법들을 기술하려 한다. 여러 치료의 목표와 목표를 향한 단계들은 환자에 따라서 다양해질 수 있다. 그러나 정신요법에서 흔히 발생하는 특정한 주제들은 흔히 있게 마련이다. 몇 가지 예를 들면, 환자들로 하여금 그들 스스로 책임을 지도록 격려하기, 환자들에게 스스로를 대표하여 진보적인 사람이 되도록 격려하기, 환자들이 그들의 독특성과 개인적인 한계에 대한 지각을 더욱 잘 개발할 수 있도록 돕기, 그리고 환자들이 어려운 환경에 적응할 수 있도록 돕기 등 아주 많은 주제들이 있다. 역시 같은 방식으로 환자 집단에서 일반적으로 나타나는 문제들도 있고 그러한 문제들을 집중적으로 다루기 위한 일반적인 최면모형들도 있다. 이 장에서는 최면개입을 위한 일반적인 경향들에 대해 설명하려고 한다. 그리고 진단적인 범주보다는 개인을 취급하는 중요성에 대해 묘사해 왔던 것과 마찬가지로 이 장에서도 개인마다

표 11-1 최면적 정신요법에서의 고유한 가정들
영향력은 필수불가결하다; 모든 치료는 어느 정도 지시적이다.
치료자는 변화를 위한 촉매자다.
환자는 변화가 일어나기를 원한다.
문제는 환자의 지각에 있는 것이지, 환자에게 있는 것이 아니다.
환자는 변화를 위해 활용할 수 있는 자원들을 갖고 있다.
그 어느 누구도 완전히 무기력한 사람은 없다.
각 개인은 가능한 최선의 선택을 하고 있다.
선택하는 것이 아무것도 하지 않는 선택보다는 낫다.

접근법을 맞춰 가는 것의 중요성을 강조할 것이다. 여기에서 모형들이라는 것은 어떤 문제 형태에 개입하는 방법들이지만, 이러한 기법들을 치료적 동맹이나 치료적 맥락에서 완전하게 지지해 주지 못한다면 전혀 성공할 수 없다.

이 장은 최면 현상을 진단적 목적과 치료계획을 위해 사용하는 방법과 최면개입의 기본적인 모형들을 간략히 기술할 것이다. 이러한 기술들은 일반적이고 표면적인 것이어서 최면치료의 주제에 적합하다. 또한 심층적인 연구결과와 임상 결과들이 제공하는 문제나 방법들을 제시하였다. 정신요법에서 사용하는 최면과 관련한 가정들을 〈표 11-1〉에 제시하였는데 이것이 이 장에서 다룰 주요한 문제들이다.

1. 증상 구조와 최면 현상

최면은 다양한 경험의 블록을 쌓는 일이라고 할 수 있다. 최면 현상은 다양한 경험의 결합이고 순수성의 정도에 따라 다양하게 변화를 주면서 좋든 싫든 간에 지속적인 경험으로 구성된다. 최면 현상의 관점에서 일상의 경험들을 바라보는 능력을 개발하면 경험의 내용(증상들은 무엇인가)만이 아니라, 경험들의 구조(문제유형이 어떻게 이루어졌는가)를 보다 쉽게 이해하는 능력을 개발하는 데 도움이 될 것이다.

치료 측면에서 환자의 증상들과 관련된 다양한 최면 현상들을 찾아내는 능력을 가짐으로써 환자의 문제에 대하여 빠르고 총체적인 이해를 가질 수 있게 된다. 환자가 어떤 단계를 거쳐 내적으로 증상들을 만들어 내는가를 알면, 치료자는 이로운 방향으로 변화시키기 위해서 어떤 단계에서 증상의 진행을 중단시킬 것인지를 선택할 수 있다.

비행공포증을 가진 환자의 예를 생각해 보자. 어떻게 해서 그 사람이 그러한 두려움을 만들게 된 것인가? 내적인 연쇄를 만들어 내는 증상은 무엇인가? 개인적인 변인들에도 불구하고 대부분의 비행공포증이 따르는 일반적인 연쇄는 있게 마련이다. 즉, 환자는 자기가 앉아 있는 비행기가 이륙할 때를 매우 상세히 시각화한다. 그리고 이륙하고 난 후에 곧 엔진에 연료가 떨어진다. 비행기가 추락하면서 매우 빠른 속도로 충돌해 가는 공포감을 시각화한다. 그러고 나서 그들은 파편 조각과 시체들이 언덕 위에 사방으로 흩어져 있는 것을 상상한다. 곧바로 추락하여 죽을 것만 같은 비행기에 타고 있는 자신을 상상하는 것만으로도 끔찍한 이미지들의 연쇄다. 그런 방해적인 심상들이 어떻게 해서 비행공포증을 생성하는지를 쉽게 연상시켜 준다. 환자에게 왜 이러한 사건의 연쇄들을 시각화하는가를 묻는 것은 불필요한 일이다. 상대적으로 드문 일이긴 하지만 비행기는 추락할 수 있다는 사실을 고려할 때 그러한 생각은 자명한 것이다.

그러한 환자들을 다루는 데는 매우 심층적이며 상징적인 개입에서 인지행동 전략에 이르기까지 다양한 방법들이 있다. 최면은 비행에 대해 생각하는 것의 대안적인 심상과 방법들을 암시해 주는 것과 같이 그 어떤 모든 전략과도 통합될 수 있다. 심지어 가장 일반적인 최면접근법조차도 비행에 대해 편안히 생각할 수 있도록 하는 암시, 즉 목표에서 경험하게 될 놀라운 일들에 대한 세부적인 심상과 비행이란 것이 당신의 세계를 확장시켜 줄 수 있는 개방적인 경험이라고 구조화하는 암시를 제공할 수 있다. 치료자는 "자! 여기에서 끔찍한 심상들 대신에 이완적인 심상들을 시각화하십시오."라고 말할 수 있다. 시각적인 심상의 내용들이 치료 중에 변화하는 동안 해결과 문제들은 모두 다 현실에서 일어나는 것처럼 느껴지는 미래의 심상들로 이루어진 것(연령전진의 요소)이다.

미래에 일어날 수 있는 나쁜 일들에 대한 두려움의 형태인 연령 전진은 일반적인 불안장애의 형태이다. 여러 문제들을 최면 현상과 관련된 유사한 방식으로 특징화할 수 있다. 아래의 〈표 11-2〉에서 몇 가지 관련된 원리와 예시들을 제시하였다.

표 11-2 최면현상으로서의 증상
1. 최면현상을 증상 유형에서 확인하라. 예를 들면, 과체중: 신체적 해리, 감각의 변화 흡연: 신체적 해리, 감각의 변화 우울: 연령퇴행, 강직증, 감각의 변화 불안: 연령전진, 시간 왜곡, 감각의 변화 2. 치료에서 보완적인 최면현상을 사용하라. 3. 경험적인 접근들, 가령 과제 부여와 행동적 처방 같은 것들을 통하여 반응을 맥락화하라.

흡연에 대한 예를 살펴보면, 흡연은 심각하게 자기-피해적인 습관이지만, 흡연을 단념시키기 위한 경고 문구의 법안이 통과하였음에도 불구하고 많은 사람들이 흡연을 계속하고 있다. 그들 대부분은 10대 때 흡연을 시작하였고, 처음 몇 번은 홍미에서 출발하여 점차적으로 담배에 의존해 왔다. 흡연을 하는 사람이 수백 가지의 치명적인 독소를 함유하고 있는 가스와 연기를 흡입하고 담배 피우는 것을 즐겨한다고 선포까지 하는 것을 가능케

만드는 것은 무엇인가, 그들은 담배 한 모금이 신체에 미치는 손상에 대해선 대개 인식하지 못한다. 그들은 흡연을 하면 심장박동률과 혈압이 증가하고 있음을 느끼지 못하며, 또한 독소가 신체 내에서 순환하고 있음을 느끼지 못한다. 그들은 옷과 머리, 모습, 또는 주변의 것들(차, 가정, 사무실)에서 불결한 냄새가 나는 등 흡연의 많은 영향들에 대해서는 안중에 없는 경향이 매우 심하다.

많은 사람들이 금연을 하겠다고 결심할 때가 언제인지 알고 있는가, 산에 오르거나, 달리기를 하거나, 직장이나 아파트의 엘리베이터가 고장났을 때다. 특히 계단을 오르내리는 것은 그들의 신체건강 상태의 정도를 매우 빨리 드러내 준다. 그리고 그들의 흡연이 끼치는 부작용은 여러 상황에서의 결과로 드러나 그들이 의식하게 될 때다.

분명히 흡연은 신체적으로 해리상태와 관련이 있다. 유독한 연기를 들이마심으로써 발생하는 신체적 손상에 대해서 어떻게 알아차리지 못할 수 있는가? 증상의 기저에 있는 최면 현상을 확인하려는 시도는 당신이 최면으로 하고 싶어 하는 경험들의 종류에 대한 어느 정도의 이해를 제공해 줄 것이다. 일반적인 원리로서 치료는 미개발적이거나 저개발적인 개인의 자원을 개발하도록 도와주면서 보상적인 경험들을 제공하는 형태로 일어난다. 예를 들면, 흡연에서는 해리가 문제의 커다란 부분을 차지한다. 이렇듯 해리의 보완적인 것으로서 연상은 해결의 커다란 부분이 될 수 있다. 증가된 신체와 감각적인 의식을 장려하기 위해서 연상적인 단서를 제공하는 것은 흡연자들을 성공적으로 치료하는 길이다. 더 나은 건강을 위해 이러한 단서들을 결합하고 최면 후 암시의 사용을 통해 구체적인 맥락으로 흡연자를 비흡연자로서 재정의하는 것은 치료의 마지막 단계가 된다.

흡연자의 치료를 위해 위에서 기술한 개입방법은 흡연의 의미에 대한 해석을 하지 않는다는 것을 알 수 있을 것이다. 흡연이란 것을 자살적인 소망, 사회적으로 반항적인 행동, 심리성적 발달단계의 구강기에서 고착현상을 대표하는 구강만족현상, 혹은 어떤 다른 식의 의미를 가진 것으로 해석하는 것은 모두 자의적이고 입증할 수 없는 것들이다. 그러나 분명한 것은 흡연자는 어떤 이유이든 간에 해리상태이기 때문에 그들의 삶에서 담배 없이도 살아갈 수 있도록 필요한 다른 자원을 개발하는 것뿐만 아니라 자신의 신체에 건강한 새로운 연상을 쌓아 갈 필요가 있다.

증상들이 해리적인 측면이 있다면 그것은 특히 주목할 만한 평가점이 된다. 치료를 위해 내원한 환자는 대개 증상이 갑작스럽게 발생하였다고 이야기하는데, 이것은 그들 자신이 볼 때 자발적인 반응이 아니라는 것을 의미한다. 모든 치료가 그렇겠지만, 일정한 방식을 어떻게 끊을 것이고 어떻게 만들어 갈 것인지에 따라 치료를 정의한다면, 치료자의 역할은 환자의 역기능적이고 자신을 제한하는 행동이나 사고 혹은 느낌들에 대해 새롭고 긍정적인 연상으로 확립해 주는 것이다. 그러한 연상들은 최면과정이나 구조화된 학습(역할연기, 과제주기, 행동적 실험 등)과 같은 직접적인 경험을 통해서 만들어질 수 있다. 이 장은 2가지 핵심적인 면을 가지고 있다. 첫째, 최면 현상을 참조점으로 활용함으로써 좀 더 쉽게 증상의 구조를 이해할 수 있다. 둘째, 그러한 최면 현상들이 문제 구조 내에 있는 것이 확인되면 보완적 최면 현상을 사용하여 새로운 연상을 만들어 줌으로써 해결할 수 있다. 〈표 11-2〉에 제시된 예시처럼 자주 취급하고자 하는 문제유형에 어떠한 최면 현상이 나타나는가를 이해하면 유용할 것이다.

2. 최면개입의 유형

최면을 치료에 적용하는 방법은 최면을 사용하는 치료자의 수만큼이나 다양하고 창조적이다. 모두에게 맞는 한 가지 치수의 옷이 있을 수 없는 것처럼, 한 가지 방법으로 모든 사람들의 문제를 해결하는 것은 불가능하다.

문제를 해결하기 위해서 단순하고 직접적인 암시를 사용하는 것도 가능한 치료방법의 하나다. 그러나 이 방법이 적용될 수 있는 사람은 상대적으로 적다. 따라서 여기에서 기술된 유형은 사람들 대부분이 여러 차원에서 작용하는 무엇인가를 필요로 한다는 인식 아래 제시되었다. 치료를 개별화하는 것은 필수적인 것으로 개입의 유형들을 개인의 필요에 맞게 재단하는 것을 의미한다. 이렇게 하는 과정은 규칙이나 언어를 학습하는 것과 비슷하지만 동시에 자신의 독특한 방식으로 자신을 표현하는 것과도 유사하다. 치료의 유형은 비교적 간단한 것부터 매우 복잡하고 모호한 것들까지 상당히 다양하다. 여기에서는 환자의 문제들을 개선하는 데 비교적 간단하고 자주 사용되는 최면유형들을 기술하였다.

1) 개인 경력 바꾸기

'개인 경력 바꾸기' 라고 불리는 개입유형은 임상적 개입에서 아주 오랫동안 수많은 다양한 이름들과 형태로 사용되어 왔다. 이 개입의 목적은 사람들로 하여금 각 개인의 경력에 대한 그들의 시각을 재정의하도록 도와주는 데 있다. 치료 상황에서 흔히 환자들은 자신을 손상시키고 바뀔 수 없는 과거의 희생자로 생각한다. 개인 경력 바꾸기는 환자가 현재 자신의 고통이 어린 시절의 잘못된 결정에서 기인되었다고 밝혔을 때 적절히 사용될 수 있다. 예를 들어, 만일 한 환자가 아동학대를 경험하고 나서 이 세상은 학대하는 장소이며 사람들은 믿을 수 없고 긍정적 관계를 가질 수 없는 대상이라고 결정하였다면, 치료자는 이 환자를 최초의 기억이 있었던 때로 거슬러 가서 여러 사람들에게 사랑받고 도움받으며 보호받는다고 느끼는 경험을 갖게 하는 영상적인 경험을 가지도록 촉진할 수 있다. 가령 환자가 결과가 좋은 성적표를 집에 가져왔을 때 어머니에게 사랑과 인정을 받는 것처럼 상상적이거나 사실적인 암시의 상호작용을 통하여 사랑과 보살핌의 자원을 제공할 수 있다. 그러면 환자는 시간이 흘러가면서 진보적으로 안내되어 가고 사랑과 보살핌의 심리적 자원들이 제공되며 주관적으로나마 지금까지의 일생을 통하여 잃어버린 심리적 자원들을 얻어 나간다. 그러는 동안 자신과 타인에 대한 주관적인 느낌은 더욱 건강한 방향으로 변화될 수 있다.

Yapko(2003)의 사례에서 한 환자는 7살 소년이었을 때 어머니가 돌아가셨고 그때부터 '여자들이란 믿을 만하지 못하며 어머니는 떠났기 때문에 가까이 할 수 없었다' 고 생각하였다. 그의 어머니가 돌아가셨던 시간으로 연령퇴행했을 때, 그는 버려지고 화나고 상처받은 느낌을 기억하였으며 그러한 정서적 고통을 막기 위해서는 어느 누구, 특히 여성에게 결코 가까이 다가가지 않는 것이 최선의 방법이라는 결정을 내렸다. 그 후 그의 인생은 외로웠고 고통스러운 생활의 연속이었다.

개인 경력을 바꾸는 전략은 연령을 퇴행하여 그의 어머니와 가장 좋았던 기억(그에게 밀착감과 사랑을 느꼈던 시절)으로 돌아가서 그가 원할 때면 쉽게 회상할 수 있도록 어머니를 주변에 두고 있는 좋은 느낌을 갖도록 하는 것이다. 이러한 것들은 좋은 느낌을 갖기 위한 '닻내리기' 나 연상을 통해서 가능해진다. 구체적으로 "내가 당신의 팔을 만질 때마다 당신의 생각 속에서 생생하게 어머니를 보고, 자신에게 응답하는 어머니의 목소리를 들을 수 있습니다." 라고 하는 것이다. 다음 단계는 치료에서 그의 어머니가 돌아가셨다는 사실에 대한 기억상실을 암시하는 것이다. 일단 이것이 확립되면 그의 좋고 나쁜 모든 인생 경험들을 검토해 볼 수 있고, 그에게 모든 경험들을 실제로 어머니가 계셨던 것처럼 어머니와 함께 공유하는 '회상' 을 하게 한다. 최면상태에서 어머니는 그와 함께 나이 들어갔고 그가 어머니를 필요로 하는 방식으로 그를 위해 존재하였다. 그가 매우 구체적인 다양한 삶의 상황들(첫 직장을 얻었을 때, 운전면허증을 땄을 때, 고등학교를 졸업했을 때 등)에서 그의 어머니와 함께하는 경험은 세월을 통하여 어머니에 대한 견해와 어머니와의 관계를 재정의할 수 있게 해 주었다. 이런 경험은 그에게 어머니가 그를 버리지 않았으며 여자들도 신뢰받을 수 없는 사람이 아닌 것이 되었다. 특히 그가 "여하튼, 죽는다는 것은 아마 어머니의 생각이 아니었을 것이다."라는 통찰을 갖게 되었을 때 이는 여자들에 대한 그의 느낌과 행동을 바꿔 놓는 데 기여하였다. 최면을 통하여 개인적인 경력을 바꾸는 것을 돕는 데, Yapko의 치료방법은 그에게 다른 견해에서 삶을 느끼고, 듣고, 볼 수 있도록 하면서 그의 모든 인생의 경험에서 '잃어버린 조각'과 같은 경험들을 재경험할 수 있도록 하는 수단을 제공하였다. 그는 다시 쓰인 어머니와의 인생 경험들이 가상적이라는 것을 알고 있었지만 그런 경험들이 정서적으로 강력하였기 때문에 변화가 일어난 것이다. 상상을 가지고 치료개입이 가능케 하였던 것은 객관적으로 '사실'이 아닌 경험 속으로 빠져들도록 도왔던 바로 최면의 힘인 것이다.

2) 충격사건 처리

누구도 고통스러운 경험으로부터 완전히 자유로울 수는 없으며 그 경험을 가지고 생을 살아갈 수는 없다. 자동차가 충돌하고, 사람이 죽고, 전쟁이 일어나고, 이러한 가혹한 현실에도 불구하고 가장 심각한 영향을 주는 것은 오히려 일상적인 충격인 경우가 종종 있다. 어떤 친구가 교실에서 주근깨가 있다고 놀려댄다든지, 바지에 구멍이 나서 당황하였다든지, 혹은 절대로 들어서는 안 될 소리를 들었다든지 하는 것들이 '일상적 충격(everyday trauma)'의 예로, 우리 인생에 믿을 수 없을 만큼 강력한 영향을 미친다. 몇 년이 지나 이러한 충격들이 논리적으로는 쓸데없고 불합리한 것들로 보일지라도 아직도 여전히 커다란 감정적인 충격으로 남아 있다. 치료자에게는 그 충격이 가벼운 것으로 보일지라도 그 충격을 받은 사람들에게 그 사건은 인생의 전환점이 될 수도 있는 것이다. 모든 충격이 그렇지는 않겠지만 만일 나쁜 쪽으로의 전환점이라면 '중대한 충격사건 처리'는 적절한 치료 전략이 될 수 있다(Erickson & Kubie, 1941; Spiegel, 1993, 1996).

이것은 정서적으로 강력한 최면 과정이고 충격사건과 연관되어 갇혀 있는 정서를 풀어 주는 최초의 단계다(정화). 만일 환자가 충격사건에 대한 내용의 기억을 갖고 있다면 비교적 솔직한 방법으로 진행될 수 있다. 그러나 만일 충격사건이 해리되어 있거나 부분 혹은 전체를 잊어버렸다면 그 과정은 위험한 것이다. 치료자가 증상으로부터 충격사건이 있다는 것을 추측할 수 없다면 숨겨진 충격사건이 있는지를 어떻게 파악할 수 있을까? 환자가 충격적인 사건을 경험한 경우, 그것들을 최소화하고 합리화하기 때문에 환자들은 치료자에게 "이런 어떻게 그런 끔찍한 사건을 견뎌낼 수 있었는가?"라고 말하며 그들 자신이 충격사건을 경험하였는지 깨닫지 못한다. 충격사건에 대한 기억을 깨끗이 처리하지 못한 환자의 경우, 충격사건의 치료를 시작하기 전에 여기에서 제공한 것보다 더 깊은 자료를 가지고 연구해야 한다. 예를 들어, 충격사건 처리를 취급할 수 있으나 환자가 느끼지 못한 어떤 것들을 다루는 데 환자를 그 사건 속으로 밀어 넣어서는 안 되며 환자의 속도로 주의 깊게 다루어야 한다(Dolan, 1991; Lankton, 2001). 이때 관념운동의 질문(반응을 나타내는 손가락 표시 등)은 환자가 충격사건에 대해 다룰 준비가 있는지를 알아내는 데 도움이 될 수 있다. 〈표 11-3〉은 충격사건 처리의 일반적인 구조다.

충격사건 처리는 충격사건으로 되돌아가기 위해 연령퇴행(기억항진이나 경험 소생 등으로 상황을 재구성하는 데 필요한 정서적 긴장의 수준을 조정하면서)을 사용한다. 일반적으로 처음에는 환자가 치료자의 유도를 믿고 있으며 그들 자신이 최면의 경험을 통제할 수 있고 편안함을 가질 수 있다는 것을 느낄 수 있는 긍정적인 경험을 하도록 퇴행해야 한다.

일단 환자가 경험에 빠져들어 치료자에게 일어났던 일을 알리고 그 일에 대해 어떻게 해석하고 있는지를 말하면 치료자의 주 역할은 그 사건을 살

표 11-3 충격사건 처리의 일반적인 구조

유도, 편안함을 정착
사건 경위로 퇴행
사건 탐색
정서적 교류시행
중심 왜곡 확인
정화
정서의 해리
상상의 차원적 변화/재구성
중심 내용의 기억을 재조정
대안적 상상의 확대
새로운 인물로서의 연령전진
미래평가에 대한 최면 후 암시
깨움

필 수 있도록 환자를 지지해 주는 일이다. 동시에 치료자는 이전에 생각하지 못했던, 즉 다른 사람이 어떻게 개입되어 있어 불편한지(분노, 아픔, 상처 등), 혹은 불행에 직면하여 잘 대처하고 있는지에 관한 일들을 환자 경험의 부분에 확대하거나 인식케 하여 회상된 충격적 사건의 방식을 재정의할 수 있도록 초점을 맞추어 사용할 수 있다. 환자가 견뎌 낼 수 있는 상호작용 쪽으로 어떤 새로운 것을 첨부하여 상황을 바꾸려고 노력한다. 치료자는 환자의 정서적 고통의 표현을 지지해 줌으로써 통상 환자가 상황에 대해 다르게 느낄 수 있도록 유도한다. 지지적인 분위기에서 갇혀 있던 정서를 해방시키고 이야기할 수 없는 이야기를 할 수 있도록 기회를 가짐으로써 치료적 가치를 넓힐 수 있다(Phillips & Frederick, 1995). 그러나 이 과정에서 중요한 부분은 환자를 새로운 자각으로 유도하는 것이고, 경험의 의미를 새롭게 이해하는 것이며, 힘을 부여하는 방식으로 환자의 인생을 재정의하는 것이다. 그러한 과정을 완성하기 위해서 환자는 충격적인 사건과 자신 사

이에 새로운 결론을 갖게 되고, 상처를 해방할 수 있는 것과 관련된 사고와 감정을 변화시키는 미래로의 통합하는 방향으로 연령전진을 할 수 있다(Watkins & Watkins, 1997). 또한 치료자들은 충격사건 처리를 위해 긍정적인 방식으로 환자의 인생에 결정적인 경험을 만들어 주는 방식을 사용할 수 있다. '긍정심리학'의 분야에서 성장을 강조하는 것처럼 이러한 선택은 그들 자신의 최선의 부분과 연결되어 그를 도울 수 있는 강력한 수단이 될 수 있다. 전형적으로 환자에게 정서적으로 가장 황폐하게 만드는 경험일지라도 그것들을 치료할 수 있도록 치료자 쪽에서 세심한 주의를 하여야 한다. 특별히 억압된 기억의 문제에 대해 갈등하고 있을 때 충격사건 처리의 사용은 적절한 것이다. 보통 많은 치료자들은 환자들의 고통을 다루길 원하는 '정서적 관음증(emotional voyeurs)'이 있다. 많은 환자들이 치료자와 상담하는 동안에도 고통을 겪고 있으며 고통을 발견하기 위하여 불필요하게 상처를 증폭시키는 일에 주의해야 한다.

3) 과제 주기

대다수 치료방법들은 환자가 치료 기간에 수행해야 할 '과제 주기(homework)'를 사용한다(Cummings & Cummings, 2000). 치료자들은 치료 시간마다 중요하다고 판단되는 사고, 감정, 행동들을 증폭시키려고 노력한다. 과제 주기는 통상 지적인 것보다 더 강력한 실질적인 직접 경험의 수준에서 작용한다. 과제 주기는 다양한 수준에서 새로운 학습을 하는 데 도움을 주며 과제를 줌으로써 환자는 과제를 해결하려고 노력을 하고 치료의 가치를 느끼게 해 주는 마음을 갖게 한다(Lynn & Sherman, 2000).

과제 주기는 최면이 아니다. 그러나 환자 자신과 생활환경의 깊은 이해를 시키고, 새로운 마음의 틀로 환자를 몰입하게 하는 것은 최면이다. 과제 주기는 치료과정에서 '경험적 은유(experimental metaphor)'로 생각할 수 있다. 적절하게 표현되기만 한다면 과제 주기는 현재 당면한 문제의 무의식적 역동들에 접근할 수 있게 해 준다. 환자를 자신에게만 국한된 사고, 감정, 행동 등에 직면시키는 동시에 자신을 다르게 볼 수 있도록 만드는 활동에도 참여할 때 비로소 바라던 변화를 얻을 수 있게 된다(Lankton & Lankton, 1983).

우울증 환자의 과제 주기의 한 형태는 Yapko(2003)의 사례에서 찾아볼 수 있다. 그는 자신과 타인을 부정적으로 비교를 하는 우울증 여성의 예를 발표하였다.

> 그녀는 모든 사람은 행복하지만 나는 아니며, 모든 사람들은 재미있으나 나는 아니며, 모든 사람의 생활은 쉬우나 자신의 생활은 어렵다는 등등을 가정하며 생활하고 있었다. 그녀는 실제로 새로운 어떤 일을 하거나 혹은 집 밖으로도 나오려 하지 않았다. 단순히 "당신은 당신이 생각한 대로 사물들이 존재하는지에 대해 확인하십시오."라는 개입방식은 무의미하다. 그녀는 그녀 자신을 쉽게 믿는 편이다. 그래서 그런 것을 경험하도록 나는 그녀에게 가까운 주립 공원(Azalea Glen Springs Trail)으로 오솔길을 따라 걸어가 보라고 과제를 주었다. 얼마나 멋진가, 당신은 진달래꽃의 멋진 풍경이 생각나는가, 암벽 사이로 흐르는 산의 물줄기를 상상해 보아라. 걷는 도중에 진달래꽃을 보게 될 것이고 언덕 바깥쪽에는 작은 연못을 보게 될 것이다. 우울증의 정신적 세팅이 되어 있는 이 환자는 항상 자신을 밑바닥에 두는 방식에서 벗어나야 한다. 내가 그녀에게 오솔길을 걷도록 지시할 때 나는 그녀가 들에 핀 꽃들을 상상하리라는 것과 연못이 아름답게 흐르는 것을 상상하게 된다는 것을 알며 나는 그녀가 힘들게 걸어서 수십 마일을 걸은 후에 실망스러운 광경으로 놀라게 된다는 것도 안다. 그리고 그녀가 거실을 떠나려고 하자마자 그 경험은 극적인 것이 될 것이라는 것을 알고 있었다. 산책을 한 날 그녀를 보았을 때 그녀는 내가 그녀를 만났던 날 중에서 가장 활기차 있었다.

산책을 시작할 때 그녀는 그녀에게 여행을 하라는 나에게 화가 나 있었고 그녀는 간다고 약속을 한 자신에게도 화나 있었다. 그녀는 치료실에서 배우지 못한 것을 오솔길에서 배울 수 있다는 것에 대해 이해할 수 없었다. 그러나 그녀는 나와 자신과의 약속을 지키기 위해 산책을 실행하였다. 그녀가 마침내 Azalea Glen Spring에 도착하여 그녀가 기대하였던 것들을 찾으려고 할 때 혼란이 일어났다. 그러나 그때 그녀는 산책이 재미있었다는 것을 발견하였으며 그녀가 찾으려 하였던 기대는 땅 밖으로 나오는 파이프에서 나오는 물뿐이었다. 그녀는 내려오는 동안 왜 치료자가 그녀에게 그런 실망스러운 오솔길을 산책하라고 하였는지를 깊이 생각하였다. 잠시 후 그녀는 그녀가 자신의 마음속에 어떤 특별한 연못을 만듦으로써 그녀 자신을 실망하게 만들었으며 연못과 아름다운 오솔길은 그녀가 상상한 방식으로는 결코 존재하지 않는다는 것을 깨달았다. 그녀는 그녀의 사고가 확장되었고 "아하" 하고 깨달았다. 그녀는 항상 실제 있는 것보다도 더 좋게 사물을 만들었고 대신 그녀의 자신을 실제보다 더 나쁘게 만들었다. 그 점에서 그녀는 불확실한 가정에 근거를 둔 것보다는 직접 경험으로부터 사물의 진실의 가치를 발견하려는 더 큰 노력을 하기로 결정하였다.

이러한 과제 주기는 그녀에게 내가 말하는 것(최면상태에서 혹은 평상시)보다 더 강렬한 경험을 제공하였다. 즉, "당신은 그것들이 실제로 존재하는 것보다 더 좋게 마음에 새겨 두거나 당신 자신을 실제보다 더 나쁘게 만드는 행동을 그만 두어라!"라는 경험을 제공하였다. 산책은 여러 가지 치료적인 목표를 제공하였다. 상징적으로 그녀를 세상으로 향한 감정을 연결해 주고, 육체적인 활동(우울을 사라지게 하는 도구)을 주고, 그녀에게 자기 자신을 최소화시키고 모든 사람과 사물을 최대화시키는 그녀의 무의식적 형태를 직면시켜 주었으며, 그녀 자신에게 통제감에 대한 더 큰 감정을 줌으로써 그녀의 자존감을 세워 주었다. 그러한 것들은 그녀가 자기 스스로 의미 있는 어떤 일들을 성취하게 만들어 준 것이다.

환자의 관심을 알리는 과제 주기나 과제 부여는 다양한 형태를 갖고 있다. 과제의 다른 유형은 환자에게 '증상의 불편함 만들기'를 포함한다. 전형적으로 증상은 환자가 그의 생활에 적용시킨 응석받이이고 요구적인 것이다. 환자에게 예외적으로 증상을 불편하게 느낄 수 있는 어떤 일을 시키게 되면 놀랍게도 빠르고 지속적인 변화의 효과를 얻을 수 있다. 증상 자체에 대한 저항을 이용할 수 있다(Haley, 1973, 1983).

Yapko(2003)의 사례에 9살 소녀 환자가 있었다. 그 소녀는 자기의 방에서 잠자기를 싫어하고 부모 방에서 늦게까지 TV를 보려 하였으며 결국 늦게 일어나 학교에 시간 맞춰 가기가 힘들었다. 학교에서는 피곤하고 매사에 피동적이다. 부모는 딸의 침실에서 자도록 강요하였으나 실패하였으며 결국 딸의 문제로 상담을 하게 되었다. Yapko는 내 지시만 따른다면 딸을 데리고 올 필요는 없다고 하였고, 그들에게 딸이 부모의 침대에서 편안하게 있으면 애정 있고 부드러운 말로 심부름을 지시할 것을 설명하였다. 즉, "엄마를 위해서 아래층에 내려가 물 한 컵을 갖다줄 수 있겠니?" 혹은 "아빠를 위해서 문이 확실히 잠겼는지 아래층에 내려가 확인해 줄 수 있겠니?" 등등이었다. 그녀는 매번 심부름을 하면 불편함을 느꼈고 부모들은 사랑스럽게 일을 계속시켰다. 3일이 지난 후에야 부모 방에 있는 것이 재미가 없으며 자신의 방이 훨씬 더 안락하다는 결론을 얻었다. 과제 주기는 치료에서 언어적인 대화보다 사람의 중요성을 강조한다. 병원 외의 시간과 장소에서 일반화된 개입을 제공하며 환자의 생활에 좀 더 쉽게 통합될 수 있도록 변하게 만든다. 통상 무엇이 잘못되어 있는가보다는 무엇이 옳은가에 대해 초점을 갖고 도울 수 있는 방법을 발견해야 한다. 위의 사례가 이러한 방식이다. 그녀는 자신의 부모와 떨어지기를 원치 않았으며 아프지도 않았고 어떤 것도 잃지 않고 싶었다. 그러나 전통적인 치료방법에서는 명백히 병리적인 분리불안, 부적절한 개성화, 역기능적인 가족문제, 암묵적 증상적 행동에 대한 격려를 통한 부모의 이중구속 등으로 그녀를 진단할 것이다. 이러한 과제 주기는 간접적으로 훨씬 빠르고 덜 충격적으로 그녀의 통합을 만들고 동시에 다양한 수준을 관철시킬 수 있는 장점이 있다.

4) 재구성

사건에 대한 의미 혹은 의사소통의 의미는 그것이 나타낸 맥락에 따라서 대부분 결정된다(Watzalawick, Weakland, & Fisch, 1974). 예를 들면, "글쎄요."라는 단 한마디는 여러 의미로 다양한 범위를 갖는다. 긍정적인 의미로서 '나는 잘 모른다'의 약한 의미이며 부정적인 의미로서 '모른다'의 의미가 될 수 있다. 이러한 말의 의미는 사회적 맥락이나 몸의 자세, 목소리 등에서 살필 수 있다.

의사소통의 상황 변화는 그것의 의미와 가치를 변화시킨다. 어떤 행동은 한 상황에서 완전히 받아들여질 수 있으나 다른 상황에서는 그렇지 않을 수 있다. 예로 훔치는 행동을 생각해 보자. 눈먼 거지에게 돈을 훔치는 것은 아무도 용서해 주지 못할 행동이다. 탐욕스러운 이웃의 돈을 훔쳐 말기 암 환자인 어머니의 치료를 위해 사용하는 것은 분노나 훔친 사람의 처벌보다는 대부분의 사람들에게 동정심을 일으키게 하는 행위다. 이처럼 행동 역시 상황에 따라 의미가 바뀌지만 계급에 대해서도 마찬가지다. 가난한 사람이 이상한 행동을 하면 미친 사람이 되고 부유한 사람이 이상한 행동을 하면 괴짜가 된다.

다양한 완곡어구의 사용은 매우 단순하고 효과적인 재구성이다. 재구성은 사건의 지각방식을 정의하는 맥락 변화에 따른 의미의 변화를 말한다(Watzlaick, 1978). 주어진 순간에 일어나는 여러 가지 형태의 정신치료는 재구성을 포함한다. 불리한 일들이 자산으로 변하고 충격적 사건은 학습경험으로 바뀌며 약점은 강점으로 변하게 한다. 재구성은 단 한 가지의 말로 바뀔 수도 있고 훨씬 경험적으로 최면에 몰입되어 이야기로도 바뀔 수 있다. 환자에게 문제에 대해 여러 견해를 갖도록 하는 접근방식도 재구성에 포함된다. "이러한 방식으로 보십시오."라고 이야기를 하는 것은 재구성을 시도하는 것이다.

사랑의 주제에 대한 Leo Buscaglia 박사의 방식은 많은 책에서 인용되었다. Leo Buscaglia 박사는 외로움이나 슬픔 또는 낙담을 경험한 사람을 발견하였을 때 원격강의로서 강력하고 신비로운 재구성을 사용한다. 그는 외로움이나 슬픔 또는 낙담을 멋진 것으로 묘사하면서 "멋지지 않은가!"라며 크게 웃고 기분 좋게 물으면 잠시 후 듣는 사람들은 다른 각도로 받아들이게 된다. 그는 독특하게 그런 것들을 묘사하면서 감정적인 근거를 발견하도록 요구하였다. 그가 의도한 대로 깨닫게 되면 긍정적인 것과 마찬가지로 부정적인 감정들도 합리적으로 멋지게 볼 수 있게 된다. Leo Buscaglia 박사의 청중들은 그의 재구성으로 슬픔을 기쁨으로 생각하는 것이 틀림없다.

유머는 농담의 연결자로서 재구성을 포함한다. 급소를 찌르는 문구는 우리에게 사건을 다른 각도로 보게 한다. 유머는 힘든 과정을 부드럽게 한다. 절망으로부터 정서적인 거리에 있게 하며 우리에게 큰 어떤 일을 작고 다루기 쉽게 만드는 수단을 제공한다. 예를 들면, 과거 국가적인 대형사건 후에 코미디언들이 그것을 소재로 우리에게 웃음을 다시 찾아 주는 것처럼, 이 유머를 통한 재구성으로서 인생을 다시 견딜 수 있는 것으로 만들 수 있다.

재구성의 임상적 기술은 환자의 신념체계를 일시적으로 중단시켜서 다른 시각을 갖도록 하는 것이다. 컵이 반쯤 비어 있다고 보는 것을 반쯤 차 있다고 보는 전환이 바로 부정적 시각에서 긍정적 시각으로 변환되는 예다. 재구성은 또 다른 방향으로 작동할 수 있다. 환자가 스스로 잘했다고 느끼며 행동했던 것에 대해서 치료자가 "어떻게 그렇게밖에 못하는가?"라고 하면 편안했던 마음이 갑작스럽게 고통스럽게 변했던 경우가 있을 것이다. 하지만 대부분은 고통에서 편안함으로 변환시킬 의도에서 사용된다.

재구성을 치료전략으로 사용하는 데 기본적인 가정은 사고, 감정, 행동 등 모든 경험이 어느 정도의 긍정적인 가치를 지니고 있다는 것이다. 환자가 부정적으로 보고 있는 하나의 경험을 선택하여 적당한 상황에서 동일한 경험이 어떻게, 그리고 무슨 이유로 그에게 그런 감정이 생길 수 있는 것인지를 설명해 줌으로써 치료자는 그 경험에 대한 환자의 태도를 변화시켜 부정적인 시각을 사라지게 만들 수 있는 것이다.

또 다른 예로 남편의 코골기 때문에 밤에 잠을 못 이루어 괴롭다는 여성이 있었다. 그녀는 과부 친구를 생각하였다. 그 과부는 남편이 죽은 후로 외로움을 느꼈다고 한다. 그녀도 남편이 살아 있을 때 코골이 무척 싫었다고 했다. 그러나 남편이 죽자 그 남편의 코골이 그리워졌다는 친구의 말을 듣자, 남편의 코골에 대해 불평을 하던 그녀는 남편이 살아 있다는 증거로서 코골기를 하고 있다는 것을 이해하게 되었다. 실제로 그것은 그녀에게 편안함을 주었다. 그녀 남편의 코골기의 행동은 같은 것인데 그녀의 태도가 바뀐 것이다. 이것이 성공적인 재구성의 사례다.

마이너스에서 플러스로 바꾸는 방식은 임상작업에서 기본이다. 최면을 사용하든 하지 않든 간에 학습과 재구성 기술의 사용은 훨씬 더 효과적이고 섬세한 과정으로서 환자 개인적 현실의 변화를 만들 수 있게 한다.

5) 증상 처방

증상 처방은 환자의 증상들을 직접 혹은 간접으로 격려하는 역설적 치료 전략법이다. 환자가 이미 어떤 행동을 하고 있는데 치료자가 약간 조정하여 그 행동을 하도록 권장하면 문제를 일으켰던 증상은 중단된다(Foa & Wilson, 1991). 증상 행동을 하는 시간이나 장소를 변화시키는 등 약간의 변화를 통하여 다른 방법으로 그 행동을 처방한다면, 증상은 더 이상 갑자기 일어난 이상한 일이 아니라 치료자의 지시에 대한 반응으로 지금 일어난 것이 된다. 즉, 증상의 발생이 지금 계획적인 것이 되고, 피할 수 없고 중요한 것이라기보다는 불필요하고 제멋대로인 것으로 보는 방식으로 변하게 되어 지금 일어난 것으로 보게 된다. 마침내 증상은 본래 가졌던 의미와 연관을 잃어버리는 것이다(Haley, 1973; Madanes, 1981, 1984).

이러한 점에서 증상 처방은 '역심리(reverse psychology)' 기법이라고 한다. 예를 들면, Yapko(2003)의 사례에서 우울증을 치료받는 한 여자가 있었다. 그녀에게 침대에 누워 있는 것은 우울을 만드는 부분이었으며 휴식이었다. 치료자는 그녀에게 아침에 일찍 일어나서 샤워하고 옷을 입고 아침을 먹은 다음에 몇 가지 일을 하고 나서 활발히 활동하는 시간대에 침대에 가서 매일 4시간씩 누워 있으라는 처방을 내렸다. 치료자의 지시를 며칠 동안 시행한 다음 그녀는 한때 안락을 주었던 침대가 감옥으로 바뀌었다는 것을 느꼈다. 그녀는 치료자의 지시에 따라서 그렇게 해야만 했다. 그녀는 나중에는 더 이상 침대에 누울 수가 없다고 호소하였다. 치료가 진전되었을 때 치료자는 그녀에게 침대에서 벗어나라고 처방하였다. 그 결과 그 환자는 매우 긍정적인 방식으로 인생을 헤쳐 나갈 수 있게 되었다.

이러한 증상 처방 방식은 불편하게 만든 증상을 좀 더 좋은 대안으로 만들었고 그녀의 우울을 강화하는 회피행동을 버리게 하였다. 그리고 환자들이 이전에 해 왔던 방식에 대해 그들의 행동을 자발적이고 통제 가능한 것으로 바꾸도록 격려하였다. 그 증상이 자발성과 통제력을 상실하였을 때 그 행동을 끊임없이 하려는 만족을 빼앗아 간 것이다. 증상 처방의 작업에서 중요한 것은 합리적으로 처방을 하는 것이다. 만일 환자가 자신의 개념의 틀에서 합리성을 찾지 못한다면 그 환자는 처방을 따르지 않을 것이다. 더욱이 현재 문제의 다중적 차원(해리된 감정, 사고, 행동, 합리적 요소, 상징적 요소)과 증상 처방은 적당한 차원을 알리기 위해서 주의 깊게 제공되어야 한다. 그리고 치료자가 처방하는 증상적인 행위에 대한 조절은 중요한 요소다. 그래서 이러한 조절은 전체의 증상 방식을 변경하는 데 성공적으로 사용될 수 있는 것이다.

증상 처방의 방법을 좀 더 넓게 적용해 볼 수 있다. 저항적인 환자에게 저항적이 되도록 격려하면 그가 저항하는 것이 협조하는 것으로 재정의될 수 있다. 재발하도록 권장하는 경우는 물론 더 좋은 결과가 나타나긴 하지만, 환자가 재발하는 것에 저항하고 거부하지 않는 한 재발을 받아들일 수 있고 치료 과정에서 요청되는 한 부분으로 재정의하게 된다. 환자가 이미 하고 있는 행동을 하도록 격려함으로써 조절되지 않았던 증상을 환자가 좀 더 쉽게 효과적으로 통제할 수 있는 것으로 한계를 정의할 수 있다. 환자의 통제를 벗어났던 증상이 이제는 조절이 가능해지고 이로운 방향으로 변화시킬 수 있다는 느낌을 갖게 한다.

6) 치료적 은유

이야기는 인간 역사를 통하여 사람을 사회화하고 가르치는 주요한 수단이 되어 왔다. 최면의 세계에서 은유는 치료 과정에서 이야기의 사용을 의미한다. 은유의 사용은 대부분 최면 과정의 핵심적인 요소다. 치료적 메시지를 알리는 전달자로서 이야기를 꾸미고 이야기하는 것은 발전을 위한 복잡하고 강력한 치료기술이다(B. Erickson, 2001; Haley, 1973; Rosen, 1982). 치료적 은유는 환자의 문제들과 유사하게 만들어진 하나의 소설 같은 이야기를 의미하는 데 환자가 깊게 몰입하도록 이야기를 해 줄 수 있다. 호주의 심리학자인 George Burns는 『101가지 치료 이야기: 치료하는 데 은유 사용하기(2001, Wiley)』라는 책에서 환자가 이야기 속에 어떤 의미를 투사하는 경우가 종종 있는데, 이 이야기를 통해서 치료자가 의도적으로 의견을 전달하려고 하지 않았음에도 불구하고 오히려 의도된 의미보다 더 큰 영향을 준다고 하였다.

환자의 주의를 은유에 강하게 집중시킴으로써 타인들의 경험, 즉 은유

속에 등장하는 타인이 구조적으로 동일한 유사한 문제들을 어떻게 경험하였는지, 그리고 그것을 어떻게 처리하였고 또 그 결과가 어떠했는지에 대하여 배울 수 있게 한다. 단순히 줄거리의 요점을 말하기보다는 치유적 은유를 사용함으로써 더 많은 영향을 받았다는 것을 환자가 느낄 수 있게 한다. 은유는 환자의 행동이나 판단의 잣대나 느낌, 경험의 수준, 무의식적 역동에 이르기까지 치료자가 환자에게 바라는 정도만큼 얼마든지 상응하게 사용될 수 있다. 이렇게 상응하는 결합을 통하여 일단 동일시가 생겨나면, 치유적 은유는 해결의 암시, 행동의 격려, 그리고 암시의 활용 등으로 이어질 수 있다.

최상의 은유는 통상 환자 자신의 개인적 경험에서 발견된다. 본래 환자는 의미 있는 방식으로 관련짓는데 훨씬 더 개인적이고 즉흥적이다. 그리고 환자에게 생활 속에 가치 있는 것들이라고 생각하는 중요한 것들을 가르치기 때문에, 만일 환자가 특별히 중요하다고 생각하는 생활 속에 일어난 일들을 검토한다면 잠재적으로 의미 있는 은유의 자산에 접근할 수 있을 것이다. 반면에 치료자의 배경과 개인적 경력은 중요한 학습경험에 반영될 것이고 이러한 것들은 치료적 은유를 사용하기 위한 기초로 될 수 있다. 치료자는 일상생활에 참여하면 할수록 치료적 은유를 만드는 데 많은 경험을 얻게 된다. 가치 있는 책을 읽거나 치료의 사례들은 은유의 좋은 자원이 될 수 있다. 또 다른 자원들은 이야기책이나 영화, 농담, 인간 본성을 나타내는 일화집, 신문 줄거리, TV프로그램과 다른 사람의 경험으로부터 인생을 사는 데 대한 중요한 경험을 얻게 되는 다른 환경의 것들도 모두 포함된다.

최면이라는 수단을 통해서 이야기하는 방법을 배우는 것(환자의 주의, 수용성, 반응 등을 활용해 가면서 의미 있는 암시를 주는 방법)은 매우 가치 있는 기술이다. 이야기를 시작하여 줄거리가 진행되어 환자가 몰입하게 될 때 정식 최면유도의 필요성은 감소하게 된다. 은유적 접근방식을 사용하는 치료자의 이야기를 듣게 되면 환자에게 최면의 안팎으로 오갈 수 있는 자연적 능력이 생겨나고 또 증폭된다(Brown, 1993).

은유는 환자에게 암시적이고 간접적인 방법이다. "이것을 하시오."라는 말 대신에 "나는 옛날에 당신과 비슷한 문제를 가진 환자를 만났고 어느 날 그는 이것을 시도해서 도움이 되었다."라고 단순성을 과장하여 이야기한다. 환자는 다른 사람의 경험으로부터 배우는 데 고취되고 특별한 암시를 적용하거나 새로운 가능성을 가진 실험에 기꺼이 참여하게 될 정도로 일반화되고 단순화된다. 은유의 사용은 무겁게 다루어지는 접근법이 아니다. 환자에게 많은 요구를 하지 않고 가능성을 암시하는 적절한 방법이다. 이 접근법의 공통된 결과는 치료자가 요구하는 변화가 마치 우연히 일어난 것처럼 비교적 노력이 필요 없는 것으로 보이게 하는 것이다. 무의식의 지혜에 관하여 마술적인 해석을 제공하지 않고, 단순히 은유란 환자의 내적 연상을 자극하거나 그것들을 이해하고 작업하는 방식으로서의 문제해결 쪽으로 유도하는 방법이라고 말할 수 있다. 어떤 변화는 내적인 줄다리기식 외형이 아닌 자발적으로 일어난다. 예를 들면, 어렸을 때는 싫어하였지만 지금은 즐겨 먹는 음식에 대해서 생각해 보자. 아마 당신은 당신 자신이 좋아하도록 배웠기 때문에 음식 취향이 변화한 것이다. 그러한 변화는 노력 없이 일어난 것이다.

분명 전부는 아니지만 대부분의 변화들은 노력 없이 일어나고 실행과 성공의 비율 모두 순탄치 않은 치료의 과정으로 만들어진다. 그러나 기억될 만한 상황에서 가치 있는 메시지를 포함한 방식으로서의 치료적 은유는 자발적인 변화를 야기하는 좋은 기회를 준다. 효과적인 삶의 원리를 조명해 주는 생활에서 일어나는 일들에 주의하면서 생활하라. 이야기가 의미하는 원리를 발견하도록 유도하는 그러한 사건들에 관해 사람들에게 이야기해 보아라. 치료적 은유를 설계하고 전달하는 기술을 발전시킬 수 있는 좋은 기회가 될 것이다.

제12장

최면치료의 영역

1. 불안, 스트레스
2. 우울증
3. 통증과 질병
4. 대인관계의 문제
5. 자존감의 문제
6. 약물의 남용
7. 성기능 장애

제 12 장

최면치료의 영역

최면은 오래전부터 치료의 한 분야로 사용되어 왔다. 고대의 모든 문화권에서 마법사나 주술사, 성직자들은 최면을 이용해 질병을 치료하였다. 19세기 중반에는 최면으로 마취를 하여 많은 외과수술에 적용하였으며, 이때부터 최면이 치료의 한 분야로 정착되었다.

최면요법에서는 최면상태에서의 암시를 통해 좋아질 것이라는 믿음을 갖게 하고 지금까지 알지 못했던 무의식상태의 갈등을 해소시켜 긍정적인 생각과 태도를 갖게 한다. 아울러 반복적인 행동치료로 강박증 등 조건 반사된 반응을 풀어 주고 새로운 조건을 각인시켜 치료효과를 발휘하게 된다. 최면치료가 주로 행해지고 있는 분야는 강박장애, 신경증 등 신경정신과적 질환들이다. 특히 Olness(1986)는 최면은 자연스러운 인간의 정신현상이며 '변화된 의식상태' 라고 설명하면서 이 상태에서 인간은 자신의 정신적, 신체적 기술을 스스로 이용하게 하는 암시들을 받아들일 수 있다고 하였다. 따라서 최면요법은 정신과적 치료뿐만 아니라 소아과 의사의 주 치료나 보조치료로 이용할 수 있다. 그리고 야뇨증, 편두통, 사마귀, 안면 신경통이나 여러 가지 나쁜 습관들의 주 치료로 이용할 수 있고 당뇨병, 혈우병, 악성 질병, 류머티즘 등 여러 가지 만성적 질병 치료에 보조치료로 유용하다고 하였다.

▣ 최면으로 공통된 임상 관심을 알리기

임상 장면에서는 다양한 문제들과 만나게 되는데 어떤 문제들은 비교적 드물고 어떤 것들은 흔하게 볼 수 있는 것들이다. 이 장에서는 흔하게 볼 수 있는 임상적인 문제들과 최면치료와 깊은 연관을 가지고 있는 문제들 중 7가지에 대해서 기술하였다. 이는 환자들을 치료하는 데 직·간접적으로 어떻게 최면을 사용하는가의 지극히 짧고 피상적인 수준에서 기술한 것이다. 환자의 증상이 무엇이며, 어떻게 증상들이 나타나게 되는지를 이해하는 데 도움을 줄 것이다. 여기에서 어떻게 증상이 나타나는지에 대한 이해를 하면 할수록 효과적인 개입의 목표를 설정하기가 쉬워진다.

1. 불안, 스트레스

어떤 사람들은 이 시대를 불안의 시대라고 한다. 오늘날 효과적으로 살기 위해서 각 사람에게 요구하는 사항들은 과거 다른 어느 시대보다도 훨씬 많고 복잡하다. 개인의 안정을 해치는 불안은 때와 장소를 가리지 않고 발생할지 모르는 테러의 공포처럼 불확실하다. 이에 대해 우리는 기술적인 문명을 사용하려고 시도하자마자 그러한 시도들은 무용지물이 되어 버린다. 사회의 전통적 가치는 개인주의를 강조하고 사회적 책임에 대한 개인적인 이익을 추구하기 때문에 가장 중요한 의식조차 황폐하게 만들었다. 성역할은 덜 특징화되고 위탁부부와 가정의 관계는 전략적 경력을 만드는 곳으로 변하였으며 많은 사람들은 그들의 관계를 어떻게 만드는지를 이해하는 데 혼란스러워하였다. 일을 하러 회사에 들어가면 과거에 회사가 요구하는 것보다 훨씬 더 복잡한 것을 요구한다. 많은 잠재적 스트레스 요인들이 생활 속에 나타나게 되었고 대부분의 사람들은 그들의 삶에서 이러한 문제들과 싸우고 있다(Regier & Robins, 1991).

스트레스와 불안은 환경에 적응하려는 사람에게는 피할 수 없는 것이 되었다. 생활은 우리에게 여러 종류의 과업을 부과하므로 스트레스는 피할 수가 없이 단지 관리하는 것이 되어 버렸다. 그러나 스트레스는 외부환경에서 만들어지는 것이 아니라 비현실적 기대(완벽주의), 사건들을 그들 방식대로 예견하고 질서 있게 만들려는 욕구, 내적 문제를 가진 고통 등에 따라서 만들어진다. 최면은 여러 종류의 문제들을 관리하는 데 사용될 수 있고 현실적인 사고와 융통성의 확대, 문제해결 능력을 가르치는 데 사용될 수 있다.

대부분 사람들은 불안에 대한 두 가지 분리된 구조적 요소를 가지고 있다. 즉, 직면한 위험에 대한 과대추정의 경향성이며 위험을 성공적으로 관리할 수 있다는 능력과 개인 자원에 대한 과소추정의 경향성이다(Barlow, 2000). 어떻게 그들이 직면한 위험을 현실적으로 평가하는가와 어떻게 그것들을 기술적으로 대처하는가를 가르치는 것은 불안을 줄이는 데 효과가 있다. 안전한 곳이 없다는 현실과 많은 인생 경험들은 본래 모호하므로 우리에게 불안이 일어날 때 능숙하게 그것들을 관리하도록 요구한다. 압도당하고 두려워하는 것보다는 정확하게 할 수 있다는 자신에 대한 믿음은 정상적인 제약 속에서 불안을 관리하는 데 결정적이다. 최면은 위협을 평가하는 결정적인 중요한 기술을 가르치고 각 개인의 자원을 활용하는 방식을 가르치는 데 사용될 수 있다.

최면은 이완기술을 훈련하고 자기통제감을 갖도록 하는 데 도움이 된다. 환자에게 자신이 원할 때마다 스스로에게 최면을 유도하고 활용하는 자기최면의 기술을 가르치는 것은 임상에서 필수적인 부분이다. 단순히 자신이 깊게 이완할 수 있는 능력을 가지고 있고 스스로의 사고, 감정 그리고 행동을 재구성할 수 있다는 사실을 아는 것만으로도 스트레스와 불안을 처리하는 데 강력한 효과를 발휘할 수 있다. 불안을 효과적으로 관리하는 것은 훨씬 좋은 집중, 명석한 사고와 문제해결, 자존감, 시간관리, 작업수행, 새로운 사고의 수용 등을 고취시킨다.

2. 우울증

우울증은 매우 복합적인 다중적 측면을 가진 문제로 효과적인 정신치료법과 항우울제 등의 개발에도 불구하고 널리 유행하고 있다. 치료를 필요로 하는 심각한 우울증 환자들이 미국에만 2천~2천5백만 명이 있다고 추정하고 있다. 세계보건기구(WHO)는 근래에 인간의 환경을 가장 쇠약하게 만드는 질병 중 세계 네 번째로 우울증을 선언하였고(심장병, 암, 교통사고 다음), 2020년에는 세계 두 번째가 될 것으로 예견하였다(Murray & Lopez, 1997).

왜 사람들이 우울해지는지를 설명하는 많은 이론과 모델이 있으나 모두 생리적, 심리적, 사회적 요인들의 영역이다. 과학에 대한 시장의 승리로 보이는 것들 중에 우울에 대한 약물들은 포화 상태다. 많은 사람들은 우울을 뇌의 세로토닌의 부족으로 인식하게 하여 약의 필요성을 주장하였다. 우울에 대해 심리적이고 사회적인 요소보다 신경화학적인 요소는 일차원적이고 과도하게 단순화시키는 데 대중적인 기여를 하였다. 이러한 견해는 우울의 병력의 한 부분이고 큰 부분은 아니다.

우울에 대한 연구에서 명료한 생각, 효과적인 행동, 긍정적인 대인관계 수립과 같은 특별한 기술을 가르치는 것이 치료효과가 있는 것으로 나타났다. 증상 관리나 재발의 견지에서 약물 사용보다 정신치료적 접근의 유용함을 밝혔다(Antonuccio, Danton, & DeNelsky, 1995). 우울의 정신치료는 치료의 본질적인 면을 중요시하게 되었고, 약 없는 대처기술, 문제해결 능력, 사회적 기술, 사회적 지지 혹은 우울을 줄이거나 재발을 최소화하는 것으로 알려진 여러 방식들을 생각하게 되었다. 따라서 항우울제는 효과가 있으나 일반적인 개입의 유일한 형태는 아니다.

최면은 우울증 환자를 치료하는 데 다양한 방식으로 사용될 수 있다. 최면치료의 목표는 우울한 개인의 부정적이고 비동기화된 기대(희망 없음), 성공하려는 노력의 부족에 대한 지각, 인지적인 왜곡, 잘못된 책임 전가, 비효과적인 행동, 빈약한 사회적 기술, 좌절의 낮은 인내, 엉성한 대처기술 등 우울을 야기하는 여러 가지 사고, 감정, 행동의 주관적인 형태가 포함될 수 있다. 우울증 치료에서의 기본 주제는 환자의 능력을 부여하는 것으로, 최면은 치료과정에서 중요한 부분이 될 수 있다. 따라서 부정적인 반추를 중단시키며 반응성을 증가시키고 긍정적인 기대를 갖게 하는 데 사용될 수 있다. 또한 사건들에 대하여 완고하고 왜곡되게 생각하고 해석하는 것을 보다 유연성 있게 만들어 주며, 잘못된 신념체계에 입각한 경험들에 가해진 의미들을 재구성하게 하고, 인생에 대하여 더욱 효과적인 틀을 사용하여 반응하게 하기 위한 긍정적 준거기준을 갖게 한다.

3. 통증과 질병

최면이 통증과 신체적 고통을 감소하거나 없애는 데 사용될 수 있다는 사실은 널리 알려져 있다. 사람들이 가지고 있는 가장 흔한 편견 중의 하나는 만일 최면으로 통증의 지각 정도를 변화시킬 수 있다면 그 통증은 실제가 아니고 심리적인 것이 아니겠는가, 즉 심인성 통증이 아닐까 하는 것이다. 실제로는 최면은 조직의 손상이 명백한 대수술에서도 단독으로 사용될 수 있는 중요한 마취방법이 될 수 있다. 최면을 유도하고 다양한 통증처리 전략을 사용하여 어떻게 마취의 수단 없이 수술을 견디게 할 수 있는가 하는 것이 모두의 의문이며 많은 연구의 대상이지만, 이런 현상은 놀랍게도 실제적인 것이다.

통증이 급성인가 만성인가, 혹은 그것이 기질적 질환이나 손상으로부터 발생하였는가, 아니면 알지 못하는 소위 심인성 원인으로 생긴 것인가 하는 문제들은 통증과 고통을 감소하는 데서의 최면의 효과에는 별 문제가 되지 않는다.

최면은 화상, 암, 천식, 알레르기, 이명(耳鳴), 고혈압, 사마귀, 그밖에 우리가 생각할 수 있는 거의 모든 내과적 문제를 포함한 다양한 의학적 문제의 치료에 성공적으로 사용되어 왔다. 최면은 회복의 질과 속도를 증가시키고, 우울과 불안을 줄여 줌으로써 환자의 상태에 대해 스스로 통제할 수 있다는 느낌을 지속하는 데 도움을 준다.

최면이 암, 에이즈 혹은 다른 질환들을 낫게 할 수 있는가? 최면으로 상처가 치유되는가? 임상최면의 세계에서 이러한 점은 아직도 논란의 여지가 많은 영역이다. 최면치료를 한 후에 암이 줄어들거나 나았다는 결과가 많이 있다. 최면을 사용함으로써 신체의 방어체계, 즉 면역기능이 강화될 수 있다는 객관적인 증거도 점차 많아지고 있다. "올바른 태도를 가짐으로써 스스로를 낫게 할 수 있다"라는 말은 이젠 흔한 말이 되었고 또 명백한 근거도 있다. 따라서 고통 속에 죽어 가는 환자들에게 이 말은 강력한 유혹이 될 수 있다. 대부분의 환자들에게 "최면이 당신의 암이나 무엇이든지 완치시킬 수 있다."라고 말할 수는 없지만, 무엇인가 시도함으로써 얻을 수 있는 것이 많을 것이라고는 말할 수 있다. '질병은 잘못된 믿음' 이라는 생각을 키워 가는 것과 '완치가 가능하다'는 긍정적인 태도를 견지하는 것 사이에서 줄타기 곡예를 하는 것은 정신-신체 치유법(mind-body healing)을 연마하려는 치료자들에게 분명한 도전임이 틀림없다.

4. 대인관계의 문제

많은 부부들이 쉽게 이혼하는 현실 때문에 과거보다 혼자 사는 사람들이 증가한다는 사실은, 사람들이 과거보다 다른 사람과의 건전한 관계를 수립하거나 유지하는 데 힘들어한다는 것을 알 수 있다. 왜 그런가? 이는 남자와 여자의 역할 변화, 가족구성원들에게 제공되는 편리함에 따른 가족구조의 다양성, 다른 사람과 접촉할 필요를 줄인 기술의 진보, 이혼의 편리함, 좋은 관계를 요구하는 기술을 가르치는 역할모델의 부족, 성에 대한 가벼운 태도 등은 긍정적이고 균형적인 방식으로 다른 사람과의 관계를 갖는 각 개인의 능력에 영향을 미치는 요소들이다.

건전한 대인관계는 저절로 일어나지 않는다. 좋은 대인관계는 감정이입, 정열, 인내, 충동조절, 문제해결, 협상, 의사소통, 자기희생 등을 필요로 한다(Gottman, 1999; Weiner-Davis, 2001). 대인관계의 문제에서 치료적 개입은 각 개인의 기대의 질을 포함하는 요소, 의사소통의 기술, 친밀성과 같은 문제에 대한 주관적 견해를 고려해야 한다. 그러나 대인관계에서의 부적절한 의사소통의 기술, 엉성하게 정의된 부적절한 기대, 효과적인 것보다는 이익에 관심을 갖는 것, 대인관계보다는 자신에게 이익이 되는 투자 등은 효과적인 대인관계를 수립하는 데 장애가 되는 요소다.

가족이나 부부를 치료할 때 비록 상대편 앞에서 한 사람을 최면유도한다거나 혹은 모두를 최면으로 유도한다 할지라도 공식적인 최면을 덜 사용하게 되며 비공식적인 최면을 더 사용하게 된다(은유, 심상, 증상 처방, 역할연기). 최면의 전략적 사용은 그들에게 서로서로 관계를 맺는 데 더욱 효과적으로 될 수 있는 힘을 부여하는 의미로 소개하는 생각이나 견해에 대해 가족구성원들이 몰입하고 주의하도록 하는 것이다(Haley, 1973; Kershaw, 1992; Parsons-Fein, 2001; Robles, 2001). 많은 치료자들은 부부나 가족을 하나의 단위로 보게 되어 각 구성원들을 개인적으로 볼 수 없게 된다. 최면의 전략적 사용은 최면을 사용하여 서로에 대한 기대를 명확히 하고, 관계 안에서 내재되어 있는 이견들을 해소하고자 하는 동기의 수준을 높여 주며, 의사소통의 기술을 향상시키고, 관계의 성장을 방해하는 자신의 한계점을 알려 줄 수 있다.

11장에서 설명한 은유적 방법이나 증상 처방, 재구성 등의 방법이 대인관계 문제에 대한 치료를 위하여 유용하게 사용될 수 있는 효과적인 도구들이다. 특히 대인관계의 문제를 가진 사람을 치료하는 데서, 개인 경력 바꾸기 기법은 타인과 효과적으로 관계를 맺어 나가는 데 필요한 자원들을 쌓아 감으로써 좋은 결과를 얻을 수 있는 방법이다. 그가 진정으로 원하고 또 가치를 두는 것이 무엇인지를 명확하게 알 수 있도록 도와주는 것은 어떤 임상적 문제에 대해서도 좋은 출발점이 될 수 있지만, 대인관계의 치료라는 영역에서는 필수적이라고 할 수 있다.

5. 자존감의 문제

자존감은 자기 자신에 대한 가치의 주관적인 평가다. 타인의 피드백으로부터 자존감은 형성된다. 만일 당신이 자신을 좋지 않은 사람이라고 생각한다면 다른 사람들이 당신을 좋은 사람이라고 말해도 당신의 견해는 바뀌지 않을 것이다. 인지 부조화는 당신에게 당신에 대한 믿음을 부정하는 피드백의 필터 역할을 하고 불행한 상태를 유지시키는 지각적 기제를 제공한다.

자존감은 많은 치료적 개입의 목표가 되어 왔다. 가장 큰 문제는 낮은 자존감의 원인이 된다고 믿고 있고 환자의 자존감을 높이는 데 치료적 목표를 둔다. 여기에서 자존감은 커다랗게 과대평가되어 왔다. 자존감은 자기 자신에 관하여 어떻게 느끼는가에 관한 진술이다. 좋은 자존감은 사회적으로 더욱 많이 안다거나, 훨씬 더 동정심이 많거나, 다방면으로 훨씬 기술이 좋은 사람을 의미하는 것은 아니다. 자존감은 자신이 자신에 대해서 좋은 감정을 갖는 것을 의미한다. 특히 범죄자나 심각하게 혼란된 사람들도 아주 높은 자존감을 갖고 있다. 그들은 자신에 관하여 좋은 감정이 일어나면 파괴적인 비기능적인 사람들이다.

좋은 기술을 갖도록 환자를 돕는 것은 그들이 얼마나 특별한지를 단순히 이야기하는 것보다 자존감을 야기하는 훨씬 적합한 방법이다. 특히 치료자들은 환자에게 자신이 했던 일이 효과적이라고 매일 이야기하기를 원한다. 내가 거기에서 했던 일을 좋아하고, 나는 내가 행동한 방식을 좋아한다고 하루에 몇 번씩 자신에게 이야기하도록 주문한다. 자존감은 사람이 일상생활에서 그들의 능력을 주목하고 발전시킬 때 일어난다.

자존감의 문제를 최면에서 다룰 때는 행동의 과정을 매우 효과적으로 계획하고 실행에 옮김으로써 상황을 잘 통제하도록 환자를 격려하는 방식으로 사용한다. 그러면 환자들은 그들의 문제가 치명적인 결점으로 생긴 것이 아니라 특출한 기술의 부족이기 때문이라는 것을 배운다. 환자가 생활의 문제를 알리고, 대안적 방식을 배우려고 노력하고, 문제를 해결하는 데 폭넓은 기술을 배우는 동안에서 해결하는 문제들은 치료의 기본 요소다. 최면은 기술 습득을 강화하고 새로운 행동을 하려는 의도를 도와주며, 사람에게 변화하려는 자신에 대해 더 좋은 감정을 갖게 해 준다. 최면은 또한 환자에게 생활의 여러 면에서 기술들을 일반화할 수 있도록 도움을 줄 수 있다(Andreas, 2002).

6. 약물의 남용

오늘날 우리 사회에서 가장 널리 퍼진 중요한 문제들은 직 · 간접적으로 관계된 물질의 남용이다. 알코올과 마약, 흡연은 물질남용의 예다. 각 경우에 사람들은 흥분을 경험하거나 또는 그 반대로 불편함을 경험한다(불안, 외로움, 지루함, 우울함 등). 그런 사람들은 불편한 감정을 직접적이고 효과적으로 다루는 대신 '도피 대처유형(avoidant coping style)' 을 선택한 것이다. 도피는 해결책을 세우지 않고 "나는 이것을 다룰 수 없어."라고 말하는 '희생자' 의 위치에 서게 한다. 불편한 감정에 대해 약물은 비록 짧은 시간이지만 기분을 바꾸고 다루기 쉽다는 느낌을 제공한다.

약물남용은 강한 중독성을 갖는다. 그래서 약물중독자들은 그들 자신과 약물을 동일시한다. 최면치료는 여러 차원을 다루는 데 문제해결 기술을 가르치고, 충동 자제력의 증가, 근본적인 우울 또는 분노의 분석과 절제의 힘을 향상시키는 데 사용하여 약물남용 치료에 접근 가능한 방법을 제공한다(Alman & Lambrou, 1992; Bell-Gadsby, 2001; Levitt, 1993).

또 다른 문제는 전형적인 물질오용자의 약물남용에 따른 의식의 해리상태다. 약물남용자는 물질과 함께 자신의 삶을 살아간다. 흡연자는 계단을 지나치려 하고 비만인은 거울에 비친 자신의 모습을 보지 못한다. 각자 그들의 직면한 상황을 회피하길 원한다. 이러한 태도로 육체와 의식의 해리상태를 유지시킨다. 약물의 남용 없이 효과적으로 상황을 취급하는 경우에 최면은 몸에 대한 더 커진 자각과 더 커진 자기방어의 긍정적 태도, 더 커진 독립심을 기르는 데 사용될 수 있다.

최면은 어떤 상황에 처하든지 자신을 학대하지 않고 처리할 수 있는 신체적 인식을 발달시키고 자존심과 독립심을 증가시키는 데 사용될 수 있다. 치료자는 최면을 통해서 환자가 약물남용에 가담하는 경험을 극도의 불편한 것으로 만들고, 약물남용 환자에게 상당히 흔한 근본적 우울을 감소시키며, 나아가 실지로 약물을 사용하지 않고도 약물이 가져다 주는 좋은 기분을 만들어 줄 수 있다. 약물남용 문제를 해결한다는 것은 해리된 인격의 요소들을 재통합하고 자기 파괴적인 행위의 의미와 환자의 신념체계에 함축되어 있는 의미를 재구성하는 과정이라고 할 수 있다.

7. 성기능 장애

당신이 사랑하는 누군가와의 성행위는 최면 경험의 일종이다. 다양한 성의 불능(발기 불능, 조루, 성적 욕구의 장애 등)은 여러 원인에서 발생한다. (1) 일반적인 성기능이나 신체에 대한 잘못된 지식, (2) 보수적인 교육 또는 성적 학대에 따른 죄책감과 같은 과거 부정적인 경험에서 생긴 부정적 생각, (3) 자격지심과 신체적 결함, (4) 부적당한 기대에 근거한 질 나쁜 관계, (5) 여러 중요치 않은 근본적인 문제들은 기능 손상의 결과를 초래한다(Klein, 2002).

충분한 신체검사는 현 문제를 다루는 첫 번째 단계다. 기질적으로 손상되거나 결핍된 성적 기능의 원인은 임상최면의 과제에서 제외된다. 임상의 과제는 사회심리적 요인들에 따른 성적 문제에 대해서만 취급한다. 몇몇 사람들은 치료자에게 성적 문제에 대해 도움을 요청하지만 대부분의 사람들은 이 문제를 직접 논의하는 것을 난처해하고 싫어한다. 그래서 치료자들은 직접적으로 접근하는 데 조심해야 한다. 그런 경우, 다른 환자의 사례를 비유하는 것은 그 환자의 문제를 진단하고 치료하거나 방향을 제시하는 데 도움이 된다.

성 문제를 가진 사람들은 때로 자신들의 성적인 기능과 관련되어 해리 상태에 빠진다(Araoz, 2001). 그들의 한 부분이 성적 활동에 참여하려고 시도하는 동안, 다른 한 부분은 이를 관찰하고 비판한다. 결국 성적으로 좋은 기능을 하는 데 필요한 집중력을 흩트리게 한다. 최면은 재통합의 과정을 촉진시켜서 이들 모두가 성적 활동을 지금-여기에서 경험하게 하고 즐길 수 있게 한다(Araoz, 2001). 한 가지 방법은 최면을 이용하여 운동감각의 민감성을 증가시켜 감각적 인식을 변화시키는 것이다. 이 기법은 전통적인 성 치료자들이 성기능 장애의 치료에 사용하는 '감각집중기법(sensate-focus technique)'이다.

성적 행위에 대한 불안감은 성기능 장애 환자들에게 최면을 사용하는 첫 번째 목표가 된다. 불안은 행위를 서투르게 만들고 이 행위는 다시 더 많은 불안을 야기하며, 이 때문에 더욱 서투르게 되는 식으로 악순환에 빠진다. 최면은 환자의 행위를 비판 없이 그대로 둠으로써 편안함을 갖게 하는데, 성행위에 있어 그 무엇도 개입되지 않게 하는 것이 성적 즐거움의 기초가 되는 좋은 모델인 것이다. 자기최면을 가르쳐서 환자가 불안을 극복하도록 도움으로써 그들이 바라는 어떤 상황에서든 편안하게 이완할 수 있게 해준다.

성을 자연적이고 건강한 기능으로 볼 수 있도록 재구성하는 것은 최면적 성치료에서 또 하나의 유용한 방법이다. 즉, "이번 주에는 절대로, 무슨 수를 써서라도 성행위를 피하라."는 '역설적 지시(paradoxical suggestion)'를 함으로써 환자에게 '성적 행위를 함으로써 무언가 보여 주겠다'는 태도를 갖게 하기도 한다(Haley, 1973). 성에 대해 부정적인 환경에서 자란 사람은 긍정적인 성적 관을 갖도록 교육시키기 위해 개인의 과거를 변화시켜야 한다. 개인 경력 바꾸기는 성에 대한 긍정적 태도를 다시 가르치는 유용한 치료전략의 하나다. 또 다른 최면기법은 연령 전진 기법으로 성적으로 활발하고 만족하는 미래의 자신을 보게 한다. 이처럼 최면을 성치료에 잘 조합하여 사용함으로써 성기능 장애의 치료에 좋은 도구로 활용할 수 있다.

제13장

자기최면

1. 자기최면과 정식최면
2. 자기최면 방법
3. 증상에 따른 자기최면 방법

제13장

자기최면

최면요법과 자기최면은 정신신체 질병과 기질성 질환의 치료를 위한 이완이나 시각화 기법과 같은 방법으로서 행동의학에서 가치 있는 도구로 인정을 받고 있다(Brown & Fromm, 1987). 자기최면이란 자기 자신을 스스로 최면상태에 유도하는 것으로서 자기 자신 안에 유도자와 피최면자가 함께 존재하는 형태다. 따라서 성격의 개조 같은 경우 자기최면이 주로 사용되며, 치료적 관점에서 당사자는 적극적인 참여자가 되어 자신의 문제를 스스로 극복해 나갈 수 있다는 자신감을 갖게 해 준다.

Horsley(1982)는 최면치료의 시작부터 자기최면 연습을 가르쳐 주어 환자 스스로 심신이완과 자기통제를 느껴 보도록 해야 한다고 하였다. 최면의사로 유명한 Spiegel(2002)은 자기최면을 대단히 중요하게 생각하여 최면치료를 받는 환자는 하루에도 몇 번씩 자기최면 연습을 해야 한다고 주장하였다. 자기최면은 단기간에 환자가 배울 수 있는 것으로 불안을 야기하는 상황에 직면하면 자기최면으로 신체이완을 통하여 덜 불안하게 그 상황을 취급할 수 있도록 해 줄 수 있다는 것이다. 이처럼 자기최면은 우리의 일상생활에서 자기 개선을 위해 중요한 역할을 할 수 있다.

Check과 LeCron(1968)에 따르면, 근본적으로 모든 최면은 자기최면이라고 주장한다. 자기최면은 자발적으로 자기암시에 따라 최면상태에 들어가는 능력을 말하며 '자가최면(auto-hypnosis)'이라고도 한다. Wolberg(1948)에 따르면, 자기최면의 목적은 환자에게 최면에는 마술적인 것이 아무것도 없다는 것을 납득시키고 최면암시를 선택하게 강화하는 것이며, 자기최면을 치료자가 환자에게 제시한 암시 후의 결과로 환자 스스로가 만들어낸 최면상태라고 언급하였다.

깊은 자기최면은 몽유병적인 최면과는 차이가 있다. 많은 치료자들은 정식최면만큼 깊은 수준으로 자기최면을 이룰 수 없다고 한다. 만약 자기최면을 유도하는 암시가 수면상태까지 들어가지 말아야 하고 최면상태 이전으로 돌아와야 하는 것과 같은 세부적인 최면암시를 가지지 않는다면 환자는 잠에 빠져들고 말 것이다. 물론 이것이 위험한 것은 아니지만 의도한 목적을 방해한다.

자연발생적인 자기최면 사례가 흔하지만 사람들은 이를 최면상태로 인식하지 못한다. 예를 들어, 고속도로 최면(Highway hypnosis)은 장시간의 단순 반복적인 운전의 결과로 야기된 최면상태다. 이때 단조로운 풍경은 최면상태를 만드는 데 일조한 것이다. 반면에 껌을 씹는 행동, 라디오 주파수를 바꾸는 행동, 앉은 자세를 바꾸는 행동, 주기적인 휴식을 위한 운행 중지 등과 같은 행동들은 위험한 최면상태에 들어가는 것을 막아 준다. 또 어떤 사람들은 달리는 차에서 계속해서 앞차의 깜박거리는 신호 불빛을 보고 있을 때 최면상태와 유사한 경험을 보고하였다. 수년 전 이와 같은 현상 때문에 교통안전기술자에게 다양한 안전 신호도구를 만들도록 하였다. 고속도로 최면과 같은 졸음뿐만 아니라 기면상태(lethargic)와 같은 이완상태가 있는데, 이는 잠자고 있는 상태가 아니고 자기최면에 따라 유도된 기분과 비슷하다. 자동차를 가지고 있는 사람의 거의 대부분은 목적지로 차를 운전하고 간 경험은 갖고 있지만 한 번 혹은 그 이상 중간 장소를 어떻게 지나갔는지 기억하지 못하는 경우가 많다. 이는 의식 안에서 인상적인 기억의 내용을 만들어 내는 것 없이 단지 기계적으로 운전을 하였기 때문이다.

보통 최면치료 상황에서 비만, 통증 혹은 담배 중독과 같은 만성화된 상태의 환자에게 자기최면을 가르치고 이를 매일 훈련하라고 권한다. 예를 들어, Kroger와 Freed(1956), 그리고 Schneck(1952)은 자기최면을 분만을 준비하는 산부인과 환자들에게 사용하였다. 자기최면 암시는 정식최면 후에 몇 가지 암시를 받게 된다. 즉, 환자가 치료자에게 이끌려 최면상태에 있는 동안 자기최면 암시를 처음으로 받게 되는 것이다. 자기최면을 위한 암시가 주어졌을 때 환자는 이것에 대해 생각하고 치료자가 말한 것을 큰 소리로 따라 할 것을 지시받는다. 그 후 치료자가 있는 상태에서 단독으로 자기최면을 시작하기 전에 환자는 암시문을 반복한다. 문장은 환자 자신이 자신에게 말하는 것처럼 구(phrase)로 이루어진다. 다음 예는 다이어트를 위한 자기최면의 유형이다.

> 나는 눈을 감고 여기 누워 있다. 모든 다른 생각과 느낌에서 벗어나 나는 지금 내 오른손에 집중하고 있고 이 손은 나의 복부에서 편안하게 쉬고 있다. 나는 나의 복부 호흡에 집중하고 있으며 나의 오른손 손가락이 이를 느끼고 있다… 나의 옷감의 결… 나의 손은 내가 호흡할 때 올라갔다 내려온다. 그리고 나는 매우 더 깊은 상태로 들어가기 위한 준비를 한다. 나는 근육의 긴장으로부터, 심리적인 스트레스와 긴장으로부터 이완되었다… 내 몸의 모든 근육과 근섬유들은 이완되어 있고… 머리에서 어깨, 팔, 몸, 다리, 발, 발가락… 나의 호흡은 편안하고 숨쉴 때마다 나는 더 깊이 편안한 상태로 들어간다… 지금 내 오른쪽 다리는 무게를 느끼고… 내가 느끼는 것처럼 정상적인 감각이 나의 오른쪽 다리에 더 깊

고 더 좋은 상태로 느껴진다… 나의 오른쪽 팔은 긴장되었고 강철처럼 경직되었다… 하나, 둘, 셋… 강철 같은 긴장에서 벗어난다… 천천히 하나에서 열까지 세는 동안 이완된다. 나는 서서히 가능한 한 최고로 깊은 상태로 들어갈 것이고 그렇게 해서 나의 무의식적인 마음을 수용할 수 있고 나의 무의식적인 마음은 암시들과 조화를 이룰 수 있다… 나에게 음식물 섭취는 더 이상 매우 중요하지 않다… 나는 과거에 그랬던 것처럼 더 이상 과식을 하지 않을 것이다. 급하게, 미친 듯이 먹는 것… 나는 최대한 천천히 먹을 것이다. 먹는 동안 자주 멈출 것이다. 나는 게걸스럽게 음식을 먹는 대신 몸을 생각할 것이다… 체중의 감소는 끔찍한 비만보다는 나에게 매우 많은 의미가 될 것이다… 그리고 나는 다시 뚱뚱해지지 않을 것이다… 나는 나의 몸을 생각할 것이고 나 자신을 극도로 배고프게 하지 않을 것이다… 나는 먹는 것을 즐길 것이지만 나에게 처방된 칼로리 기준을 초과하지 않을 것이다… 나는 매우 편안하고 나는 체중 감소를 이루고자 하는 나의 마음을 알게 될 것이다… 이렇게 달성한 체중감소는 영원할 것이다… 나는 집에서 그리고 어떤 조건에 관계없이 사회적인 상황에서 다이어트를 유지할 것이다. 왜냐하면 내가 원하기 때문에… 이제 나는 천천히 10에서 1까지 거꾸로 세면서 서서히 깨어날 것이다… 나는 새로워질 것이다. 나의 생각은 음식과 음식물 섭취에 강박적이지 않을 것이다… 그러나 그 대신에 매 체중감소에 기뻐할 것이다… 나는 지금 천천히 수를 세고 있고 나는 깨어나고 그리고 나는 숫자 하나를 세었을 때는 완전히 깨어난다.

어떤 사람들은 자기 스스로 유도한 최면상태에서 깨어나지 못하게 될까봐 걱정한다. 치료자와 이러한 내용을 논의하면 장기간 이완에 대한 표현되지 않은 소망을 나타내 주거나 혹은 정신역동적 의미를 지닌 수동적인 환상이 드러나게 된다. 자기최면이 가진 '강화(reinforcement)'는 통증 문제나 다른 신체적인 고통을 자동적으로 다루는 것을 배우게 한다. 이것은 환자가 필요할 때마다 최면암시를 사용하게끔 강화하게 만든다.

전립선암으로 통증을 겪고 있는 53세의 남자가 Crasilneck(1985)에게 의뢰되었다. 최면치료가 통증을 현저하게 경감시킬 수 있다는 효능을 본 환자와 자기최면에 관해 이야기하였다. 환자에게 다음과 같은 자기유도 최면을 가르쳤다. (1) 먼저 최면상태에서 사용되었던 치료자의 말과 환자의 반응과 같은 일상적인 방식으로 유도한다. (2) 환자는 자신의 암시를 구 혹은 문장으로 조용하게 반복하도록 지시를 받는다. (3) 환자가 자신에게 할 이야기를 다했을 때 약속한 손가락을 약간 움직이도록 지시를 받는다. 그리고 환자는 다음의 구 혹은 이와 유사한 자신의 언어를 사용하도록 지시를 받는다. 즉, 자기최면 유도 시에 마치 환자가 치료자인 것처럼 정확하게 같은 방법을 사용한다. 손가락 들기의 암시 형태는 아래와 같다.

> 내 침대에 누워 있을 때 나는 내 모든 힘을 다해 이 병으로부터 회복을 위해 최선을 다할 것이다… 나는 나의 불편함의 대부분을 통제할 수 있고 나는 매우 편안할 수 있다… 그리고 지금 나는 오른손이 만지는 물체의 질감과 복부의 호흡에 나의 생각을 집중할 것이다… 그리고 나는 오른손 손가락 끝에 나의 생각을 집중하고 있다. 나는 천천히 손가락을 올린다. 지금 오른손의 높아진 인식이 지나가고 내가 더 깊고 더 좋은 이완상태에 들어갔을 때 손가락은 정상적인 위치로 돌아온다… 나는 근육의 긴장으로부터 그리고 스트레스와 긴장으로부터 자유로워지고 있다… 지금 나의 오른쪽 다리는 약간의 무게감을 느끼고 있다… 나는 나의 오른쪽 다리에서 약간의 무게감을 느끼게 된다… 약간의 근육의 무게감… 그리고 내가 이것을 느꼈을 때 나는 나의 오른쪽 손을 들어 올린다… 지금 나는 무게감을 느끼면서 올린 나의 손을 내린다… 이 무게감에서 벗어나 나의 오른손에 정상적인 감각이 되돌아온다. 그리고 나는 나의 신체의 모든 근육이 이완되기 시작하고 나는 깊은 상태로 들어간다… 나는 극도로 이완되기 시작한다… 나의 몸, 나의 마음… 나는 이완되어 있고… 나는 긴장과 불편으로부터 자유롭게 된다… 나는 불편함을 거의 가지고 있지 않다… 지금 나의 오른손과 손

가락 끝은 경직될 것이다… 단지 잠시 동안 매우 경직되고… 확장되어 쇠처럼 굳을 것이다… 나의 손은 손목부터 손가락까지 하루 종일 물을 먹은 판자처럼 느껴지고, 매우 경직되고, 매우 긴장되고… 이제 이러한 느낌이 지나가고 나의 손가락은 매우 이완된다… 그리고 이러한 이완감이 나의 온몸으로 퍼진다… 그리고 나는 깊은 상태로 빠져 들어간다… 나는 긴장과 압박으로부터 자유로워진다… 불편함이 거의 없고 나는 나의 오른쪽 손가락을 움직여 신호를 보낸다.

이제 나는 나의 뺨에서 깃털이 가볍게 터치하는 듯한, 얼굴 왼쪽에서 약간의 가려움을 느낀다… 내가 이것을 인식하였을 때 나는 나의 얼굴 오른쪽을 움직인다… 나는 이것을 느끼고 있다는 것을 알리기 위해 오른손 손가락을 움직였고 그리고 그 감각은 이제 없어졌으며 나는 가능한 한 가장 깊고 편안한 상태로 들어간다… 나의 통증은 이제 엄청나게 경감되었고 나는 극도로 이완되었다… 이제 나는 냄새 좋은 향기의 즐거움을 알게 된다… 나는 향기를 들이마시고 그리고 이를 느끼게 되었을 때 나는 오른손 손가락을 움직여 이를 알린다… 나의 손가락이 움직이는데, 왜냐하면 나는 향기를 맡을 수 있기 때문이다… 이제 향기는 사라지고 나의 후각은 정상으로 돌아오고 나는 가능한 한 깊은 최면상태로 들어간다… 나의 통증과 불편감은 거의 사라져 버렸다… 나는 매우 편안하다… 모든 근육섬유는 극도로 그리고 전체적으로 이완되었다.

그리고 나는 나에게 주어진 음식물 모두를 섭취할 수 있다는 것을 알았는데, 이것은 나에게 강점이 된다… 나는 치료를 통해 극도로 개선되고 이익이 된다는 것을 알기 때문에 처방된 치료를 따를 것이다… 나는 잠을 잘 잘 것이다. 그리고 불편함의 대부분을 차지하는 무의식적 마음의 힘은 조절될 것이고, 긴장으로부터의 자유, 궁핍함으로부터의 자유, 불편함의 많은 부분으로부터의 자유라는 장점을 얻게 될 것이다…

내가 천천히 열에서 하나까지 셀 때 나는 서서히 자기최면으로부터 깨어나고, 이완되고, 나는 회복하기 위해 최선을 다한다는 마음으로 새로워진다.

중요한 자기최면의 활용은 담배 중독 치료에도 찾아 볼 수 있다. 금연하기를 바라는 사람은 편안한 의자에 앉고 다음의 암시를 따르도록 지시를 받는다.

> 나의 몸을 이완시키고 마음을 편안하게 하고 나는 깊은 이완상태로 들어갈 수 있고 여기에서 나는 긴장, 궁핍함, 스트레스 그리고 압박으로부터 자유로워진다. 그리고 내가 천천히 숨을 쉬게 될 때 나는 서서히 깊은 최면상태로 들어갈 수 있고, 이 상태에서 나는 담배를 끊고자 하는 나의 새롭고 깊은 소망에 대한 암시를 기억할 수 있게 된다. 내가 담배를 피우는 것은 나의 몸에 도움이 되는 기능과는 반대되는 것이다… 이제 나는 깊은 편안한 상태에 있다. 이제 나는 나에게 다시는 절대 담배를 피우지 않겠다는 암시를 준다… 더 이상 나는 나의 심장과 폐의 기능을 방해하여 나의 신체를 상하게 하지 않을 것이고 나는 더 이상 흡연이라는 불필요한 습관으로 나의 몸을 체계적으로 파괴하지 않을 것이다… 이 습관을 포기하고, 나의 호흡은 정상으로 돌아올 것이다… 생명에 필요한 나의 신체기관의 기능은 건강해질 것이고 나는 이 악덕하고 무서운 습관에 대한 극심한 갈망으로부터 자유로워진다… 만약 내가 다른 사람이 담배 피우는 것을 본다면, 이것이 나의 마음을 흔들어 놓지 못할 것이고… 나는 체중이 늘어나지 않을 것이다… 나는 매우 배고픈 상태에 있지 않을 것이다… 나는 간단하게 금연할 것이다. 긴장, 궁핍함 그리고 스트레스, 압박으로부터의 자유, 이완되고 편안한… 나의 마음을 이완하고 나의 몸은 이완되고… 나는 극도로 과민하거나 긴장하지 않을 것이다… 새롭고 이완된 기분으로 나는 열에서 하나까지 천천히 세면서 완전히 깨어날 것이다.

자기최면의 장점 중의 하나는 환자가 자기신뢰감과 자기통제감을 갖게 되고 어떤 두려움과 환상에 대항할 수 있는 것이다. 예를 들어, 자기최면은 분만하는 데 많은 도움을 준다. 자기훈련법의 일종으로 1890~1900년에 뇌 생리학자인 Oskar Vogt가 개발한 자율훈련법(autogenic training, Geissman, 1962)은 자기최면과 밀접하게 관련되어 있다. 자율훈련법은 Luthc와 Schultz(1969a, b, c) 그리고 Luthe(1970a, b; 1973)이 대중화시켰다.

환자는 안정을 해치는 해로운 암시나 기법을 사용할 수 있기 때문에 자기최면은 치료자가 교육하여야 한다. Weizenhoffer(1957)는 "당신이 최면상태에 있는 동안, 나는 당신을 당신의 통제하에 놓을 것이고, 이를 통해 당신은 내가 당신에게 주었던 동일한 암시에 따라 최면상태에서 당신 스스로를 통제하는 것이 가능하다는 경험을 할 것이다."라고 말하였다. 이러한 경험에 관한 명확한 시간(일반적으로 몇 분)을 언급하였고 최면암시의 제시에 대한 명확한 암시를 환자에게 제공하였다. 이러한 최초 경험 후에 환자는 최면상태에서 깨어나도록 요청받고 환자는 동일하거나 비슷한 암시를 통해 같은 최면상태를 스스로 유도할 수 있다. 일반적으로 환자는 증상의 치료를 위해 필요한 만큼 자기최면을 이용할 수 있다는 것을 배운다. 그러나 확실한 사전 예방조치가 준수되어야 한다는 것을 명확히 해야 한다. 그러므로 만약 통증의 문제가 있다면 그것이 가능하더라도 모든 통증을 없게 해서는 안 된다. 왜냐하면 어떤 종류의 통증은 신체기관 상태의 변화에 대한 경고의 신호역할을 담당하기 때문이다. 실제 훈련에서 환자에게 훈련 중에 보여 주었던 암시 패턴을 따르도록 하고 의견이 일치되지 않은 다른 목적에 자기최면을 사용하지 않도록 교육한다. 성인과 노인뿐만 아니라 아동들까지 자기최면의 사용은 연령의 제한을 두지 않는다. 비록 자기최면은 조용한 방이 도움이 되지만 이것이 필수요건이라는 의미는 아니며, 원한다면 운동 중일 때도 자기최면을 사용할 수 있다.

원칙적으로 자기최면을 사용한다면 위험할 것이 거의 없다. 그러나 일부 불안정한 사람에게는 자기최면 기법을 교육하지 말아야 한다. 왜냐하면 그들은 매우 자주 혹은 부적절한 상황에서 자기최면을 사용하기 때문에 이완된 최면상태에 심리적인 중독에 이르고 이에 따라 일상생활에 지장을 주게 되는 경우가 있다. 그러나 이러한 경우는 매우 드물다. 그리고 일부 신경증적인 사람은 실질적으로 문제를 해결하고 직면하기보다는 오히려 자기최면을 통해 자신의 동기를 조절할 생각을 한다. 사실 '자기 교정(self-correcting)' 하려는 마음은 이러한 오남용을 막아 주지만, 만약 자기최면 욕구가 강하고 동시에 교정욕구 또한 강렬할 경우 불안 혹은 우울로 나타날 수 있다.

또한 일부 사람들은 자기최면을 만병통치약으로 여기는데, 이는 잘못된 것이다. 자기최면은 치료자와 환자가 동의한 특정한 목적에만 사용되어야 한다. 예를 들어, 비만 때문에 찾아온 여성에게 나는 절대 남편과 다투지 않을 것이라는 종류의 암시를 자기최면에 사용하지 말아야 한다. 기본적으로 이러한 시도는 인격을 변화시키게 되므로 다른 중요한 사람들과의 상호작용을 통한 정신치료적 접근이 요구된다.

Crasilneck(1985)은 자기최면의 부적절한 사용에 관한 사례에서, 한 변호사가 자기최면의 암시를 통해 밤에 단지 3시간만 잠잘 수 있게 훈련해 달라고 요청하였다. 이것은 할 수 없었다. 보통의 지적 능력을 가진 학생이 자기최면을 통해 철두철미한 자기 자신을 만들길 희망하였다. 이 또한 거절되었다. 성공적인 커리어에 신경을 쓰는 한 프로운동 선수가 경기하는 동안 느끼는 통증을 피하기 위해 자기최면을 배우기를 희망하였다. 그에게 자기최면에 따라 심각한 신체적인 손상을 일으킬 수 있다는 것을 설명하였고 이러한 목적으로 자기최면을 사용하는 것을 허락하지 않았다. 한 비만 환자는 하루에 300칼로리 이하를 명시하는 자기최면 교육을 희망하였지만 이것 또한 너무 엄격한 기준이고 불필요하다고 느꼈다. 어떤 사람은 자기최면으로 자신의 의식을 조절하길 시도하는데, 이러한 목적은 성공할 가능성이 없을 뿐만 아니라 심리적으로 매우 위험하다고 설명하였다. 앞에 설명한 사례는 자신을 이해하고 복잡한 자신의 동기를 수용할 때까지 최면치료 대신 심리치료나 정신치료를 받아야 하는 것이다.

「국제 임상 및 실험최면 학회지」 29권 3호(1981)에서 자기최면에 관한 주제를 다루었는데, 특히 자기최면은 심인성 장애 치료에서의 통증(Horsley, 1982), 손의 심한 외상에 따른 통증을 경감시키는 데 사용되었고(Spiegel & Chase, 1980), 애도반응을 억제시키는 도구로(Fromm & Eisen, 1982), 불안감소(Davidson, Farnbachm, & Richarson, 1978), 고혈압(Case, Fogel, & Pollack, 1980), 이명(Bratterg, 1983), 그리고 혈우병을 관리하는 수단으로 사용하였다(LaBaw, 1980). Unestahl(1983)은 스웨덴에서 자기최면이 암 환자를 도와주는 수단이 될 뿐만 아니라 운동선수와 예술가에게도 중요한 도움수단이 된다는 것을 밝혔다. Soskis(1983)는 자기최면이 불안증상, 긴장, 통증관리 등을 포함해 광범위한 범위의 문제에 도움이 된다는 것을 발견하였다. Penzer(1983)는 어떻게 자기최면이 스트레스 상황에서 자동적으로 나타나는지를 설명하였다. 즉, 자기최면은 각 개인에게 선천적인 대처 메커니즘으로 나타난다고 하였다. Dikel과 Olness(1980)는 자기최면과 바이오피드백 연구를 통해 최면과 바이오피드백 간의 시너지 효과를 주장하였다.

1. 자기최면과 정식최면

자기최면 혹은 최면의 일반적인 형태인 정식최면에는 상대적으로 활동적인 최면가와 비활동적인 환자가 있다. Ruch(1975)는 자기최면은 정식최면만큼 효과적이며 활동적인 자기최면은 주요한 현상이라는 것을 재정립하여야 한다고 주장하였다. 즉, 정식최면은 사실 자기최면에 따라 만들어지고 최면가는 최면상태에 이르도록 도움을 줄 뿐만 아니라 이를 제지한다. 또한 전통적인 정식최면은 자기최면을 억제하는 반면에 자기최면의 초기 경험은 정식최면을 강화시키는 것으로 보인다고 주장하였다. Johnson

(1979)은 실험 연구를 통해 정식최면과 자기최면 간의 효과성의 차이를 발견하지 못하였다. Garver는 자기최면을 8단계로 나누었다. (1) 최면상태를 유도하기 전에 암시를 계획하는 것(이것은 긍정적이어야 한다), (2) 최면에 들어가는 것, (3) 중립적인 이미지를 떠올리는 것, (4) 제시된 이미지로 옮겨 가는 것, (5) 다시 중립적인 이미지로 되돌아오는 것, (6) 재오리엔테이션, (7) 최면 후 암시 (8) 최면에서 빠져나오는 것으로 나누었다. 그는 명확하게 최면가의 역할은 환자가 최면에 들어갈 때와 최면상태에서 빠져나올 때 명확한 지시를 제공하는 것으로 평가하였다.

2. 자기최면 방법

통상 자기최면은 치료자가 유도한 최면상태 동안에 가르쳐진다. 환자가 비현실적인 기대를 가지지 않도록 자기최면을 사용하는 동기를 철저하게 파악해야 한다. 특히 흡연, 비만, 천식 그리고 발기부전과 불감증 문제와 같은 임상적 문제에서 자기최면의 안전한 사용은 최면치료의 중요한 도구다.

자기최면을 설명하기 전에 어떻게 암시를 구성하고 만드느냐가 중요하다. 암시를 구성하는 방법에 대해 살펴보도록 하자. 암시 구성은 여러 방법이 있으나 여기에서는 Spiegel의 '개조법(restructuring)'에 대해서 설명하겠다. 개조법은 최면의 단기치료로 개발한 기법이다. 이는 오래된 문제를 새로운 관점으로 바라보도록 하기 위한 방법으로 자신과 신체 사이의 관계를 변증법적 관점에서 바라보도록 환자에게 권하는 것이다. 기본 전제는 몸이 곧 당신은 아니며 당신은 몸에서 완전히 분리될 수 없고 당신에게서 몸을 무시할 수 없을지라도 당신이 곧 몸이 아닌 것이다. 그리고 생각과 행동은 서로 관련되어 있지만 같은 것은 아니다. 충동을 부정할 수는 없을지라도 행동으로 옮길 필요 또한 없는 것이다. 감각은 존재하지만 절대적인 것은 아니다. 당신이 몸에 영향을 미칠 수는 있지만 한계가 있는 것이다. 당신이 곧 몸은 아니지만 몸 없이는 살 수 없다는 전제를 갖고 있다. 따라서 당신과 몸 사이의 관계에 대하여 개조할 것을 권하기 때문에 '개조전략'이라고 부른다. 증상을 극복하는 과정에서 증상과 싸우거나 부정하기보다는 자신의 존재를 확인하는 것이라고 할 수 있다.

금연의 예를 살펴보면, 최면상태에서 환자와 몸의 관계에 대해 다음과 같은 방식으로 초점을 맞추어 관련성을 확인하는 것으로 다음의 세 가지가 있을 수 있다. (1) 내 몸에게 흡연은 독이다. (2) 내가 살기 위해서는 내 몸이 필요하다. (3) 내가 살기 원한다면 나는 내 몸의 신세를 지고 있으며 내 몸을 보호해야 한다로 정리할 수 있겠다. 여기에서 중점은 몸을 보호하는 과정을 통하여 자아와 몸을 확인한다는 것이다. 중요한 점은 자신의 자아와 자신의 몸 사이에 존중관계를 확립시키는 것이다. 이런 관계를 확립해 나가는 과정에서 자연스럽게 담배를 끊게 된다는 것이 논리적인 귀결이다. 충동과 싸우기를 끝내거나 충동에 대한 강박이나 회피를 중지한다면 그 습관은 보다 덜 중요해진다. 충동과 싸우는 대신에 오히려 그것과 몸의 관계에 초점을 맞춘다면 충동이 덜 중요하다는 점을 깨달을 것이다. 이 과정을 통하여 자신과 몸에 대한 시각을 재조정하도록 하며 습관 그 자체를 전체적인 시야에서 파악하도록 하는 방법이다.

표 13-1 자기최면 방법
1. 최면유도 2. 삼단 논법의 사용 3. 상상력을 이용한 자기 이미지의 구체화 4. 최면상태에서의 자기암시 5. 최면에서의 회복

이러한 방식으로 암시를 구성하며, 이제부터는 자기최면법을 차례차례 살펴보기로 하자. 이 방법은 내가 학생들에게 가르쳤던 방법으로 각 개인의 욕구와 필요를 가장 효과적으로 만족시킬 수 있다. 자기최면 방법은 아래와 같이 다섯 단계로 구분할 수 있다.

1) 최면상태로의 유도

자기최면의 1단계는 최면유도 단계로서 최면유도에는 왕도가 있을 수 없다. 일단 어떤 방법이 효과가 있으면 그것이 옳은 방법이다. 한 가지 주의해야 할 점이 있다면 자신이 그것을 편하게 받아들일 수 있어야 한다는 것이다. 자신에게 알맞은 방법이라면 최면이 걸리고 안 걸리고는 문제가 되지 않는다. 최면에 걸리고 안 걸리고는 자신의 마음가짐에 달려 있다.

최면상태로 유도하기 위해 '안구 회전하기'를 사용한다. 먼저 머리를 움직이지 말고 눈썹이나 앞머리가 보일 수 있도록 눈을 위로 치켜떠라. 눈을 위로 치켜뜬 상태에서 천천히 눈을 감고 숨을 깊게 들이마신 다음 호흡을 멈춘다. 숨을 내쉬고 긴장을 풀면서 자신의 몸이 허공에 뜨는 느낌이 들도록 노력하라. 내 몸이 공중에 뜨는 기분을 느낀다면 해변이나 가장 편안한 곳에 와 있다고 상상한다. 자신이 제일 편안한 장소라면 아무 곳이나 상관이 없다. 자신의 방에 누워 텔레비전을 보고 있는 장면이 제일 편안한 장소라고 생각하는 사람도 있다. 몇 번 반복하고 나서 처음 시작보다 훨씬 편안한 상태가 되었다면 최면상태에 돌입한 것이다. 즉, 암시가 쉽게 전달될 수 있게 된 것이다. 그 후 최면 암시를 사

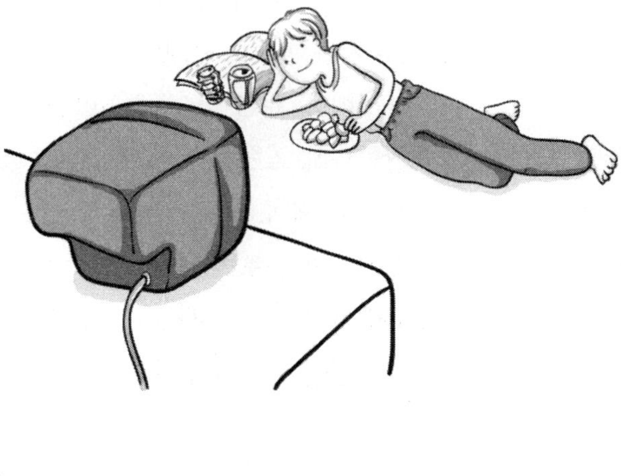

용해야 한다.

2) 삼단논법의 사용

자기최면 2단계는 삼단논법을 사용하여 암시를 사용하는 것이다. 자신이 이용하고자 하는 최면암시의 내용을 미리 만들어야 한다. 그것은 최면 전에 생각하고 암시를 완성해 놓는다. 다시 한번 암시를 만드는 내용을 간략히 정리한다면 첫 번째로 추론 형식의 근간이라 할 수 있는 삼단논법을 활용하는 것이다. 삼단논법의 전형적인 예는 "소크라테스는 사람이다. 모든 사람은 죽는다. 그러므로 소크라테스도 죽는다." 이다. 과식에 대한 삼단논법적인 최면의 암시내용을 예로 들면 다음과 같다. "과식하는 것은 내 몸에 독약과도 같다. 내가 살기 위해서는 내 몸이 필요하다. 나는 살고 싶고 그러므로 내 가족을 보호하듯이 내 몸을 보호해야 한다." 이때 가족이라는 용어는 내가 가장 사랑하는 사람도 될 수 있고, 동물도 될 수 있는 용어로 대치할 수 있다.

3) 상상력을 이용한 자기 이미지의 구체화

최면상태에서 최면암시가 끝난 후 세 번째 단계는 상상력을 이용한 자기 이미지를 만드는 단계다. 자기 이미지를 상상력을 통하여 스크린에 반영하는 것이다. 눈을 감은 채 편안한 마음으로 앉아 있다고 상상을 해 보자. 내 앞에 영화 스크린이 내려오고 그 스크린에 자신의 이미지(자신이 바라고자 하는 자신의 모습)를 비추는 것이다. 이때 스크린에 비추어진 자신의 모습이 보이는 것이 중요하다. 자신의 모습을 스크린에 똑바로 그려 낼 수 있을 때까지 정신집중을 하도록 유도하라. 그런 후 검은 크레용으로 그 모습의 윤곽을 뚜렷이 그려 보도록 하라. 그런 후에 스크린에 나타난 사람(자신의 이미지)과 이야기하도록 하라. 이것은 자신이 바라는 바를 자신의 또 다른 모습에 입력시킬 수 있는 절호의 기회가 되는 것이다.

4) 최면 후 암시

네 번째 단계는 최면 후 암시 단계로 삼단논법의 자기 암시와 자기 이미지를 거친 후에 최면효과를 더욱 증가시키기 위한 암시가 된다. 최면 후의 암시는 "과식(흡연, 술)이 내 생활방식에 어울리지 않아 앞으로 나는 과식(흡연, 술)을 하지 않을 것이다."라는 암시를 한다. 예를 들면, 어떤 사람이 자기최면을 한다고 가정해 보자. 지금 그는 최면으로 과식하는 습관을 고치고자 한다. 최면 후 암시는 "나는 과식(흡연, 술)이 자신의 생활방식에 어울리지 않는다."고 말하는 것이다. 그렇게 하여 그는 그가 먹는 음식의 양과 종류를 효과적으로 조절할 수 있게 되어 결국 간단한 식사를 할 것이다.

5) 최면으로부터의 회복

마지막 단계는 최면상태에서 깨어나는 것이다. 이 단계는 셋부터 거꾸로 나가는 것이다. 셋, 마음의 자세를 가다듬는다. 둘, 천천히 눈을 뜬다. 하나, 눈을 크게 뜨고 숨을 크게 쉬면서 주먹을 쥐고 기지개를 켠다. 두 팔을 내리고 주먹을 편다.

이러한 방법으로 자기최면을 실시한다면 자신이 원하는 목표의 효과를 얻을 수 있을 것이다.

3. 증상에 따른 자기최면 방법

자기최면을 하기 전에 증상 속에 내재된 갈등을 주의 깊게 살펴야 하는 것이 얼마나 중요한가는 아무리 강조한다 하더라도 지나치지 않다. 증상은 자기 자신의 통찰 없이는 즉각적으로 제거되지 않는다. 또한 심신증 환자에게 정신역동적인 현상이 발견된 경우 심리요법, 정신분석 또는 최면분석을 통해 원인을 규명해야 한다. 심리적인 갈등을 처리하지 않고 단순히 증상만을 완화시키는 것은 예상치 못한 또 다른 증상으로 이어질 수 있다. 따라서 증상이 조절된 후에는 무의식적 의미를 보다 철저히 조사하여야 한다. 물론 어떤 경우는 증상에 대한 정신역동적 의미를 찾지 못할 수도 있다. 경험에 비춰 볼 때 사례들의 역동적 의미를 알 수 없을 때는 근심이나 걱정의 빈도가 제일 높다. 이러한 경우는 최면요법으로 증상을 억압토록 처리할 수 있다. 여기에서는 많은 증상을 다루기보다는 가장 흔한 정신적 외상, 다이어트, 흡연에 대해서 자기최면 방법을 기술하였다.

1) 정신적 외상 치료방법

정신적 외상 치료방법에 대해 사례를 통해서 살펴보자. 친구와 같이 성당에서 미사를 보게 되었다. 그 친구는 미사 중에 계속 눈물을 흘렸으며 그 자신은 왜 눈물이 났는지 모르지만 하염없이 눈물이 흘렀다고 한다. 친구의 눈물의 의미가 무엇인지를 알아보도록 하자.

(1) 과거의 아픈 경험을 기억하도록 한다

편안하게 복부 호흡을 시작한 다음, 눈을 감고 자기최면의 1단계를 실시한다. 어느 정도 최면상태에 들어가면 스크린이 나타나도록 심상을 한다.

스크린이 보이면 3이라는 숫자를 상상하고, 2, 1, 다음에는 0을 상상한다. 여기에서 가장 중요한 것은 그러한 상상이 시각적으로 보여야 한다는 것이다. 그런 후에 0을 둥근 거울 모양으로 늘려서 교회에서 운 이유와 관련된 어떤 장면을 보여 달라고 무의식에 부탁하며 기다린다.

(2) 과거의 아픈 경험을 기억

잠시 후에 그 친구는 자신의 과거 기억이 떠올랐다. 일곱 살 때 어머니가 돌아가시고 계모가 들어와 자신을 학대하였던 기억들이 생각났다. 계모에게 발가벗겨 밖에서 2시간 동안 벌을 서고, 장난을 친다며 때리고, 말을 안 듣는다고 주변 사람들에게 이야기하여 이웃 사람들이 자신을 문제아로 쳐다보던 모습들이 생각났다.

(3) 어린 시절의 외상을 알게 된 후 상처를 치유

자신의 일곱 살 당시의 자아를 잡고서 그 애가 잘못한 것은 없다고 상상을 한 후 그 아이에게 자신의 감정을 표현할 기회를 준 다음, 성인 자아의 입장으로 돌아와서 "난 강해져서 당신이 날 어떡할 수 없고 이제 난 당신과 똑같이 성장했거든. 이제는 날 무시하지 못하겠지!"라고 한 후 자신에게 피해를 준 가해자(계모)를 용서하는 내용을 상상한다. 끝으로 이러한 사건의 내용들이 빛의 거품 속에 감싸서 우주로 사라지는 것을 상상한 후 마무리를 한다.

2) 자기최면 다이어트

비만치료를 위한 자기최면은 단지 밥을 덜 먹고 날씬해진다는 암시를 사용하는 것이 아니라 부정적인 생각이나 자아상을 수정하여 자신감을 증대시켜 자신의 의지로 다이어트를 하는 방법이다. 비만인 대부분의 특징은 자기 몸에 대한 부정적인 생각을 가지고 있거나 유아기의 부정적인 경험을 가지고 있다. 또한 현실보다 더 뚱뚱한 자기 이미지를 갖고 있다. 이러한 부정적인 생각과 자아상을 고치기 위해서 자기최면을 하기 전에 준비해야 할 사항은 자신이 좋아하는 모델 사진에 자신의 얼굴을 합성하고 종합 비타민을 준비하는 것이다.

(1) 비만의 원인 파악

비만의 원인을 분석해 보면, "불쌍한 사람을 생각하면 음식을 남겨서는 안 된다. 빨리 크려면 많이 먹어야 한다. 통통한 아이가 건강하다." 등의 가정교육을 받은 경우가 많다. 비만인 사람의 어릴 때 음식과 관련된 경험을 찾으면 다음과 같은 경우가 대다수다. 소풍이나 파티와 관련된 추억, 배가 부른데도 자기 몫을 비우라는 강요, 언니로부터 헌옷을 물려받음, 부모가 일이 잘되거나 안 되어도 음식을 먹는 행위의 모방, 부모의 양육(아프거나 울면 우유병이나 음식을 제공), 어렸을 때 마른 사람에 대한 심한 거부감, 아동 때 성적 학대, 부모의 남아 선호(부모가 강인함, 건강을 강조) 등 때문에 방어기제로 비만을 택하는 경우가 있으며 또한 현실의 불만을 음식 섭취로 해결하려는 경우가 있다. 이 경우는 직장의 스트레스(직장 상사, 동료, 일에 관한 스트레스), 이혼, 남편과의 불편한 관계, 잔소리하는 시어머니로부터의 도피, 갑상선 기능저하(무기력, 체중 증가) 등이 있다.

따라서 비만에 관한 원인을 종합해 보면, 욕구 불만(헌옷, 부모의 양육태도), 거부감(남자들의 성적 욕구를 없애 줌, 아동 때 성적 학대 등), 좌절감(자신의 능력이 모자라는 경우, 부모의 남아선호 사상), 현실 불만(스트레스, 생리적 기능의 문제 등)으로 나눌 수 있다.

제일 먼저 자기최면 다이어트를 하는 방법은 비만의 원인을 찾는 것이다. 비만의 원인이 파악되면 자기 자신의 용서 및 타인의 용서와 화해로 문제를 해결한다. 이 방법은 앞에서 설명한 정신적 외상치료 방법과 동일하게 거울기법을 사용하여 부정적인 생각이나 자아상을 거울을 통해 지우는 것을 상상하는 것이다. 그리고 유아기에 형성된 부정적인 자아상을 없애고 긍정적인 자아상을 갖도록 하기 위해 자기최면을 사용한다.

(2) 구체적인 목표 설정

정확한 날짜와 감량목표를 설정하여 글이나 말로 표현하는 것은 사회심리학적으로 효과가 있는 방법으로, 자신이 얼마큼 몸무게를 줄일 것인가에 대한 정확한 목표를 설정하여 주위의 친구, 이웃, 가족 등 많은 사람에게 공식적으로 선언하는 것이다.

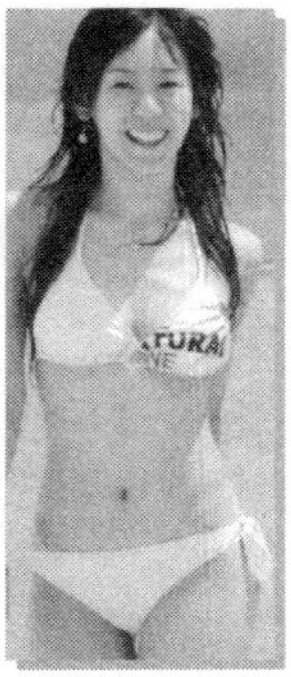

계획은 일주일이나 10일 정도의 간격으로 날짜와 감량계획을 수립한다. 또한 거울이나 냉장고에 자신의 변화된 합성사진을 붙이거나 혹은 '나는 나를 사랑한다.'는 글씨를 써서 붙이면 더 빠른 효과를 볼 수 있다.

계획표
현재 나는 몸무게가 ______kg이다.
단기목표 ______월 ______일까지 나의 몸무게가 ______kg이 될 것이다.
중기목표 ______월 ______일까지 나의 몸무게가 ______kg이 될 것이다.
장기목표 ______월 ______일까지 나의 몸무게가 ______kg이 될 것이다.

(3) 자기최면의 방법

앞에서 기술한 자기최면 1, 2단계 후에 3단계에서 자신의 변한 합성된 사진의 모습을 보고 주위 사람들의 놀라는 시선, 애인이나 남편의 사랑의 눈길 등을 상상토록 한다.

(4) 암시 내용

2단계에서 사용될 암시 내용은 아래와 같다.

내 몸에 과식은 독약과 같은 것이다.
나는 살기 위해서 내 육체를 필요로 한다.
나는 살고 싶다. 내가 사랑하는 사람을 보호하듯이 내 몸도 보호해야 한다.

3) 금연최면 방법

(1) 흡연 원인 파악

1977년 Ewin은 흡연이 건강에 좋지 못하고 통계적으로 흡연자들의 수명을 단축시킨다는 사실에도 불구하고 흡연을 왜 계속하고 싶어 하는지에 대해 설명을 제시하였다. Ewin은 자기를 파괴하려는 경향들, 성적인 열망들, 집단 동료로부터 받는 사회적 압력들, 관습에 대한 반항심, 그리고 숨쉬며 살고 있다는 것을 드러내 보이려는 마음들 속에 흡연의 원인이 있다고 말하였다. 의사가 권고한다는 것은 이러한 형태를 띤다. 어떤 환자가 심장에 문제가 있어서 찾아왔거나, 다른 심각한 질병을 가지고 있어서 흡연을 중단할 것을 신중하게 생각해 왔다. 하지만 의사로부터 "흡연을 중단하는 것은 아마도 매우 어려울 것입니다."라는 말을 들었거나 혹은 단지 "흡연을 줄이세요."라는 식의 제안을 듣게 된다. 이러한 의사의 말을 분석해 보면, "만약 당신이 흡연을 중단한다면 당신은 엄청난 고통을 겪을 것이고 곧 죽을 것입니다."를 의미하는 것이고 이것은 흡연을 삶으로 자연스럽게 연계시키는 것이라고 Ewin은 지적한다. 익사할 뻔했지만 마침내 구해져서 숨을 쉬게 되어 안도감을 느꼈던 과거의 경험을 가지고 있는 흡연자들에게도 흡연을 삶으로 연계시키는 일이 일어나곤 한다. 이렇게 크나큰 충격의 경험들은 숨을 쉴 수 있다는 안도감에 강하게 영향을 준다. 호흡한다는 것은 담배를 피우는 것으로 시각화되므로, 흡연으로 안도감이 제공되는 것이다. Ewin에 따르면, 다른 무의식적인 흡연의 동기들은 자신을 파괴하려는 욕망, 함께 흡연을 하자고 권하는 동료들의 압박, 그리고 담배를 피우지 말라고 하는 부모님의 명령에의 무의식적인 반항이 숨어 있다. 또한 성심리적인 진전을 구하는 단계와 관련하여 성적으로 만족하려는 마음이 숨어 있을지도 모른다고 하였다.

환자들이 왜 흡연을 하는지 그에 대한 구체적인 정신역동적 이유를 이해하는 것은 중요하다. 그러나 우리가 '텅 빈 습관' (즉, 정신역동적 의미를 지녔지만 이제는 단지 습관이나 깊이 배어든 패턴으로 인식되고 더 이상 원래의 목적을 지니지 못하는 습관)이라고 불러 온 것을 수많은 사람들이 가지고 있을지라도 흡연의 역동적 이유를 파악하는 것이 중요하다.

2) 자기최면의 방법

자기최면 1, 2단계 후 3단계에서 자신의 변한 모습을 보고 주위 사람들의 놀라는 시선, 자신감 등을 상상토록 한다. 또한 자신들이 존경하는 사람 및 친한 사람들에게 "다시는 담배를 피우지 않기로 당신과 약속합니다."라는 내용으로 자신의 금연 계획을 소개한다.

3) 암시 내용

2단계에서 사용될 자기암시의 내용은 다음과 같다.

> 내 몸에 흡연은 독약과 같은 것이다.
>
> 나는 살기 위해서 내 육체를 필요로 한다.
>
> 나는 살고 싶다. 내가 사랑하는 사람을 보호하듯이 내 몸도 보호해야 한다.

제14장

최면에 대한 신화와 현실

1. 최면에 대한 질문
2. 무대 최면술

제14장

최면에 대한 신화와 현실

모든 사람들은 최면에 대해 기본적인 태도를 가지고 있다고 해도 과언이 아니다. 최면에 대해 보거나 들은 적이 있고, 혹은 어떤 것을 느꼈든 간에 최면에 대해 강한 인상을 갖고 있다. 최면은 영화나 만화, 텔레비전 프로그램, 무대 쇼 등에서 볼 수 있었으며 또한 장난삼아 최면하는 것을 보았을 수도 있다.

최면은 여러 종류의 최면과 동일한 이름으로 사용되었기 때문에 최면에 대해 이미 알고 있거나 경험한 사람들은 자신들이 이미 알고 있는 것이 맞다는 입장을 취한다. 사람들은 자신들이 가진 정보와 신념이 어떤 올바른 새로운 정보와 직접적으로 상충되기 전까지는 자신들이 잘못 알고 있다고 깨닫지 못한다. 따라서 최면유도 시 피최면자들과 최면상태에 대해 자신의 생각과 기대를 직·간접적으로 대화를 통해 나누는 것이 아주 중요하다. 이런 대화를 통해서 치료자는 환자들의 기대와 필요, 소망 등을 알아내어 현실성 여부를 평가하고 이 과정을 통해 얻어낸 정보를 치료에 접목시키는 수단으로 발전시킬 수 있어야 한다(Duncan, Miller, & Coleman, 2001; McNeilly, 2001).

최면치료를 시술할 때 잘못된 정보를 다루어야 할 경우가 끊임없이 발생한다. 대부분의 사람들이 갖고 있는 잘못된 개념은 예측 가능한 것들이어서 비교적 쉽게 규명하고 교정할 수 있다. 사람들이 갖고 있는 가장 일반적인 오해는 최면에 유도된 사람의 자유의지가 없어지는 강력한 마인드 컨트롤이라고 생각하는 선입견이다. 대부분 이런 오해들은 인간의 의지와 관련된 잘못된 개념에 따른 것이다(Frauman, Lymnn, & Brentar, 1993). 또한 사람들이 자신의 견해에 대해 박식하다고 확신하고 있는 경우는 사고방식을 바꾸기가 어렵다. 사실 스스로를 박식하다고 여길수록 일반적으로 모순되는 사실을 무시하고, 비록 틀리더라도 자신이 믿는 모든 것이 순조롭게 들어맞도록 정보를 왜곡시키는 경향이 있어 그와 상반되는 정보를 소개하기란 쉽지 않다(Zimbardo & Leippe, 1992).

최면요법이나 심리요법에 대한 환자 자신의 신념과 기대에 대해 솔직하게 대화하는 것은 현명한 치료 결정을 하는 데 필수적이다(Schefin, 2001). 치료과정에 대한 환자의 이해가 정확하지 못하거나 불완전하다든지, 혹은 두 가지 모두일 수가 있기 때문에 유능한 치료자는 환자의 협력과 동시에 긍정적인 반응을 얻기 위해 필요한 만큼의 정보를 제공해야 한다. 환자에게 필요로 하는 정보를 제공해야 한다는 것은 그 정보의 양이 경우에 따라 피상적일 수도 있고 중요한 것이 될 수도 있다는 것을 의미한다. 환자들의 요구는 개인마다 다르기 때문에 의사소통을 통해서만이 그 요구를 발견할 수 있다. 대체로 충분한 정보를 전달받은 환자는 치료가 좀 더 의미 있는 작업이 될 수 있다(Lynn, Kirsch, & Rhue, 1996).

대다수의 치료자들은 환자의 질문과 우려에 대해 효과적으로 반응하지만, 이는 환자가 치료에 적극적으로 동참하도록 하는 데 필요한 극히 일부분에 불과하다. 환자는 때로 자의식이 너무 강해 전문적 도움이 필요한 문제가 이미 나타났거나, 감추려고 한 것에 대한 통제가 불가능하거나, 자신이 감당할 수 없는 커다란 위험요소에 대해 치료자에게 질문을 하지 못하는 경우가 많다.

이런 경우 환자들이 자신의 내면을 아주 조금만 털어놓고 치료과정에서 최소한으로 참여하더라도, 능숙한 치료자들은 자신의 마음을 읽어내어 효과적인 치료를 위해 필요한 단계를 잘 진행해 갈 것이라는 희망을 갖고 있다. 환자가 묻든, 묻지 않든 정보를 제공하는 문제에 대한 우려 중 하나는 많은 환자들이 무엇을 물어야 할지 모른다는 사실이다. 만약 어떤 환자가 최면에 대해 이미 확실히 알고 있다고 생각한다면 그 환자는 더 이상 새로운 정보를 얻으려고 하지 않을 것이고 또 어떤 환자는 최면이 새로운 개념이라면 어떤 질문을 해야 할지를 모를 수도 있다. 이러한 경우 간단한 질문을 통해서 그 환자가 알아야 할 것을 결정하는 데 도움을 얻을 수 있다.

1. 최면에 대한 질문

여기에서 다룰 주제는 많은 사람들이 자주 직면하는 최면에 대한 오해이거나 궁금증에 관한 내용이다. 이는 저자가 강의 중에 질문을 받았던 내용들을 정리한 것으로, 이를 읽으면 최면에 대한 이해가 깊어지고 타인에게 최면에 대해 자세히 설명을 해 줄 수 있을 것이다.

1) 최면은 좋은 것인가?

넓은 의미에서 최면 경험을 개인적 사실로 받아들이게 되는 주관적 현실의 기초로 생각할 수 있다. 이 현실은 우리의 세계관, 가치관, 선악의 행동에 대한 관점, 감정 형성 등이 포함된다. 이와 같이 자기암시된 삶의 경험을 통해서 자신의 삶의 질이 자신과 주변 세계에 대해 자신에게 말하는 것에 따라 얼마나 지배를 받고 있는지를 알 수 있을 것이다. 자신에게 인생은 너무 불공평하다고 말하는 것이 당신의 기분이나 행동 및 생리현상에 어떤 영향을 미치는가? 마찬가지로 "나는 이것을 할 수 있어."라고 말할 때는 또 어떤가? 사람들은 매일 지극히 평범한 것부터 심오한 것에 이르기까지 수많은 생각을 한다. 어느 것에 초점을 맞추고 어느 것을 사실로 받아들이느냐에 따라 다양한 반응이 나타날 수도 있다.

"추락할까 두려워 비행기 타는 게 무서워요."라고 할 수 있으며 반대로 "나는 자유롭게 세계 어디든 가고 싶은 데를 갈 수 있어서 너무 좋아요."라고 건전한 선택을 할 수도 있다. 따라서 암시는 유익할 수도 있고 해로울 수도 있으며 그런 측면에서 최면은 본질적으로 선한 것은 아니나 신중히 적용하면 모든 사람들에게 도움을 줄 수 있는 잠재력을 지닌 것이다(Gilligan, 1987; Stanley, 1994).

2) 최면은 최면가의 힘에 의해 이루어지는가?

대부분의 무대 최면술사들은 자신들이 신비하고 마술적인 힘을 타인에게 발휘하는 능력을 갖고 있다는 착각을 심어주는 데 아주 능숙하다. 무대 최면술사의 의사소통과 상황적 변수들은 뒤에서 상세히 설명할 것이다. 이 변수들을 체계적이고 능숙하게 관찰할 수 있다면 힘에 대한 착각에서 벗어날 수 있다. 치료를 위해 최면을 사용할 경우 치료자가 자신의 기술을 암시가 더 잘 받아들여지도록 하기 위한 의사소통 과정에서 사용할 수 있지만, 환자가 치료자에게 넘겨준 통제력을 제외한 다른 어떤 통제력도 환자에게 미칠 수 없다. 최면가는 환자의 경험을 지배하긴 하나, 환자가 허락하는 범위 내에서만 가능하다. 이것이 바로 상호 반응적인 관계다.

최면은 어떤 자극에 대한 집중과 연관된다. 공식적으로 사용될 경우 최면은 보통 이완 과정을 포함한다. 누군가를 억지로 집중하게 하거나 긴장을 풀게 할 수는 없으므로 최면에 걸리는 것은 개인의 선택이다. 은밀하고 간접적인 기술을 사용하더라도 사람들은 자신들의 주의력이 통제받는 것을 거부할 수 있다. 어느 정도 환자의 협력이 없이는 치료적 이익을 얻을 가능성은 극도로 낮아지거나 사라진다. 환자가 용납하고, 이해를 받고, 도움을 받을 수 있다는 느낌을 갖도록 하는 것이 바로 이런 이유 때문에 중요하다.

현실적으로 치료자의 지위, 교육 수준, 명성 등은 일반적으로 환자들이 치료자에게 힘을 부여해 준다. 이 힘은 의심의 눈초리를 제거하거나 또는 공개적으로 신뢰의 정도를 나타내는 표시로 나타난다. 만약 치료자가 절대적인 통제력을 가지게 되면 치료 결과 역시 성공적일 수 있다. 치료 결과가 사람마다 다른 이유는 환자가 자신의 통제력을 행사하기 때문이다. 치료자는 최면 경험에 대한 안내자에 불과하며, 환자가 그런 역할을 허락할 때만 그 과정에서 치료자의 역할을 할 수 있게 되는 것이다(T. Barber, 1969; Lynn, Rhue, & Weekes, 1990; Zeig, 2001).

3) 특정한 사람만이 최면에 걸릴 수 있는가?

이 질문은 다루기 힘든 문제이며, 특히 정식최면에 빠지는 경우와 관련된다. 이론적으로는 거의 누구나 직 · 간접적으로 최면에 걸릴 수 있다. 많은 치료자들은 최면을 거는 것이 불가능하거나, 확률이 낮은 정신분열증 혹은 우울증 환자 등도 실제로는 미약하지만 어느 정도 최면을 경험할 수 있으나 특별한 기술이 필요하다고 주장한다(Banyai, 1991; Spanos, 1991). 실제로 개인별 최면에 대한 반응성을 일반적으로 낮음, 중간을 비롯하여 '최면의 대가(hypnotic virtuosos)'라는 용어로도 표현되는 '아주 높음'으로 분류될 수 있는 최면 반응의 양상이 존재한다(Hilgard, 1972). 이는 최면감수성에 나타난 공식 검사에 대한 반응에 기초하여 구분한 것이다. 실제로 최면에 유도하기가 비교적 어려운 사람들이 있다. 이 결과는 상당한 논란이 일어나고 있다. 그런 사람들은 어떤 근본적 제약(유전적 혹은 신경학적으로 최면에 유도될 수 없는 어떤 문제 등)이 있거나, 최면감수성 측정도구가 정확히 측정하지 못한 것일 수 있다. 이러한 두 가지 입장에 대해 여러 연구자들이 논쟁하고 있다(Cohen, 1989; Lynn & Shindler, 2002).

만약 어떤 사람이 생리적인 제약으로 최면에 걸리지 못한다고 하면 더 이상 최면을 시도할 필요가 없다. 또한 감수성이 '낮음'을 나타낸 사람들은 타인에 비해 상당히 능력이 떨어지는 다양한 이유(통제력 상실에 대한 두려움, 긴장이나 이완 등과 같은 내면의 모호한 상태를 구분할 수 없는 것, 다가올 변화에 대한 두려움, 부정적 상황요인 등)로 반응성이 떨어질 수도 있다고 믿는다면 그 사람의 반응성을 떨어뜨리는 문제를 찾아 해결할 수 있다. 최면에 유도하기 어려운 낮은 최면감수성을 가진 사람을 반응 잘하는 이로 변화시킬 수 있을까? 이에 대해 많은 전문가들과 연구자들은 긍정적으로 답하고 있다(Gfeller, 1993; Wagstaff, 1996).

4) 심약한 사람만이 최면에 걸리는가?

이러한 오해는 오래된 영화의 주인공인 만능 최면술사 '스벵가리(Svengali)'의 이미지에서 기인한 것이다. 어떤 사람을 최면에 유도하려 한다면 그 대상은 의지가 약하거나 없어야 한다는 믿음에서 유래된 것이다. 실제로 우리는 이러한 오해와 관련해 최면에 걸려 자기도 모르게 끔찍한 일을 저질렀다는 등의 이야기를 듣게 되면 이들이 어떻게 해서 그런 정신적 통제를 당하게 되었는지 궁금해한다.

모든 사람은 의지력을 가지고 있는데 어떤 사람은 자신을 남들의 희생양으로 간주하면서 자신의 책임을 남에게 전가하는 등 의사결정에서 자신의 의지력을 활용하려 하지 않는 사람이 있다. 이러한 사람들을 의지가 약한 사람이라고 표현하는 것은 적절치 않다(Kirsch, Lynn, & Rhue, 1993; Lynn, Kirsch, & Rhue, 1996).

최면에 관해 일반적으로 인식되어 있는 이 오해를 반증하기 위해 많은 전문가들은 오히려 지능이 높거나 의지력이 강한 사람들이 최면에 적합하다는 의견을 제시한다. 최면에 유도되는 능력은 특정 인격 성향이나 나이, 성별과는 관련이 없는 것으로 나타났다(Kirsch & Council, 1992). 이들은 특정한 성격이나 나이, 성별 따위가 최면에 걸리는 필수조건이 된다는 데 동의하지 않고, 지능이 높은 경우가 낮은 경우보다 최면에 더 잘 반응한다고 주장한다. 즉, 지능이 높은 사람들은 자신이 영리하다고 믿기 때문에 최면에 적절한 반응을 하기에 더욱 적합하다는 것이다. 하지만 지능이 높은 사람이라 할지라도 과거에 해결하지 못했던 고민거리가 있다거나 스스로 대처할 수 없는 일이 생겨 최면을 통해 도움을 얻고자 하는 경우라면 이야기가 달라진다. 만약 치료자가 환자들이 최면과정에서 적합한 반응을 보여줄 것이라는 믿음하에 이들을 단순히 의도된 최면에 참여케 한다면 이들은 비록 의도된 적합한 반응은 보일지 모르나 자신이 경험한 최면에 관해서는 결코 만족해하지 않을 것이다. 바로 이것이 치료자들이 본의 아니게 환자들에게 피해를 주는 사례다. 그러므로 치료자들은 최면에 적합한 표준 모델이 될 만한 사람을 찾으려 하지 말고 최면을 통한 더 나은 의사소통을 위해 환자가 보이는 반응에 자신의 기술과 지식을 활용하려는 노력을 해야 할 것이다.

5) 최면에 걸리면 저항할 수 없게 되는가?

이 오해는 최면가가 환자의 의지를 통제하게 됨으로써 최면가의 힘에 한

번이라도 복종하게 될 경우 영원히 그의 손에서 벗어날 수 없게 된다는 믿음에 근거한 것이다. 하지만 최면이라는 것이 전후관계와 배경에 기초한 최면가와 환자 간의 상호작용이라는 점을 감안할 때 이런 오해는 그야말로 사실이 아닌 오해일 뿐이라는 것을 알 수 있다. 환자가 어떤 이유로든 최면에 빠지지 않으려고 할 경우 원하는 대로 할 수 있다.

최면과정은 항상 그때그때의 상황에 따라 결정된다. 즉, 최면은 항상 어떤 맥락 속에서 일어난다(T. Barber, 2000). 반응을 잘하는 환자일지라도 마음이 내키지 않을 경우는 최면가의 암시를 거부할 수 있다. 그것이 좋았건, 나빴건 최면에 대한 과거의 경험이 최면의 성공 여부에 유일한 결정인자는 아니다. 치료예후가 좋을 것이라는 환자의 병력도 중요치 않고 최면이 이루어지는 특정 상황에서의 의사소통과 관계형성 요소들이 결과를 결정짓는 중요한 변수다. 한편 우리로 하여금 최면에 관한 이런 오해를 하게끔 하는 요소 중에는 무대 최면술사들이 최면의 과정에서 보여 주는 간단한 기합이라든가 동작 따위가 있다. 이를 보고 마치 그러한 신호들이 놀라운 최면의 결과를 보여 주는 또 다른 현상이라고 생각하곤 한다. 무대 최면술사들은 마치 다음 단계의 최면상태로 피최면자들을 유도하기라도 하는 것처럼 이런 신호들을 빈번히 사용하지만 사실 이것은 최면과 직접적인 관련이 없다. 그런 신호를 듣거나 보아도 일단 환자가 최면상태에 빠지길 거부하면 그만인 것이다. 결론적으로 최면은 시작부터 끝까지 최면가가 아닌 피최면자의 선택과 의지에 달려 있다.

6) 최면에 걸리면 자신의 의지와 상관없이 말과 행동을 할 수 있는가?

이는 최면 영역 전반에 걸쳐 가장 활발한 논쟁 중의 하나다. 이것은 자유의지의 개념, 행동에 따른 책임, 치료적 관계의 정의와 한계, 개인의 지위에 따른 최면 악용의 여지, 그리고 최면에 관련한 전문적이고 개인적인 행위에 대한 복잡하고 다양한 부수적 논쟁거리를 낳았다. 하지만 치료의 개념에서 최면은 어디까지나 최면가와 환자 간의 상호 의사소통과 서로에 대한 책임에 근간함을 상기해야 한다. 어떤 이론에 따르면, 최면가는 환자에게 그들이 자유의지에 따라 선택하거나 거절할 수 있는 선의의 제안을 한다고 한다. 물론 이는 환자가 최면에 따른 상황의 악화라든가, 속기 쉬운 순진한 환자를 이용한 최면, 정신적 장애가 있는 환자의 최면 등 현실의 여러 상황에 비추어 봤을 때 너무 일반화한 이론이 아닌가 하는 생각이 들지만 그런 상황은 치료 환경에서 비전형적인 예로 간주한다.

최면상태에서는 사람들로 하여금 자신의 의지에 반하여 어떤 일을 하도록 영향을 끼칠 수 있는 여지가 존재할 수도 있다. 기존의 신념이나 태도에 맞지 않는 듯한 일을 하게끔 부정적으로 조종될 소지가 있음에는 의심의 여지가 없다. 쉽게 말해서 세뇌를 비롯한 여러 바람직하지 못한 영향력이 존재할 수도 있다. 그러나 치료 상황에서는 그처럼 강력하게 영향력을 가동할 만한 상황은 나타나지 않는다. 즉, 어떤 조건하에서 사람을 조정하는 것이 가능하긴 하지만 이러한 상황은 최면의 속성 또는 최면 그 자체도 아니다(Laurence & Perry, 1988).

7) 최면으로 본인의 의지와 반하는 행동을 하도록 만들 수 있는가?

최면에 걸리게 되면 최면가의 암시대로 움직이게 된다고 믿고 있는데 이것 역시 '스벵가리' 같은 인물의 조종을 받을 것이라는 대중적인 믿음에서 시작된 것이다. 이 질문은 가장 논란이 되고 흔히 궁금해하는 질문임에도 불구하고 최면학자들 사이에서도 명쾌한 대답을 하지 못하고 있는 실정이다. 그러나 이러한 질문에 답은 최면암시에 저항할 수 있고 최면에 걸린 사람은 자발적으로 행동하는 것이어서 스벵가리 효과는 실제로 존재하지 않는다고 할 수 있다.

1980년에 피험자가 최면암시에 저항할 수 있는지를 확인하는 연구가 있었다. 돈을 받으면 최면암시를 거부할 수 있는지에 대한 실험이었다. 실험과정에서 피험자들은 5~100달러의 돈을 받았다. 60%의 피험자는 최면암시의 거부가 가능했다. 그러나 거의 40%의 피험자들은 최대 100달러의 돈을 받을 수 있었음에도 불구하고 암시에 저항하지 못했다. 이에 대해 연구자들은 최면이 소수의 사람들에게는 상당한 영향을 줄 수 있으며, 이들의 경우 최면에서 보이는 행동들이 실제로 비자발적이고 강제에 따른 것이라는 결론을 내렸다(Baker & Levitt, 1989).

Lynn과 동료들(1990)은 최면암시에 저항할 수 있는 사람과 저항할 수 없는 사람들의 차이는 최면에 걸린 피험자들은 저항이 최면에 걸린 피험자의 역할에 맞는 행동이라고 생각되면 최면에 저항할 수 있다고 하였다. 즉, 최면에 걸리는 것에는 심리적 요인뿐만 아니라 사회적 요인도 포함된다고 주장하였다. 사람들이 최면을 받겠다고 지원하는 것은 최면에 걸린 피험자라는 사회적 역할을 하겠다고 나선 것이라는 것이다. 이 경우 사람들은 본인들이 생각하기에 그 역할에 가장 부합하다고 생각하는 행동기준에 맞춰 행동하게 된다. 만일 사람들이 암시에 저항하는 것이 최면에 걸린 사람들이 하는 행동이라고 믿는다면 이들은 최면에 저항할 수 있다. 그러나 저항이 그 상황에 맞지 않다고 생각하면 암시에 저항할 수 없게 된다는 것이다.

8) 최면에 걸리면 건강을 해칠 수 있는가?

이는 사람들의 두려움을 불러일으키는 강력한 오해다. 실제 최면의 이용에 대한 염려에는 합리적인 근거가 있으나 최면이 누군가에게 해를 줄 수 있다는 것이어서는 곤란하다. 오히려 그러한 염려는 최면을 누가 시술하며 어디에 이용되는가에 대한 것이어야 한다. 최면 그 자체가 해로운 것은 아니지만 인간 개개인의 마음의 다양성에 대해 무지하거나 각 개인 본성의 완전함에 대한 경외심이 부족한, 자격을 갖추지 못한 비윤리적인 시술자인 경우는 환자에게 손상을 줄 수 있다.

최면과정에서 개인의 집중력은 어떠한 특정한 생각이나 음성, 또는 경험에 따라 다른 무언가로 몰입할 수 있도록 신중히 유도된다. 이때 환자의 신체기능(호흡, 심장박동 등)은 점차적으로 둔화되며 사지를 포함한 신체는 무기력해진다. 이는 매우 긍정적이고도 건강한 신호로 환자의 스트레스와 불안감을 완화시켜 준다. 실제로 많은 사람들은 최면을 통해 안정을 느끼기 전까지는 자신이 얼마나 스트레스가 쌓여 있는지를 알지 못한다. 하지만 최면을 경험하고 나서 자신의 내면 상태를 더욱 확실히 인식하게 되고 나아가 자신의 긴장 정도를 조절할 수 있게 되기까지 한다. 평소에 걱정과 불안 등으로 야기된 고혈압에 시달리던 사람들조차 최면을 통한 점진적 치료의 효과를 얻을 수 있다는 점으로 보아 최면은 어떠한 사람에게도 물리적인 해가 없으며 건강에 도움이 된다고 할 수 있다(Brown & Fromm, 1987; Rossi, 2000).

9) 최면은 위험한가?

잠재적으로 정서적 손상을 끼칠 수 있다는 것은 최면 자체만은 아니다. 문제는 잘못된 진단, 치료의 내용이나 환자를 효과적으로 이끌지 못하는 치료자의 무능에서도 기인할 수 있다(J. Barber, 1995; Kleinhaus & Eli, 1987). 물론 어느 한쪽이 어려움에 처해 있고, 취약하고, 위안을 구하는 등 도움을 필요로 하는 관계에서도 같은 상황이 발생할 수 있다. 경험이 없고 훈련받지 못한 엉터리 치료자는 무심코 부적절한 암시를 하거나 상황에 대한 잘못된 정보를 제공하고, 공허한 약속을 하고, 문제나 역동에 대해 잘못 진단하고 또는 아무것도 하지 않은 채 환자의 시간과 돈만을 낭비하게 만든다.

최면은 종종 환자의 의식적 자각 밖의 기억이나 감정에 접근할 수 있게 하기도 한다(McConkey, 1992; Sheehan, 1995). 무자격의 치료자가 환자의 문제를 효과적으로 치료하는 능력이 부족할 경우 그러한 기억의 내용은 치료 중에 발생하는 문제가 된다.

숙련되지 못한 치료자가 환자의 고민을 털어놓게 하는 데 도움을 줄 수도 있다. 그러나 그 치료자가 어떤 실제적인 치료를 할 수 있는 능력이 없다면 그것은 시간낭비이거나 심지어 잠재적으로 피해를 가져올 수 있다. 이러한 예는 Yapko(2003) 사례에서 찾아볼 수 있다. 자기 자신을 최면술사, 치료자, 영혼 상담가로 소개한 한 남자가 있었다. 그는 한 번 유산시킨 것에 대한 강한 죄의식을 가진 여성에게 최면을 사용했던 사례를 이야기함으로써 강한 인상을 남기려 하였다. 그 남자는 태아가 그녀 안에 여전히 살아 있다고 상상하도록 암시를 사용했고 그녀에게 그 상상과 대화를 하도록 암시를 했다. 심지어 그녀가 낙태를 해야 했던 이유를 설명하기 위해 그 아이에게 이름도 지어 주었다. 그는 최면이 문제를 해결하기에 너무 좋은 기술이라 생각했고 그러한 합리적인 접근이 잘 진행되지 않는 것에 대해 궁금해했다. 그 후 그녀는 처음 왔을 때보다 훨씬 더 나쁜 감정을 그에게 갖게 되었다. 그의 경솔함이 그녀에게 이름과 인격을 가진 아기를 죽였다는 죄악의 두려움을 갖게 한 것이다. 이는 최면의 목적이 그녀의 고통을 줄여주는 것인데, 최면에 대한 부주의한 관점 때문에 치료적 개입이 부적절했음을 나타내는 사례다. 이러한 종류는 최면이 해롭다는 오해를 제공한다. 명확하게 최면은 해를 끼치지 않지만 부적절하고 부적당한 최면의 사용은 해를 끼칠 수도 있다.

외과 수술이든, 심리검사든, 이발을 하는 것이든 부적당한 어떤 기술의 사용은 누군가를 해치게 된다. 의술은 위험하지 않지만 조잡한 의사의 치료는 위험한 것과 마찬가지로, 최면은 위험하지 않지만 조잡한 최면술사의 최면은 위험한 것이다. 현재 우리나라에서는 치료적인 최면자격 교부와 실습을 통제하는 공식기구가 없어 무능한 치료자와 유능한 치료자를 구별하는 것이 불가능하다. 이러한 문제를 더 어렵게 하는 것은 자격이 없는 사람들이 특별한 학위의 조건이나 치료적인 훈련도 없이 최면을 가르치고 실행하고 있는 상황이다.

최면기법을 발전시키기 위한 여러 이유 중 가장 중요하고 예민한 부분 중 하나는 최면이 제공할 수 있는 상당한 감정적인 산물을 들 수 있다. 최면은 사람들이 자기통제감을 높여 자신감을 갖게 함으로써 감정의 문제를 해결하고 정신적인 건강상태를 향상시킬 수 있는 강력한 도구가 될 수 있다. 도움을 줄 수 있는 것은 언제든지 해를 끼칠 수 있는 것도 또한 사실이므로, 앞서 언급한 방향으로 최면이 쓰일 수 있도록 치료자는 충분한 지식과 기술을 습득하여야 한다.

10) 최면에 걸리면 최면가에게 의존하게 되는가?

치료도구로써의 최면 그 자체는 다른 임상도구인 행동치료, 인지치료 또는 지능검사 등과 같이 더 의존적이지도 의존을 조장하지도 않는다. 의존은 일반인들이 어느 정도 가지고 있는 욕구이고, 타인에 대한 기대다. 많건 적건 간에 우리 모두는 우리가 느끼는 것에 대하여 타인에게 의존하고 있으며 이는 우리 자신의 건강에도 중요하다. 특히 사람들은 약해지고 상처받은 인생의 어느 한 시점에서 정신건강 전문가에게 도움을 요청하게 된다. 그들은 치료자가 도움과 안정을 되찾아 주고 보살펴 주기를 기대한다.

치료자는 치료의 궁극적인 목표가 환자로 하여금 자신감과 자립심을 되찾도록 도와주는 데 있다는 것을 알고 있다. 치료자를 인생의 모든 고뇌에 대한 해답의 제공자로 보는 환자의 시각을 간접적으로 조장하여 의존심을 키우는 것이 아니라, 어려움에 봉착한 사람들에게 최면을 적절히 구사하여 그들이 살아오면서 습득한 여러 경험을 치료적으로 이용할 수 있도록 내면으로 눈을 돌릴 수 있게끔 도와주어야 한다. 환자에게 자신감을 향한 목표와 스스로를 도울 수 있는 자기 자신의 내면의 힘을 찾도록 도울 뿐만 아니라 자기최면을 가르치는 것이 치료자의 의무이기도 하다(Alman, 2001).

생선을 한 마리 주는 것은 한 끼를 해결할 수 있지만 낚시하는 법을 가르치는 것은 평생을 해결해 줄 수 있다는 속담이 있다. 자기최면 교육은 환자로 하여금 자기교정의 기전을 발현시켜 치료에 확신을 가지게 하고 그들 자신의 삶에 대한 통제력을 스스로 향상시킬 수 있게 만든다. 이로써 환자는 자신의 일에 대한 성취감을 맛보게 된다.

11) 최면상태에서 빠져나올 수 없는가?

최면은 그 방법이 내면을 향하든, 외부를 향하든 초점이 집중된 상태다. 최면을 시작하고 종결하는 것은 환자 자신이 조정한다. 사실 집중의 상태에 빠지는 것은 불가능하다. 당신은 책을 읽으면서 그 속에 갇히는 것을 상상할 수 있겠는가? 이러한 오해의 원천은 최면상태에 있는 환자에게 깨어나라고 암시하기 때문이다. 서투른 치료자는 통상 일상 의식상태로 되돌아오게 하기 위하여 눈을 뜨라는 암시에 환자가 반응하지 않으면 불안하거나 심지어 공황상태까지 일으킨다. 그러나 환자는 이런 상황에 갇혀 있는 상태가 아니라 몇 가지 이유로 최면상태가 멈추어지는 것을 스스로 원하지 않고 있는 것이다. 환자는 최면상태를 아주 편안하게 느끼고 있거나, 최면상태의 경험을 마무리짓고 있는 중인 것이다. 이런 상황에 할 수 있는 최선의 방법은 환자가 원하는 때 최면에서 빠져나올 수 있다고 개방형 암시를 하는 것이다. 그러고 나서 환자를 내버려 두는 것이다. 대개 몇 분 안에 환자들은 일상적인 의식상태로 되돌아올 것이다. 결코 되돌아올 수 없는 사람은 없었고 그래서 이것은 의식 너머로 빠지지 않기를 원하는 요구에도 일치하는 결과다. 최면상태에 있는 환자의 선택을 존중하라. 만약 환자가 부분적인 암시에 따르지 않는다면 거기에는 이유가 있다. 그러므로 당신의 요구를 강요하지 말고 단지 흐름에 따라가라.

12) 최면에 걸려 있는 동안은 수면 또는 무의식상태인가?

최면은 수면상태가 아니다. 정식최면에서는 생리적 과정의 활동이 느려져 근육이 이완되고 호흡이 느려지는 등 수면과 유사하나 정신기능 면에서는 이완되어 있으면서도 의식은 여전히 맑은 상태다. 최면이 심화되었을 때조차도 진행되고 있는 상황에 대한 어느 정도의 지각은 유지된다. 신체의 이완이 필요치 않은 상황인 자연 발생적인 최면상태의 경우에서도 지각 상태는 더욱 명료해질 수 있다(Cardena, Alarcon, Capafons, & Bayot, 1998).

최면과 수면 학습이 공통점이 있다는 오해는 수십 년 동안 전해 왔다. 하지만 이미 수년 전에 수면 학습이 오류라는 것이 확실하게 증명되었다. 수면 중에 학습이 불가능할지는 몰라도 잠들어 있는 상태와 깨어 있는 상태의 중간 단계인 '여명상태(twilight states)'에서는 학습이 가능하다.

이런 오해의 근원은 '최면(hypnosis)'이라는 단어 자체에서도 발견할 수 있다. 이 단어는 그리스 신화의 수면이라는 신의 이름(Gravitz, 1991)이기도 하고 그리스 단어의 수면을 의미하는 'Hypnos'에서 나온 단어다. 최면이라는 단어는 19세기 초반에 만들어졌고 그 후 계속 최면을 표현하는 단어로 사용되어 왔다. 초기의 많은 이론가들 중에서도 19세기 말 프랑스의 Hippolyte Bernheim은 최면을 수면의 한 특별한 형태로 생각하였고 이러한 관점은 최면에 대해 공부하는 학생들에게 널리 전파되었다(Hull, 1933). 그리하여 초기의 치료사들이 '깊이 잠들어라', '깨어나라'라는 단어들을 최면에 사용함에 따라 이 잘못된 관점을 더욱 부각시켰다. 최면은 수면상태가 아니며 환자는 깊은 최면상태에서도 어느 정도 외부 현실을 지각하므로 "깊이, 깊이 잠들어라."와 같은 고전적인 최면유도문은 환자가 실제로 경험하고 있는 최면상태에 부적절하므로 사용하지 말아야 한다.

13) 최면은 항상 유도해야만 하는가?

최면에서 대인관계와 상황의 측면을 고려해 보면, 유도문에 따라 유발된 생각이나 감정에 주의를 돌려 초점을 맞추면 어느 정도의 최면이 발생할 수 있다. 내면의 주관적인 경험(사고나 감정)을 향하든, 외부의 자극을 향하든 환자의 주의가 몰입되는 동안은 어느 정도 최면상태에 있게 된다. 최면에 걸린 사람이 현실에서 빠져나와 암시에 들어가는 깊이가 깊을수록 최면의 잠재력은 더 커진다. 최면이란 사람의 주의가 내면에 있는 주관적인 경험에 초점이 맞추어져 있거나 표면적으로 외부의 자극에 초점이 맞추어지고 동시에 암시에 반응을 하여 그 경험이 전환되는 것을 의미한다(Matthews, Lankton, & Lankton, 1993; Zeig, 2001). 최면상태를 만들기 위해서 반드시 일정한 의식을 거쳐 유도할 필요는 없다. 따라서 다양한 전통적인 최면 현상이 정식최면의 범주 밖에서 일어날 수 있고 또 일어나고 있다.

앞에서 설명하였듯이 한곳에 깊이 집중을 하는 경우를 생각해 보자. 한곳에 너무 깊이 집중한 나머지 자신이 다치거나 피를 흘리는 것을 나중에서야 발견하는 경우가 자연적인 최면의 한 예다. 이런 최면 현상은 너무나 자연스럽게 일어나므로 이것을 최면이라고 생각하지 않을 수도 있을 것이다. 고통을 통제하기 위해서라면 일부러 배워서 쓸 수 있는 것이 최면이다. 최면은 마취와 마찬가지로 암시를 통해 자신이 자각하지 못하고 있는 자신의 능력을 극대화시키고 자신의 주의력을 이용하여 자신에게 도움을 주는 것이다. 최면은 보통 사람들이 생각하는 것보다 더 평범한 현상이다. 최면 현상은 이상한 현상이거나 일상적인 경험의 범주를 넘는 현상이 아니라는 것을 알 필요가 있다.

14) 최면은 단순한 이완인가?

정신과 신체가 이완된 상태는 기분 좋은 느낌이다. 그러나 이완은 시간퇴행(경험상의 기억)이나 마취 같은 복잡한 경험을 할 수 있기 위한 하나의 디딤돌이다. 아무도 단순히 이 상태만으로 고통이 없는 수술을 받을 수 없다. 최면은 마취처럼 인위적으로 경험들을 구성하는 것이고 단순한 정신과 신체의 이완된 상태보다 훨씬 복잡한 것이다.

최면은 주의집중과 동시에 현실과 거리가 있는 어떤 경험으로 빠져 들어가는 것이라고 설명하였다. 최면에 들어갈 수 있는 정도를 결정하는 데는 몇 가지 요소들이 있다. 예를 들어, 최면을 받으려는 사람이 최면에 참여하려는 동기, 본인의 집중력, 치료자 암시의 적합성 등이 그것이다. 최면이 성공하려면 긴장을 푼 상태에서 단순히 눈만 감고 앉아 있어야 하는 것은 아니다. '자각 최면(alert hypnosis)' 또는 '깨어 있는 최면(waking hypnosis)'은 자전거를 타거나 발로 밟아 움직이는 기계에 올라 앉아 있는 등 아주 단조로운 일을 하면서도 암시에 주의를 기울이면 최면으로 유도할 수 있는 것을 말한다. 즉, 피최면자들은 눈도 뜨고 신체적으로 모든 활동을 정상적으로 하고 있는 상태에서도 유도에 따라 주어진 암시로 최면 현상에 빠져들 수 있다(Banyai & Hilgard, 1978). 주의가 한곳에 맞추어져 있을 때, 즉 자연스럽게 대화를 나누거나 글을 읽을 경우는 물론이고 다른 수많은 경우에서도 최면이 발생할 수 있는 것이다. 사람은 불안과 걱정, 긴장된 상태에서도 아주 높은 주의력을 발휘할 수 있으며 신체적인 이완상태만이 최면을 일으키기 위한 필수 요소는 아니다. 하지만 임상적으로 최면을 유도할 때 피최면자를 신체적으로나 정신적으로 이완시키는 것은 최면에 포함되어 있는 하나의 과정이다. 왜냐하면 이러한 과정이 환자를 안심시키고 진정시킬 수 있기 때문이다. 이 과정은 자신의 문제들과 연관된 스트레스와 근심 걱정을 덜어 준다. 이런 상태는 대부분 피최면자들이 최면의 한 과정이라고 생각하기 때문에 협력을 얻기가 더 쉬워진다. 또한 환자들의 무의식 속으로 들어가는 것을 더 쉽게 해 준다. 더 나아가 이러한 상태는 환자로 하여금 깨어 있는 상태와 최면상태에서의 변화의 차이를 더욱 두드러지게 인식하게 되어 그들이 최면이라고 생각하였던 경험을 했다는 점을 부각시켜 준다(Sarbin, 1997).

15) 최면은 치료의 특별한 기법인가?

최면을 치료라고 하는 것이 타당한가? 최면은 치료를 하기 위한 특수한 접근방법이다. 치료자들 중 환자의 정신을 현실과 분리시켜 암시받기 쉬운 상태로 야기한 후 이 상태를 이용하여 환자의 치료에 대한 반응을 증가시키는 방법을 사용하는 이들이 얼마나 되겠는가? 한편, 당신이 사용할 자원이 무엇이든지 간에 환자에게 어떤 기법을 가르쳐 주려고 할 때 정신치료의 여러 특수한 유형을 소개하는 것이 더 좋을 수 있다. 그래서 자주 사용하는 최면치료라는 표현에도 불구하고 행동치료나 정신분석치료처럼 임상최면이 치료의 종류가 아니라고 하는 데는 합리적인 이유가 있다. 임상최면은 어느 하나의 이론이나 치료의 방향으로 묶을 수 없는 치료도구다(Kirsch et al., 1993). 그럼 최면치료란 무슨 말이고 어떤 의미가 있는가? 이 표현은 최면을 통한 치료를 의미한다. 즉, 최면의 주관적인 경험을 형성하고 이를 이용하여 치료의 효과를 높이는 것이다. 최면에는 이를 치료라는 범위 안에 속하게 할 수 있는 특별한 능력이 있다. 그렇다고 해서 최면을 치료의 한 독특한 형태라고 여겨야 하는 것인가? 최면의 이용에 대한 접근방법은 최면을 사용하는 사람들의 수만큼이나 많다고 할 수 있다. 그리고 그들은 불가피하게 자신들의 치료에 대한 신념이나 치료의 방식에 따라 달리 사용한다. 어떤 치료자들은 최면을 경험적 지식과 행동 접근방법에 결합시켜 사용하고 있고, 어떤 이들은 정신신체치료 접근방법과 결합하고 있으며 또 다른 이들은 예방 접근방식과 결합하여 사용하고 있다. 어떤 신념과 유형으로 치료를 하던 최면의 접근방법을 이용해서 지금 하고 있는 치료의 효과를 올린다 하더라도 그 신념과 유형에는 변화가 없을 것이다.

저자가 동료들에게 최면과 관련된 일을 한다고 말했을 때 그들은 마치 내가 무슨 일을 하고 있는지를 안다는 듯이 미소를 짓기도 하는데, 안타깝다. 정확히 내가 무슨 일을 하는지 아는 사람들은 드물다. 한 치료자가 최면을 가지고 하는 일과 다른 치료자가 똑같은 최면을 가지고 하는 일은 낮과 밤의 차이처럼 완전히 다를 수 있다. 최면을 유도하는 과정과 암시를 이용하는 것이 거의 다 최면이라고 불린다. 불행하게도 최면에서 나오는 무수히 많은 종류의 일들이나 방법들이 그 이름 속에 다 숨겨져 버린 것이다. 최면의 이론이나 방법들을 배우는 것은 마치 언어를 배우는 것과 같다. 처음에는 일반적인 규칙, 단어와 구조를 배우게 되지만 나중에는 자신의 독특한 방식대로 표현하게 된다.

16) 최면으로 우리 몸의 크기나 모양을 바꿀 수 있는가?

최면을 통해 좀 더 큰 가슴을 가지게 된 여성들의 사례가 보고되었다. 1974년 James Williams 박사는 성 연구 저널에서 「가슴성장을 자극한 성공적인 최면 사용」이라는 논문을 발표하여 최면으로 가슴의 크기를 늘렸다는 연구결과를 발표하였다. 1977년 Richard Willard 박사는 임상최면 저널에서 19~54세의 여성 피험자 22명에게 최면을 실시하여 피험자들 중 85%가 자신의 가슴이 눈에 띄게 커졌다고 말하였으며 평균적으로 가슴둘레는 3.3cm, 가슴의 수직크기는 1.7cm, 가슴 폭은 2.5cm 정도 커졌다는 연구결과를 발표하였다. 최면암시를 통한 가슴 확대가 어떻게 가능한지는 여전히 알려지지 않았지만 아마도 호르몬으로 유발된 가슴 조직의 증식으로 혹은 가슴 속 혈관들이 선택적으로 팽창하여 나타난 현상이 아닐까 생각한다. 현재까지 이들 연구에 대해 재검증한 연구들이 아직까지 없으므로 반론에 대한 증거가 축적될 때까지 이 연구는 유효할 것으로 보인다.

17) 최면은 쇼가 아닌가?

최면상태는 운동 능력이나 지각적 경험에 대한 암시에 반응하여 팔이 구부러지지 않거나 파리가 있는 것 같은 환각을 경험할 수 있다. 이러한 현상에 대해 Reed와 동료들(1996)의 연구를 살펴보면, 한 집단의 학생들은 진짜로 최면에 유도하였으며 다른 한 집단은 최면에 걸린 척하도록 하였다. 그리고 이들에게 다음 실험자가 들어오면 최면에 걸려 있다고 믿게끔 속이라는 지시를 하였다. 그리고 두 집단 모두 일련의 음조를 듣고 그 소리의 크기를 판단하도록 하였다. 이 실험의 중요한 부분은 요구 지시로서 피험자들에게 들어야 하는 것이 무엇인지를 다음과 같이 이야기해 주었다.

> 이 소리를 두 번 이상 들었던 사람들은 최면상태에 빠져드는 경향이 있는데, 그러면 들리는 소리의 강도가 아주 약해질 것입니다. 당신은 아마도 바로 직전 시행에서 최면상태로 다시 빠져들었을 것이고 따라서 그 소리를 거의 듣지 못했을 것입니다. 아마도 전혀 듣지 못했을 것입니다.

만약 최면의 모든 효과가 실험자의 요구에 따라 피험자가 정확히 반응하려는 욕구 때문이라면 최면에 걸린 사람과 걸린 시늉만 하는 사람 모두 위의 지시에 똑같이 반응하리라 예측할 수 있다. 그러나 실제로는 그렇지 않았다. 진짜로 최면에 걸린 사람들은 실험자가 듣기를 원한다고 생각하는 어떤 것을 꾸며내기보다는 자신의 실제 경험에 더 가까운 이야기를 했고, 최면에 걸린 척한 피험자들은 최면에 걸렸다면 어떤 것을 경험했을 것이라고 잘못 추측하였다(Reed et al., 1996, p. 143).

18) 최면으로 통증을 감소시킬 수 있는가?

최면의 효용은 통증을 감소시키는 능력, 즉 '최면무통(hypnotic analgesia)'이다. 통증을 예측하고 두려워하면 고통이 증가되는데 이러한 심리적 내용은 최면으로 감소시킬 수 있다(Chaves, 1999). 따라서 이러한 최면의 효용으로 마취약물에 부작용이 있는 수술 환자나 자연분만을 원하는 산모, 암치료를 받는 환자들에게는 최면이 특별히 유용한 것으로 밝혀졌다. 자기최면 또는 자가최면은 환자가 통증이 생길 때마다 통제를 할 수 있기 때문에 최선의 방책이 될 수 있다. 최면의 통증 감소에 대한 연구를 살펴보면, 최면감수성이 높은 사람 12명과 최면감수성이 낮은 사람 12명을 포함하여 24명의 피험자들에게 극도의 근육통증을 가하고 이를 참아내는 능력을 다음 세 가지 실험회기 동안 측정하였다. (1) 동기를 유발시키는 지시 후, (2) 최면무통의 암시 후, (3) 진통제로 알고 속임 약을 섭취한 후에 결과를 검토하였다. (1)과 (2)의 비교는 최면의 효과가 실험에서 잘하려는 피험자의 욕구를 넘어선 것인지를 평가하는 것이며, (2)와 (3)의 비교는 최면이 속임 약 이상의 효과를 내는지를 평가하는 것이다. 속임 약은 모든 피험자들에게서 동기 지시를 넘어서는 통증 감소효과가 나타났다. 더욱이 모든 피험자들에게서 최면이 통증을 감소시킨 유의미한 효과를 나타냈다. 그리고 최면감수성이 높은 사람들은 낮은 사람들보다 최면무통의 암시를 받은 기간에는 다른 모든 조건들보다 더 높은 통증내성을 나타냈다. 따라서 최면은 단지 위약에 불과한 것이 아니라는 결론을 얻었다(McGlashan et al., 1978). 이러한 결과는 최면의 통증 감소가 실험자의 기대에 부응하려는 피험자의 욕구를 넘어서는 효과를 보여 주었다. 따라서 최면감수성이 높은 사람의 경우는 다른 기법들보다 최면암시를 통한 통증 감소가 더 효율적이라고 결론을 내렸다(Miller & Bowers, 1993).

19) 최면과 명상은 어떻게 다른가?

명상과 최면의 차이는 명상이란 세상을 있는 그대로 느끼기 위해서 지금까지의 모든 마음의 틀을 없애는 것이며, 최면이란 특별한 마음의 틀을 만들어 내는 것이라 할 수 있다. 최면에서는 특별한 마음의 틀을 만들어 내기 위해서 암시나 유도된 심상을 활용한다. 최면유도는 일반적으로 정신적인 역동을 외부 관심사에서 빠져나오게 하여 개방된 집중 상태로 옮겨 주는 이완이나 호흡 집중 부분에 해당된다. 즉, 최면유도 시에는 명상과 비슷하기 때문에 똑같은 이완반응이 나타난다. 따라서 명상은 이완반응이라는 구체적이지 않은 치유의 생리적인 면을 야기하기 위해 마음속의 이미지를 비우는 것과 관련이 있는 반면, 최면은 몸이 구체적으로 반응을 나타내는 선명한 정신적 이미지를 만들어 내는 것이라고 할 수 있다.

20) 종교에서 치료와 최면 관계

구병시식이나 안수치료 등 여러 종교에서 사용하는 각종 치병의 가장 두드러진 현상은 암시의 사용이다. "당신의 마음에 귀신이 들어가 있어. 병이 들었는데 이 귀신을 내쫓으면 병은 낫는다."라는 내용의 퇴마 암시이며 동시에 단순한 말, 단순한 리듬, 단순한 동작을 바꾸어 가면서 계속 반복하는 동안 환자 자신은 자신도 모르게 최면상태에 빠지게 된다. 이때 "너는 병에서 나음을 받았다. 그러니 감사하라."라고 강력히 반복해 암시를 주면서 빠른 템포의 목탁소리, 북소리, 징소리, 박수소리, 책상 두들기는 소리 등을 곁들여 줄 때 환자는 여기에 맞추어 깡충깡충 뛰거나 몸을 상하 좌우로 뛰면서 무당과 같이 춤을 추기도 하고 몸을 계속 흔들기도 하며, 손뼉을 치기도 하고, 손으로 머리나 무릎을 때리기도 한다. 이런 동작은 처음에는 서서히 진행하다가 점차 빨라져 나중에는 급격한 속도로 반복된다. 이런 단순한 율동적 동작의 반복은 최면상태를 쉽게 유발시킬 수 있으며 최면상태에 들어가면 몇 가지 특징적인 양상들이 나타난다. 즉, 졸도나 경련 같은 히스테리 발작이 일어날 수도 있고, 정신이 몽롱해지거나, 자기 자신의 또 다른 자아를 보게 되는 '해리상태(dissociation)'에 빠지거나, 촉각, 후각, 청각, 시각에 환각이 일어나기도 하며, 퇴행 현상이 나타나 어린아이의 목소리와 행동을 보이게 되며, 다른 사람의 환상을 보기도 한다.

이런 상태의 특징은 피암시성이 높아져 있는 상태이므로 이 시기에 각종 암시를 주면 쉽게 받아들여서 "불로 은혜를 받으라."라고 말하면 가슴이 뜨거워지는 환각을 느끼게 되고, "성령의 냄새를 맡으라."라고 하면 맡는 환각이 일어나게 된다. 또한 성령의 빛으로 은혜를 받으라는 말을 들으면 섬광이 번득이는 환각을 보게 되고, 성령의 소리를 들으라고 하면 은은한 음성이 들리는 환청도 생기게 된다. 물론 이때 암시하는 말이 없었다 해도 과거 설교나 다른 사람의 말이나 행동에서 듣고 보았던 현상이 무의식적으로 작용해서 그런 환각을 일으키게 되는 것이다. 이렇듯 피암시성이 높아진 상태에서 "너는 병이 나았다!"라고 소리치면 병이 정말 나은 것 같은 착각에 사로잡히는 경우가 있고 실제로 치료가 되는 경우가 있다. 여하튼 암시의 효과는 병이 나았다는 확신을 불어넣어 준다는 의미에서 그것이 정말이든 아니든 간에 일시적인 마음의 위안을 주는 효과가 있음은 인정할 수 있어 이러한 퇴마 의식도 최면의 일종인 것이다.

2. 무대 최면술

무대 최면술사에게는 최면의 신비감을 유지하는 것이 생계 유지 이상의 것이다. 불행히도 이들은 삶의 개선을 바라는 사람에게 도움을 줄 수 있는 합법적인 치료도구로 최면을 효율적으로 사용할 수 있는 사람들이 아니라

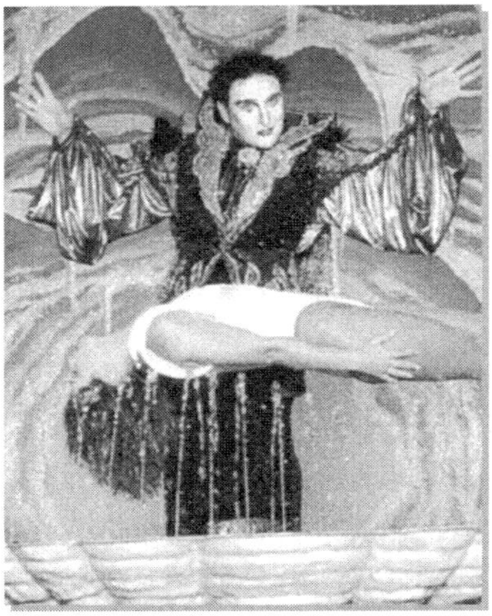

무대 최면술

최면을 공공연히 일반사람들에게 공포의 의미를 갖도록 정신을 조장하는 도구로 비추게 만들었다. 최면 분야에서 정신의 변화라는 것이 다양한 분야에서 여러 사람들에게 나타나는 만큼 복잡하고 밝혀지지 않은 부분이 많기 때문에 훨씬 더 어려워진다. 따라서 무대에서 보이는 최면과 검증된 임상최면 분야 간에는 좁히기 힘든 차이점이 있다.

현재 최면에서는 우세하고 열세한 분야가 거의 없다. 인지 가능한 현상으로서 최면은 다양한 이름과 형태로 수천 년 동안 존재해 왔다. 최면 활용은 일반적인 것에서 무궁무진한 것에 이르기까지 다양한 범위에서 사용되어 왔다. 무대 최면술사들은 자신만의 기술과 능력을 가지고 있다고 생각한다. 그러나 그들은 최면이 실제로 무엇을 할 수 있는지에 대한 과학적인 이해를 가지고 있지 않으며, 최면 그 자체에 대해 강력한 어떤 것이 있는 것으로 믿고 있어서 환자의 내부에서 일어나는 과정이나 최면을 사용할 상황의 특성에 대해서는 별 관심이 없다. 그러나 최면 효과가 점점 입증되면서 결과적으로 최면이 치료의 도입이나 적용이 확대됨에 따라 민감하고 이해할 수 있는 것들에 대한 접근의 필요성이 최면의 장점을 알리는 것보다 더 필요하게 되었다.

무대 최면술의 실체

무대 최면술사들은 청중들 중에서 기꺼이 바보가 될 자원자를 어떻게 골라낼까? 최면술사는 무대 위에서 함께 공연을 할 10명 남짓의 자원자를 뽑기 위해 수많은 청중들의 범위를 차츰 좁혀 나간다. "무대 최면의 가장 큰 비밀은 많은 수의 자원자 중에서 최적의 사람을 골라내는 것에 있다. 매우 협력적이고 활달하며 재미있는 누군가를 뽑아야 한다. 같이 공연하고, 스스로 즐기면서도 절대 쇼를 망치지 않을 사람 말이다."

무대 최면술사들이 대상자들을 어떻게 반응하도록 하는지는 최면의 원리와 사회심리학이 설명하고 있는 몇 가지 인간행동의 측면에 대한 이해가 있다면 쉽게 이해할 수 있다. 대개 무대에서 이루어지는 최면쇼는 지원자를 불러내는 것으로 시작한다. 지원자는 실제로 최면에 걸리고 싶은 사람만 무대 위로 올라오도록 한다. 무대 최면술사들은 지원자들이 기회가 오기만을 기다린다는 것을 너무나도 잘 알고 있다. 말 그대로, 스스로를 무대 위로 돌진하게 하는 것이다. 무대 최면술사들은 지원자가 나타나면 이 사람들에 대해 아주 확실한 몇 가지를 알아낸다.

① 지원자들은 자신들이 무엇에 대해 지원하고 있는지를 알고 있으므로 지시대로 잘 반응한다. 이는 잠시 후에 논의할 것이다.
② 지원자들에게 나타나는 일반적인 공통 특성 중 하나는 어느 정도 과시하고자 하는 마음이다. 그 정도가 크면 클수록, 그 지원자는 더욱더 유용한 대상자가 된다. 숫기 없고 내성적인 사람들은 무대 위로 올라가 많은 사람들 앞에 서기를 꺼린다. 만약 숫기 없는 사람이 무대 위로 나간 경우는 다음 두 가지 중 하나다. 자신이 최면에 걸리면 자신의 행동에 대한 모든 책임이 최면에 있다고 여기는 경우이거나 혹은 최면술사가 대상자를 결정하는 검사를 통과하지 못하고 자기 자리로 돌아오는 일이다. 그러나 대개 무대 위로 올라가 쇼의 일부로서 참여하고자 한 사람들은 자신들이 수행해야 할 역할이 무엇인지를 잘 알고 있다. 자원하여 무대 위로 나옴으로써 이들은 적극적으로 그 역할

을 추구하고 그 요구사항을 실행에 옮기는 데 동의하게 된다. '역할'이라는 단어의 사용에 주목하라. 무대 최면술사는 관객들에게는 자연스럽게 보이는 지원자가 따라야 할 구체적인 대본을 갖고 있다. 이것이 바로 최면 대상자들이 쇼마다 바뀌지만, 그 일관된 방식은 변하지 않는 이유다. 부인할 수 없고 변하지 않는 사실은 지원자는 어떤 행동을 해야 하는지를 알고 있고 그 역할 수행에 동의한다는 것이다.

③ 노련한 무대 최면술사는 가끔 어떤 사람들이 최면술사가 전지전능하지 않다는 것을 증명해 보이고자 하는 '비밀 계획'을 실행하기 위해 지원자로 나선다는 것을 알고 있다. 지원자들은 최면술사가 자신을 통제할 수 없음을 보여 줌으로써 자신의 의지가 강하다는 것을 스스로에게 증명해 보이고자 하는 의도로 지원한다. 또한 내면이 불안정한 사람들은 최면에 걸리지 않는 상태를 통해 '아주 강한 의지를 가진 것'으로 해석하여 자신들의 연약한 자존감을 일시적으로 고취시키려 한다.

무대 최면술사들은 어떤 지원자가 자신의 기대를 만족시키고 비협조적인 행동을 통해 '스스로를 입증해 보이려는' 의도를 가지고 나왔는지를 알아보기 위해 지원자를 대상으로 일정한 최면감수성 검사를 실시한다. 이 검사는 관객들을 잠시 기다리게 하고 무대 뒤에서 실시하거나 불빛을 희미하게 한 다음 무대 위에서 실시하여 관객들은 그 과정을 모르도록 한다. 잠시 지원자가 최면술사의 암시에 대한 반응 정도를 보여 줄 수 있는 최면 상호작용에 대해 간단히 살펴보자. 무대 최면술사는 집중기법으로 유도행위를 하고 나서 '눈을 뜨면 안 됩니다.'와 같은 특정 행동이나 감정에 대한 암시를 한다. 가장 반응을 잘 보이는 대상자들은 쇼에 참여하도록 무대에 남겨두고 실패한 사람들은 자리로 되돌려 보낸다. 대개, 최면술사는 자리로 돌아가도록 한 사람들에게 그들이 최면시연을 받지 못하게 된 것이 얼마나 운이 없는가를 직접적으로 언급함으로써 무대에 남겨진 사람들에게 얼마나 훌륭하고 반응성 있는 사람인지를 간접적으로 암시한다.

이런 과정을 통해 선택된 대상자들은 행동에 대한 압력이 한층 더 강해진다. 대상자는 멋진 쇼를 보여 주는 데 도움이 되는 자신의 성격(일차적으로는 복종)의 어떤 특성 때문에 선택된 것이다. 이제 이들에게는 최면술사, 관객, 무엇보다도 중요하게는 자기 자신의 기대를 저버려서는 안 된다는 엄청난 압력을 받는다. 이 압력은 성공적인 결과가 나타나게 하는데, 이때 성공이라 함은 바로 복종의 정도와 직결된다. 대상자들이 선정되고 복종에 대한 동기화도 이루어졌으니 쇼를 계속 진행할 수 있게 된다. 관객의 관점에서는 쇼가 시작될 준비가 된 것이지만 최면술사의 관점에서는 그날 밤 쇼는 실질적으로 끝난 것이다. 지원자들은 지시에 잘 따르도록 조정이 되어 있고 쇼는 이제 그들에게 단순히 '속임수'를 쓰기만 하면 되는 것이다.

최면술사는 "여러분은 내가 암시하는 대로 할 것임을 알았기 때문에 여기 남겨두었습니다."라고 말하고 지원자에게 테스트를 실시하여 '통과' 시킴으로써 절대적인 협력체계를 구축해 둔다. 사회심리학에서 획득하기 어려운 멤버십이나 관계는 사람들에게 더욱더 가치 있는 지위로 받아들인다는 점을 강조한다. 시연의 대상자로 선택되는 것은 쟁취해 내어야 하는 어떤 지위가 주어진 것이지 거저 주어진 것이 아니다.

관객은 지원자 스스로 어떤 홍미를 주는 방식으로 행동하도록 되어 있다는 것을 아는 것처럼 어떤 특별한 방식으로 최면 대상자가 어떤 행동을 하리라고 기대한다. 일단의 사람들은 누가 어떤 행동을 하리라는 기대를 가질 때 일시적인 사회적 기준이 수립된다. 거의 대부분 상황에서 어떤 기준에 벗어나는 것은 일반적으로 바람직하지 못하며, 특히 무대 최면 상황하에서는 일부 선택된 대상자들에게는 어떤 기준(기대된 행동)을 따르지 않는데 필요한 엄청난 거부의식이 사실상 사라진다. 동료 혹은 또래의 인정에 대한 필요와 준수 상황과의 관계에 대한 연구에서 이 개념을 잘 설명해 주고 있다(Bordens & Horowitz, 2002). 따라서 최면술사와 관객의 인정을 얻어내기 위한 준수 행동이 무대 쇼를 구성하는 주 요소가 된다.

준수행위의 바람직함이 어떤 사람을 동기화하는 정도를 알아보려면 준수성에 대한 관련 문헌을 검토해 보는 것도 도움이 될 것이다. 타인의 기대에 부응해야 한다는 필요가 연구 피험자들에게 명백히 틀린 판단을 하게 하고, 모호한 사건에 대해 상대의 인식을 받아들이게 하며, 심지어 부도덕적인 권위에 순종하도록 한다는 것을 알게 될 것이다. 잠재적으로 손해를 주는 상황에서도 그 행동에 대한 보상이 충분히 가치 있는 것으로 판단되는 경우는 자아와 타협하는 것이 가능해진다. 일반 사람들에게 위험한 묘기를 시켜 심각한 부상을 입히는 경우와 마찬가지로 당황스럽고 역겨운 상황에도 불구하고 전국적으로 방송되는 TV에 잠깐 출연하고자 하는 마음 때문에 이러한 위험 부담을 감수하는 많은 경우를 보았을 것이다.

최면술 쇼와 같이 지원자들은 전혀 부상을 당하지 않는다고 확신하는 상황에서 관심의 초점이 되고, 많은 사람들의 즐거움의 원천이 된다는 것이 최면술사의 암시에 순응하는 행위를 정당화시키는 충분한 보상이 되는 것이다. 이에 따른 모든 부작용(당황, 비난 등)은 자기 탓이 아니라 최면에 걸린 탓으로 돌리면 되는 것이다.

여러 연구를 통해 일관적으로 드러난 사실은 사람들은 위험을 감수하고, 의심스러운 판단을 내리고, 심지어는 어떤 행동에 대해 책임질 필요가 없는 상황에서는 타인에게 상처를 주는 행위까지도 서슴지 않는다는 것이다. 만약 다른 누군가가 책임을 떠맡거나, 혹은 그 사람이 익명으로 행동을 할 수 있거나, 어떤 다른 요인(알코올, 최면술)의 탓으로 돌려지는 경우는 억압이 줄어들거나 사라지기도 한다(Spivey & Prentice-Dunn, 1990). 이것은 인터넷에서 익명으로 악성 댓글이 무수히 올라오는 것을 보면 쉽게 이해할 수 있을 것이다.

최면이 어떤 우스꽝스러운 행동에 대한 요인이라고 생각한다면 지원자는 마치 자신의 통제력을 상실한 상태에서 행동한 것처럼 자유롭게 행동하게 된다. 이는 지원자들이 자신의 통제력을 상실한 듯이 보이면 그 지원자를 통제하는 것이 최면술사가 되기 때문에 이 허상을 유지하는 것이 최면술사에게는 유리해진다. 관객들은 결국 이를 최면술사가 발휘하는 어떤 특별한 힘이 있다고 생각하게 된다. 이러한 과정은 대부분의 사람들에게 아주 설득력 있게 된다.

마지막으로 지원자들이 자신에게 갖는 중요한 기대 중 하나는 다음 과정과 관련되어 있다. 영리한 최면술사는 지원자들의 긍정적인 자기 이미지를 자신의 암시를 실행하는 데 집중하게 함으로써 그 사람의 긍정적 자기 이미지에 대한 바람을 이용한다. 예를 들면, 최면술사는 대개 다음과 같이 말한다. "영리한(안정적이고, 강하고, 성공적인 등) 사람들이 이 암시에 대해 이렇게 반응합니다. 자, 이제 어떻게 반응하시겠어요?" 스스로나 타인이 자신을 부정적으로 보지 않기를 원한다면 암시된 방식으로 행동하게 될 것이다. 사람들은 일반적으로 성공하기를 원하지 실패를 원하지 않는다. 이런 상황에서도 성공은 어떤 주어진 암시를 따르는 것으로 정의될 수 있다.

여기에서 설명된 모든 압력들이 최면술사에게 유리하도록 작용한다. 유능한 무대 최면술사들은 모든 암시를 사용하기 전에 이 모든 것을 잘 알고 있고 만약 행위에 대한 모든 압력들을 신중하고 적절한 방식으로 진행하고 사용한다면 지원자들이 가장 협조적으로 된다는 것을 잘 알고 있다. 행동에 대한 압력이 적절히 진행되지 않거나, 지원자들이 암시를 수행하기가 너무 어렵다고 느낄 경우 지원자는 최면술사의 암시에 반응하지 않게 된다.

지원자에게 주어지는 암시의 구조는 최면술사가 그 지원자를 훨씬 쉽게 통제하게 하는 요인 중 하나다. 일반 관객들은 '이름을 잊어버리지는 않았죠?' 라는 질문이 자신의 이름을 잊어버리도록 할 수 있는지를 이해하지 못한다. 이것이 바로 '간접 부적 암시' 의 예로서, 최면술사는 요구를 좀 더 세밀하게 전달하지만 그 내용에 대해 똑같이 인식할 수 있게 한다. 최면에 걸렸던 것을 기억하지 못하는 증세(기억상실증)에 대한 암시는 일반적으로 은밀히 제시되어 최면술사가 지원자의 마음을 통제하고 있다는 착각을 심화시킨다.

최면 지원자는 자신이 원하면 언제든지 암시에 대해 수용하기를 거부할 수도 있다고 하지만 암시를 수용하도록 하는 엄청난 양의 개인적인 상황 압력을 감안할 때 이것은 거의 불가능하다. 그냥 이끄는 대로 순응하는 것이 거부하는 것보다 실제로 훨씬 더 쉽다. 실제로 암시를 의도적으로 거부하는 것이 수동적으로 최면술사에게 순응하여 최면술 탓으로 돌리는 것보다 훨씬 더 많은 에너지와 내면의 추진력을 필요로 한다. 그 지원자는 최면술사의 암시를 거부할 수 있음에도 불구하고 앞서 언급한 이유 때문에 그러지 못하게 되는 것이다.

집단으로 이루어지는 무대 최면술은 최면 사용에서 아주 적합하다. 실제로 무대 최면술의 여러 원리와 기법들은 최면치료와 거의 흡사하다. 단지 적용방식이 다를 뿐이다. 저자는 최면에 대한 그들의 기술과 방법을 존중하기는 해도, 그들이 선택한 적용방식에 대해서는 강한 거부감을 갖고 있다. 사람들에게 유익한 것을 잘못되고 격하된 방식으로 활용하는 것은 비윤리적이며 지양되어야 한다고 생각한다. 최면을 통해 이익을 얻었던 수많은 사람들과 최면을 환자 치료에 사용하는 치료자들의 대부분이 최면을 대체치료요법으로 생각하지는 않는다. 무대 최면술사들은 자신들이 쇼에서 보여 주었던 그런 최면이 어떻게 질병에 걸린 사람들의 치료에 사용될 수 있는지를 납득하지 못하게 되며, '낡은 고정관념'을 더 이상 바꾸려 하지 않을 것이다.

어떤 사람들은 무대 최면술사들의 영향으로 최면이 홍보되어 환자들이 최면치료를 받으려 한다고 한다. 그러나 그것이 맞을지도 모르지만, 그런 사람들은 최면가들이 신비로운 능력을 갖고 있다고 믿는 경향이 있다. 따라서 그들은 비현실적인 치료법을 찾게 되고 바람직하지 못한 결과를 낳게 된다. 무대 최면술사들이 주는 부정적 암시는 오해와 신비감을 증폭시킴으로써 최면의 도움을 필요로 하는 많은 사람들에게서 훌륭한 치료법으로 사용될 수 있는 기회를 박탈해 버리게 되어 결과적으로 이익을 주는 가치가 상실되고 마는 것이다.

무대 최면술은 만일 우리가 어떤 일에 대하여 분명한 입장을 취하고 있다는 사실을 남이 알게 되면 우리는 그러한 입장에 일관되게 행동해야 한다는 심리적 압박을 받게 된다는 사회심리학적 연구로 설명될 수 있다. 이것은 일관성에 관한 문제로서 일관성이 있는 사람은 이성적이며 확실하고 믿을 수 있으며 강인한 정신력을 가진 사람으로 인식되는 반면에, 그렇지 않은 사람은 변덕스러우며 분명하지 않고 안정성이 없고 정신이 산만하여 이랬다저랬다 하는 사람으로 인식될 수 있다. 따라서 사람들은 자기 이미지가 공식화되면 될수록 그 이미지에 벗어나는 행동을 하지 않게 되는 것이다.

무대 최면술이 일차적으로 순응의 결과이며 치료를 위한 최면도 순응의 결과라고 주장하는 사람들이 있다. 이에 대한 연구결과에서 나타난 최면은 단순한 '순응' 그 이상을 포함한다는 아주 명백한 결론을 제시한다. 따라서 무대 최면술이 어떻게 진행되는지를 잘 이해하면 최면에 대한 두려움과 의문점들을 다루는 것과 그 영향의 역동성을 이해하는 데 아주 효과적일 것이다.

참고 문헌

국내 문헌

고제원(2003). **최면과 최면수사**. 서울: 학지사.

고제원(2005). 사건관련전위에 나타난 최면후 망각암시의 효과. 고려대학교 대학원 박사학위논문.

박희관, 이창화(1997). 한국 성인의 최면반응성에 관한 연구. 서울: 대한신경정신의학회: 163.

변영돈(1998). 최면에서의 전생기억생성에 관한 실험적 논문. 서울대학교 대학원 박사학위 논문.

최병무, 이정태(2001). **임상최면의학 입문**. 서울: 하나의학사.

외국 문헌

Aldrick, J. M. (1978). Hypnosis and the Emmanuel movement: A medical and religious repudiation. *American Journal of Clinical Hypnosis*, *20*, 224-234.

Alman, B. (2001). Self-care: Approaches from self-hypnosis for utilizing your unconscious (inner) potentials. In B. Geary & J. Zieg (Eds.), *The handbook of Ericksonian psychotherapy* (pp. 522-40). Phoenix, AZ: The Milton H. Erickson Foundation Press.

Alman, B., & Lambrou, P. (1992). *Self-hypnosis*. New York: Brunner/Mazel.

American Psychological Association(APA), Division of Psychological Hypnosis (1999). Policy and procedures manual, 4-5. Wahington D.C.: American Psychological Association.

Andreas, S. (2002). *Transforming your self: Becoming who you want to be.* Moab, UT: Real People.

Antonuccio, D., Danton, W., & DeNelsky, G. (1995). Psychotherapy vs. medication for depression: Challenging the conventional wisdom with data. *Professional Psychology: Research and Practice, 26*, 574-85.

Argast, T., Landis, R., & Carrel, P. (2001). When to use or not to use hypnosis according to the Ericksonian tradition. In B. Geary & J. Zieg (Eds.), *The handbook of Ericksonian psychotherapy* (pp. 522-40). Phoenix, AZ: The Milton H. Erickson Foundation Press.

Araoz, D. (1985). *The new hypnosis.* New York: Brunner/Mael.

Araoz, D. (2001). The hidden symptom in sex therapy. In B. Geary & J. Zeig (Eds.), *The handbook of Ericksonian psychotherapy* (pp. 432-42). phoenix, AZ: The Milton H. Erickson Foundation Press.

Aronson, E. (1999). *The social animal* (8th ed.). San Francisco: Freeman.

Atwater, F. (1995). The Monroe Institutes Hemi-Sync Process (on-line). Available at URL http://www.monoroeinstitute.org/research/hemi-sync-atwater. html.

Babarasz, A., & Lonsdale, C. (1983). Effects of hypnosis on P300 olfactory-evoked potential amplitudes. *Journal of Abnormal Psychology, 92*, 520-3.

Babarasz, A., & Babarasz, M. (1992). Research designs and considerations. In E. Fromm & M. Nash (Eds.), *Contemporary Hypnosis research* (pp. 173-200). New York: Guilford Press.

Babarasz, A. (1999). Cortical event-related potentials show the structure of hypnotic suggestions is crucial. *International Journal of Clinical and Experimental Hypnosis. 47*, No.1, January. 5-22.

Babarasz, A., Babarasz, M., Jensen, S., Calvin, S., Trevisan, M., & Warner, D. (1999). Cortical event-related potentials show the structure of hypnotic suggestions is crucial. *International Journal of Clinical and Experimental Hypnosis, 47*, 5-22.

Baker, E. (1987). The states of the art of clinical hypnosis. *International Journal of Clinical and Experimental Hypnosis, 35*, 203-14.

Baker, R. (1990). *They call it hypnosis.* Amherst, N.Y. : Prometheus Books.

Baker, E., & Levitt, E. (1989). The hypnotic relationship: An investigation of compliance and resistance. *International Journal of Clinical and Experimental Hypnosis, 37*, 145-153.

Baker, S., & Boas, F. (1983). The partial reformulation of a traumatic memory of a dental phobia during trance: A case study. *International Journal of Clinical and Experimental Hypnosis, 31*, 14-18.

Banyai, E. (1991). Toward a social-psychological model of hypnosis. In S. Lynn & J. Rhue (Eds.), *Theories of hypnosis: Current models and perspectives* (pp. 564-98). New York: Guilford.

Banyai, E., & Hilgard, E. (1978). A comparison of active-alert hypnotic induction with traditional relaxation induction. *Journal of Abnormal Psychology, 85*, 218-24.

Banyai, E., Zseni, A., & Tury, F. (1993). Active-alert hypnosis in psychotherapy. In J. Rhue, S. Lynn, & I. Kirsch (Eds.), *Handbook of clinical hypnosis* (pp. 271-90). Washington, D.C.: American Psychological Association.

Barber, J. (1977). Rapid induction analgesia: A clinical report. *American Journal of Clinical Hypnosis, 19*, 138-49.

Barber, J. (1991). The locksmith model: Accessing hypnotic responsiveness. In S. Lynn & J. Rhue (Eds.), *Theories of hypnotic: Current models and perspectives* (pp. 241-4). New York: Guilford.

Barber, J. (1995). Dangers of hypnosis: Sex, pseudo-memories and other complications. In G. Burrows & R. Stanley (Eds.), *Contemporary International hypnosis* (pp. 13-26). Chichester, UK: Wiley.

Barber, T. (1964). Hypnotizability, suggestibility, and personality: V. A critical review of research findings. *Psychological Reprots, 14*(Monograph Suppl.

13), 299-320.

Barber, T. (1969). Multidimensional analysis of hypnotic behavior. *Journal of Abnormal Psychology, 74*, 209-220.

Barber, T. (1985). Hypnosuggestive procedures as catalysts for psychotherapies. In S. Lynn & J. Garske (Eds.), Contemporary psychotherapies: Models and methods (pp. 334-76). Columbus, OH: Merrill.

Barber, T. (2000). A deeper understanding of hypnosis: Its secrets, its nature, its essence. *American Journal of Clinical Hypnosis, 42*, 208-72.

Barber, T., Spanos, N., & Chaves, J. (1974). *Hypnosis, imagination and human potentialities*. Elmsford, NY: Pergamon Press.

Barlow, D. (2000). Unraveling the mysteries of anxiety and its disorders from the perspective of emotion theory. *American Psychologist, 55*, 1245-63.

Barrett, D. (1979). The hypnotic dream: Its relation to nocturnal dreams and waking fantasies. *Journal of Abnormal Psychology, 88*, 584-591.

Barretta, N., & Barretta, P. (2001). Hypnosis: Adjunct to medical maneuvers. In B. Geary & J. Zieg (Eds.), *The handbook of Ericksonian psychotherapy* (pp. 281-290). Phoenix, AZ: The Milton H. Erickson Foundation Press.

Bates, B. (1993). Individual differences in response to hypnosis. In J. Rhue (Eds.), *Handbook of Clinical Hypnosis* (pp. 23-54). Washington, D.C.: American Psychological Association.

Beck, A., Rush, A., Shaw, B., & Emery, G. (1979). *Cognitive therapy of depression*. New York: Guilford.

Belicki, K., & Belicki, D. (1986). Predisposition for nightmares: A study of hypnotic ability, vividness of imagery and absorption. *Journal of Clinical Psychology, 42*, 714-18.

Bell-Gadsby, C. (2001). Additions. In B. Geary & J. Zeig (Eds.), *The handbook of Ericksonian psychotherapy* (pp. 362-73). phoenix, AZ: The Milton H. Erickson Foundation Press.

Bernheim, H. (1886/1957). *Suggestive therapeutics: A treatise on the nature and uses of hypnotism*. Westport: Associated Booksellers.

Bliss, E. (1986). *Multiple personality, allied disorders, and hypnosis*. New York: Oxford University Press.

Bordens, K., & Horowitz, I. (2002). *Social psychology* (2nd ed.). Mahwah, NJ: Erlbaum.

Bowers, K. (1983). Hypnosis for the Seriously. W. W. Norton & Company.

Bowers, K. (1992). Imagination and dissociation in hypnotic responsing. *International Journal of Clinical and Experimental Hypnosis, 40*, 4, 253-75.

Bowers, K., & Davidson, T. (1991). A neodissociative critique of Spanos's social-psychological model of hypnosis. In S. Lynn & J. Rhue (Eds.), *Theories of hypnotic: Current models and perspectives* (pp. 105-43). New York: Guilford.

Brattberg, G. (1983). An alternative method of treating tinnitus: Relaxation-hypnotherapy primarily through the home use of recorded audio-cassette. *International Journal of Clinical and Experimental Hypnosis, 31*, 90-97.

Brody, A., Saxena, S., Stoessel, P., Gillies, L., Fairbanks, L., Alborzian, S., Phelps, M., Huang, S-C., Wu, H-M., Ho, M., Au, S., Maidment, K., & Baxter, L. (2001). Regional brain metabolic changes in patients with major depression treated with either paroxetine or interpersonal therapy: Preliminary findings. *Archives of General Psychiatry, 58*(7), 631-40.

Brown, D. (1985). Hypnosis as an adjunct to the psychotherapy of the severely disturbed patient: An affective development approach. *International Journal of Clinical and Experimental Hypnosis, 33*, 281-301.

Brown, D. (1992). Clinical hypnosis research since 1986. In E. Fromm & M. Nash (Eds.), *Contemporary hypnosis research* (pp. 427-58). New York: Guilford.

Brown, D., & Fromm, E. (1987). Hypnosis and behavioral medicine. Hillsdale, NJ: Erlbaum.

Brown, P. (1991). *The hypnotic brain*. New Haven: Yale University Press.

Brown, P. (1993). Hypnosis and metaphor. In J. Rhue, S. Lynn, & I. Kirsch (Eds.), *Handbook of clinical hypnosis* (pp. 291-308). Washington, D.C.:

American Psychological Association.

Burns, G. (2001). 101 *Healing stories: Using metaphors in therapy*. New York: Wiley.

Calof, D. (1993). Facing the truth about false memory. *Family Therapy Networker, 17*, 5, 39-45.

Cardena, Alarcon, A., Capafons, A., & Bayot, A. (1998). Effects of suggestibility of a new method of active-alert hypnosis. *International Journal of Clinical and Experimental Hypnosis, 3*, 280-94.

Case, D. B., Fogel, D. H., & Pollack, A. A. (1980). Intrahypnotic and long term effects of self-hypnosis on blood pressure in mild hypertension. *International Journal of Clinical and Experimental Hypnosis*, *28*, 27-38.

Chaves, J. (1993). Hypnosis in pain management. In J. Rhue, S. Lynn, & I. Kirsch (Eds.), *Handbook of clinical hypnosis* (pp. 511-32). Washington, D.C.: American Psychological Association.

Cohen, S. (1989). Clinical uses of measures of hypnotizability. *American Journal of Clinical Hypnosis, 32*, 4-9.

Cooper, L., & London, P. (1979). The children's hypnotic susceptibility scale. *American Journal of Clinical Hypnosis, 21*, 170-85.

Costa, P., & McCrae, R. (1997). Four ways 5 factors are basic. In D. Funder & D. Ozer (Eds.), *Pieces of the personality puzzle* (pp. 163-72). New York: Norton.

Council, J., & Huff, K. (1990). Hypnosis, fantasy activity, and reports of paranomal experiences in high, medium, and low fantaizers. *British Journal of Clinical Hypnosis, 7*, 9-15.

Crasilneck, H., & Hall, J. (1985). *Clinical hypnosis: Principles and appications* (2nd ed.). New York: Grune & Stratton.

Crawford, H. (1982). Cognitive processing during hypnosis: Much unfinished business. Res Communications *Psychol Psychiat Behavior, 7,* 169-182.

Crawford, H. (1989). Cognitive and physiological flexibility: Multiple to hypnotic responsiveness. In V. Ghorgui, P. Netter, H. Eysenck, & R.

Rosenthal (Eds.), *Suggestion and suggestibility: Theory and research* (pp. 155-68). Berlin: Springer-Verlag.

Crawford, H. (1990). Cognitive and psycho-physiological correlates of hypnotic responsiveness and hypnosis. In M. Fass & D. Brown (Eds.), *Creative mastery in hypnosis and hypnoanalysis: A festschrift for Erika Fromm* (pp. 155-68). Hillsdale, NJ: Erlbaum.

Crawford, H. (1994). Brain dynamics and hypnosis: Attentional and dis-attentional processes. *International Journal of Clinical and Experimental Hypnosis, 42*, 4204-32.

Crawford, H. (2001). Neuro-psychophysiology of hypnosis: Towards an understanding of how hypnotic interventions work. In G. Burrows, R. Stanley, & P. Bloom (Eds.), *International Handbook of Clinical Hypnosis* (pp. 61-84). New York: Wiley.

Crawford, H., & Allen, S. (1983). Enhanced visual memory during hypnosis as mediated by hypnotic responsiveness and cognitive strategies. *Journal of Experimental Psychology: General, 112*, 662-85.

Crawford, H., & Gruzelier, J. (1992). A midstream view of the neuro - psychology of hypnosis: Recent research and future directions. In E. Fromm & M.R., Nash (ed.). *Contemporary Hypnosis Research*. New York: Gilford Press, p. 227-266.

Crawford, H., Clarke, S., & Kitner-Triolo, M. (1996a). Self-generated happy sad emotions in low and highly hypnotizable persons during waking and hypnosis: Laterality and regressional EEG activity differences. *International Journal of Psychophysiology, 24*, 239-266.

Crawford, H., Corby, J., & Kopell, B. (1996b). Auditory event-related potentials while ignoring tone stimuli: Attentional differences reflected in stimulus intensity and latency responses in low and highly hypnotizable persons. *International Journal of Neuroscience, 85*, 57-69.

Cummings, N., & Cummings, J. (2000). *The essence of psychotherapy: Reinventing the art in the new era of data*. San Diego, CA: Academic press.

Dalar, A. S., & Barber, T. X. (1970). Yoga and hypnotism. In T. X. Barber (Ed.), *LSD, marijuana, yoga and hypnosis*. Chicago: Aldine.

Davison, G. C., Neale, J. M., & Kring, A. M. (2004). *Abnormal psychology*. (9th ed.). John Wiley & Sons, Inc.

Davidson, G. P., Farnbach, R. W., & Richardson, B. A. (1978). Self-hypnosis training in anxiety reduction. *Aust Farm Physician, 7*, 905-910.

DeBenedittis, S., & Sironi, V.A. (1986). Depth cerebral electrical activity in man during hypnosis. *International Journal of Clinical and experimental Hypnosis, 34*(2), 63-70.

DePascalis, V. (1994). Event-related potentials during hypnotic hallucination. *International Journal of Clinical and Experimental Hypnosis, 42*, 39-55.

DePascalis, V. (1998). Brain mechanisms and attentional processes in hypnosis. presented at INABIS '98-5th Internet World Congress on Biomedical Science at McMaster University, Canada, Dec 7-16th. Invited symposium.

DePascalis, V., & Penna (1990). 40-Hz EEG activity during hypnotic induction and hypnotic testing *International Journal of Clinical and Experimental Hypnosis, 38*, 125-138.

Diamond, M. (1980). Is hypnotherapy art or science? *American Journal of Clinical Hypnosis, 32*, 11-12.

Dixon M., & Laurence, J-R. (1992). Two hundred years of hypnosis research: Questions resolved? unanswered! In E. Fromm & M. Nash (Eds.), *Contemporary hypnosis research* (pp. 34-66). New York: Guilford.

Dolan, Y. (1991). Resolving sexual abuse: Solution-focused therapy and Ericksonian hypnosis for adult survivors. New York: Norton.

Duncan, B., Miller, S., & Coleman, S. (2001). Utilization: A seminal contribution, a family of ideas, and a new generation of applications. In B. Geary & J. Zieg (Eds.), *The handbook of Ericksonian psychotherapy* (pp. 43-56). Phoenix, AZ: The Milton H. Erickson Foundation Press.

Duncan-Johnson, C., & Donchin, E. (1980). The relation of P300 latency to reaction time as a function of expectancy. *Progress in Brain Research, 54*,

1717-22.

Dywan, J. (1988). The imagery factor in hypnotic hypermnesia. *International Journal of Clinical and Experimental Hypnosis, 36*, 312-26.

Edmonston, W. (1977). Neutral hypnosis as relaxation. *American Journal of Clinical Hypnosis*, *20*, 69-75.

Edmonston, W. (1981). *Hypnosis and relaxation: Modern verification of an old equation*. New York: Wiley.

Edmonston, W. (1991). Anesis. In S. Lynn & J. Rhue (Eds.), *Theories of hypnosis: Current models and perspectives* (pp. 197-237). New York: Guilford.

Edward, D. (1997). Talking to fireflies, shrinking moon.

Erickson, B. (2001). Stoytelling. In B. Geary & J. Zeig (Eds.), *The handbook of Ericksonian psychotherapy* (pp. 112-21). Phoenix, AZ: The Milton H. Erickson Foundation Press.

Erickson, M., & Kubie, L. (1941). The successful treatment of a case of acute hysterical depression by a return under hypnosis to a critical phase of childhood. In E. Rossi (Ed.) (1980), *The collected papers of Milton H. Erickson, M. D., on hypnosis*, *3*, (122-142). New York: Irvington.

Erickson, M., & Rossi, E. (1979). *Hypnotherapy: An exploratory casebook*. New York: Irvington.

Erickson, M., Rossi, E., & Rossi, S. (1976). *Hypnotic realities: The induction of clinical hypnosis and forms of indirect suggestion*. New York: Irvington.

Evans, F. J. (1985). Expectancy, therapeutic instructions and the placebo response. In L. White, B. Tursky, & G. E. Schwartz (Eds.), *Placebo theory, research, and mechanisms*. New York: Guilford.

Evans, F. J. (1991). Hypnotizability: Individual differences in dissociation and the flexible control of psychological processes. In Theories of hypnosis: Current models of perspectives, edited by S. J. Lynn & J. W. Rhue. New York: The Guilford press.

Evans, F. J. (2000). The domain of hypnosis: A multifactorial model. *American*

Journal of Clinical Hypnosis, 43, 1-16.

Festinger, L. (1957). *A theory of cognitive dissonance*. Stanford, CA: Stanford University Press.

Finkelstein, S. (1991). Hypnotically assisted preparation of the anxious patient for medical and dental treatment. *American Journal of Clinical Hypnosis, 33*, 3, 187-91.

Foa, E., & Wilson, R. (1991). *Stop obsessing! How to overcome your obsessions and compulsions*. New York: Bantam.

Frankel, F. (1976). *Hypnosis: Trance as a coping mechanism*. New York: Plenum.

Frauman, D., Lymnn, S., & Brentar, J. (1993). Prevention and therapeutic management of "negative effects" in hypnotherapy. In J. Rhue, S. Lynn, & I. Kirsch (Eds.), *Handbook of clinical hypnosis* (pp. 95-120). Washington, D.C.: American Psychological Association.

Fredrickson, R. (1992). *Repressed memories: A journey of recovery from sexual abuse*. New York: Fireside.

Fromm, E. (1992). An ego-psychological theory of hypnosis. In E. Fromm & M. Nash (Eds.), *Contemporary hypnosis research* (pp. 131-148). New York: Guilford.

Fromm, E., & Eisen, M. (1982). Self-hypnosis as a therapeutic aid in the mourning process. *American Journal of Clinical Hypnosis, 25*, 3-14.

Gauld, A. (1992). *A history of hypnotism*. Cambridge, UK: Cambridge University Press.

Gearan, P., Schoen, N., & Kirsch, I. (1995). Modifying hypnotizability: A new component analysis. *International Journal of Clinical and Experimental Hypnosis, 45*, 324-332.

Geary, B. (2001). Assessment in Ericksonian hypnosis and psycho-therapy. In B. Geary & J. Zeig (Eds.), *The handbook of Ericksonian psychotherapy* (pp. 1-17). Phoenix, AZ: The Milton H. Erickson Foundation Press.

Gendlin, E. (1981). *Focusing* (2nd ed.). New York: Bantam.

Gendlin, E. (1997). The use of focusing in therapy. In J. Zeig, *The evolution of psychotherapy: The third conference* (pp. 197-210). New York: Brunner/Mazel.

Gfeller, J. (1993). Enhancing hypnotizability and treatment responsiveness. In J. Rhue, S. Lynn, & I. Kirsch (Eds.), *Handbook of clinical hypnosis* (pp. 235-50). Washington, D.C.: American Psychological Association.

Gilligan, S. (1987, 2001). *Therapeutic trances: The cooperation principle in Ericksonian hypnotherapy.* New York: Brunner/Mazel.

Glasner, S. (1955). A note on allusion to hypnosis in the Bible and Talmud. *Journal of Clinical and Experimental Hypnosis, 3*, 34-39.

Gottman, J. (1999). *The marriage clinic: A scientifically-based marital therapy.* New York: Norton.

Gravitz, M. (1991). Early theories of hypnosis: A clinical perspective, In S. Lynn & J. Rhue (Eds.), Theories of hypnosis: *Current models and perspectives* (pp. 19-42). New York: Guilford.

Gruzelier, J. (1998). A working model of the neurophysiology of hypnotic relaxation. Presented at INABIS '98-5th Internet World Congress on Biomedical Science at McMaster University, Canada, Dec 7-16th. Invited symposium.

Haley, J. (1973). *Uncommon therapy: The psychiatric techniques of Milton H. Erickson*, M.D. New York: Norton.

Haley, J. (1983). *Strategies of psychotherapy.* New York: Grune & Stratton.

Hamilton, E. (1942). *Mythology.* Little Brown.

Harrington, A. (1997). *The placebo effect.* Cambridge, MA: Harvard University Press.

Heller, W. (1993). Neuropsychological mechanisms of individual differences in emotion, personality, and arousal. *Neuropsychology, 7*, 476-89.

Hilgard, E. (1965). Hypnotic susceptibility. New York: Harcourt. Brace & World Inc.

Hilgard, E. (1972). Hypnotic susceptibility and implication for measurement.

International Journal of Clinical and Experimental Hypnosis, 30, 394-403.

Hilgard, E. (1974). Hypnosis is no mirage. Psychology Today, pp. 121-128.

Hilgard, E. (1986). Divided consciousness: Multiple controls in human thought and action (Expanded Ed.). New York: John Wiley & Sons.

Hilgard, E. (1991). A neo-dissociation interpretation of hypnosis. In S. Lynn & J. Rhue (Eds.), *Theories of hypnosis: Current models and perspectives* (pp. 6-101). New York: Guilford Press.

Hilgard, E. (1992). Dissociation and theories of hypnosis. In E. Fromm & M.R. Nash (Eds.), *Contemporary hypnosis research*, (pp. 69-101), New York: Guilford Press.

Hilgard, J. (1970). *Personality and hypnosis: A study of imaginative involvement*(2nd ed.). Chicago: University of Chicago Press.

Hollander, H. (2001). Ericksonian approaches to psychosomatic conditions. In B. Geary & J. Zieg (Eds.), *The handbook of Ericksonian psychotherapy* (pp. 272-80). Phoenix, AZ: The Milton H. Erickson Foundation Press.

Holroyd, J. (1992). Hypnosis as a methodology in psychological research. In E. Fromm & M. R. Nash (Eds.), *Contemporary hypnosis research*, (pp. 201-26), New York: Guilford Press.

Hornyak, L. (1999). Empowerment through giving symptoms voice. *American Journal of Clinical Hypnosis, 42*, 2, 132-39.

Horsley, I. A. (1982). Hypnosis and self-hypnosis in the treatment of psychogenic dysphonia: A case report. *American Journal of Clinical Hypnosis, 24*, 227-283.

Hubble, M., Duncan, B., & Miller, S. (1990). *The heart soul of change: What works in therapy*. Washington, D.C.: American Psychological Association.

Hubble, M., Duncan, B., & Miller, S. (1999). *The heart soul of change: What works in therapy*. Washington, D.C.: American Psychological Association.

Hughes, D. J., & Melville, N. T. (1990). Change in brainwave activity during trance channeling: A pilot study. *The Journal of Transpersonal Psychology, 22*(2), 175-189.

Hull, C. (1933). *Hypnosis and Suggestibility*. An experimental approach, Appleton-century-crofts, INC. New York.

James, C. D. (1975). Mesmerism: a prelude to anaethesia. *Proc Roy Soc Med, 68*, 446-447.

Jensen, S., Barabasz, A., Barabasz, M., & Warner, D. (2001). EEG P300 event-related markers of hypnosis. *American Journal of Clinical Hypnosis*, *44*, 2, 127-40.

Kalt, H. (2000). Psychoneuroimmunology: An interpretation of experimental case study evidence towards a paradigm for predictable results. *American Journal of Clinical Hypnosis*, *43*, 1, 41-52.

Kelly, M., Mckinty, H., & Carr, R. (1988). Utilization of hypnosis to promote compliance with routine dental flossing. *American Journal of Clinical Hypnosis, 31*, 57-60.

Kennedy, & Coe, (1994). Nonverbal signs of deception during posthypnotic amnesia. *International Journal of Clinical and Experimental Hypnosis*, Vol. 13, No. 1, January. 13-19.

Kershaw, C. (1992). *The couple's hypnotic dance*. New York: Brunner/Mazel.

Kihlstrom, J. F. (1985). Hypnosis. *Annual Review of Psychology, 36*, 385 -418.

Kihlstrom, J. F. (1991). Review of Hypnosis: The cognitive-brhavioral perspective. *Contemporary Psychology*, *36*, 11-12.

Kihlstrom, J. F. (1997). Convergence in understanding hypnosis? Perhaps, but not so fast. *International Journal of Clinical and Experimental Hypnosis, 45*, 324-332.

Kihlstrom, J. F., & Evans, F. J. (1979). Memory retrieval processes during Posthypnotic amnesia. In J. F. Kihlstrom & F. J. Evans(Eds.), *Functional disorders of memory*, pp. 179-215.

Kirsch, I. (1990). *Change expectations: A key to effective psycho-therapy*. Pacific Grove, CA: Brooks/Cole.

Kirsch, I. (2000). The social learning theory of hypnosis. *American Journal of Clinical Hypnosis*, *42*, 3-4, 274-93.

Kirsch, I., Burgess, C., & Braffman, W. (1999). Attentional resources in hypnotic responding. *International Journal of Clinical and Experimental Hypnosis*, *47*, 3, 175-91.

Kirsch, I., & Council, J. (1992). Situational and personality correlates of hypnotic responsiveness. In E. Fromm & M. R. Nash (Eds.), *Contemporary hypnosis research*, (pp. 267-91), New York: Guilford Press.

Kirsch, I., Lynn, S., & Rhue, J. (1993). Introduction to clinical hypnosis. In J. Rhue, S. Lynn, & I. Kirsch (Eds.), *Handbook of clinical hypnosis* (pp. 3-22). Washington, D. C.: American Psychological Association.

Kirsch, I., Montgomery, G., & Sapirstein, G. (1995). Hypnosis as an adjunct to cognitive-behavioral psychotherapy: A meta-analysis. *Journal of Consulting and Clinical Psychology*, *63*, 214-20.

Klein, M. (2002). *Beyond orgasm*. Berkeley, CA: Celestial Arts.

Kleinhaus, M., & Eli, I. (1987). Potential deleterious effects of hypnosis in the clinical setting. *American Journal of Clinical Hypnosis, 29*, 155-59.

Kosslyn, S., Tompson, B., Constantini-Ferrando, M., Albert N., & Spiegel, D. (2000). Hypnotic visual illusion alters color processing in the brain. *American Journal of Psychiatry, 157*, 1279-84.

Koustaal, W., & Schacter, D. L. (1997). Gist-based false recognition of pictures in older and younger adults. *Journal of Memory and Langage, 37*, 555-83.

Kroger, W. (1977). *Clinical and experimental hypnosis in medicine, dentistry and psychology* (2nd ed). Philadelphia, PA: Lippincott.

Kronenberger, W., LaClave, L., & Morrow, C. (2000). Assessment of response to clinical hypnosis: Development of the hypnotic State Assessment Questionnaire. *American Journal of Clinical Hypnosis*, *42*, 3-4, 178-207.

Kropiunigg, U. (1993). Basics in psychoneuroimmunology. *Annals of Medicine, 25*, 5, 473-79.

LaBaw, W. L. (1980). Self-hypnosis and hemophilia: The Colorado experience (1968-1980). *Hemophilia, 2*, 1-2.

Labelle, L., Laurence, J. R., Nadon, R., & Perry, C. (1990). Hypnotizability, preference for an imagic cognitive style, and memory creation in hypnosis. *Journal of Abnormal Psychology, 99*, 222-228.

Lankton, S. (1979). *Practical magic.* Cuperino, CA: Meta Publications.

Lankton, S. (2001). A goal-directed Intervention for decisive resolution of coping limitations resulting from moderate and severe trauma. In B. Geary & J. Zeig (Eds.), *The handbook of Ericksonian psychotherapy* (pp. 195-214). Phoenix, AZ: The Milton H. Erickson Foundation Press.

Lankton, S., & Lankton, C. (1983). *The answer within: A clinical frame -work of Ericksonian hypnotherapy.* New York: Brunner/ Mazel.

Laurence, J. R. (1997). Hypnotic theorizing: Spring cleaning is long overdue. *International Journal of Clinical and Experimental Hypnosis, 45*, 3, 280-290.

Laurence, J. R., & Perry, C. (1988). *Hypnosis, will and memory: A psycho-legal history.* New York: Guilford.

Lee, L. H., & Olness, K. N. (1996). Effect of self-induced mental imagery autonomic reactivity in children. *Journal of Development Behavior Pediar, 17*(5), 323-327.

Levitan, A., & Johnson, J. M. (1986). The role of touch in healing and hypno-therapy. *American Journal of Clinical Hypnosis, 28*, 218-223.

Levitt, E. (1993). Hypnosis in the treatment of obesity. In J. Rhue, S. Lynn, & I. Kirsch (Eds.), *Handbook of clinical hypnosis* (pp. 533-553). Washington, D.C.: American Psychological Association.

Liggett, D. (2000). Enhancing imagery through hypnosis: A performance aid for athletes. *American Journal of Clinical Hypnosis, 43*, 2, 149-58.

Linden, J. (1999). Dissociation of symposium: Enhancing healing: The contributions of hypnosis to women's health care. *American Journal of Clinical Hypnosis, 42*, 2, 14-145.

Loftus, E., & Ketcham, K. (1994). *The myth of repressed memory: False memories and allegations of sexual abuse.* New York: St. Martin's Press.

Loftus, E., & Yapko, M. (1995). Psychotherapy and the recovery of repressed memories. In T. Ney (Eds.), *True and false allegations of child sexual abuse:*

Assessment and case msnagement (pp. 176-91). New York: Brunner/Mazel.

Lynch, D. (1999). Empowering the patient: Hypnosis in the management of cancer, surgical disease, and chronic pain. *American Journal of Clinical Hypnosis, 42*, 122-31.

Lynn, S., & Garske, J. (1985). *Contemporary psychotherapies: Models and methods*. Columbus, OH: Merrill.

Lynn, S., Kirsch, I., Barabasz, A., Cardena, E., & Patterson, D. (2000). Hypnosis as an empirically supported clinical intervention: The state of the evidence and a look to the future. *Inter-national Journal of Clinical and Experimental Hypnosis, 48*, 239-59.

Lynn, S., Kirsch, I., Neufeld, J., & Rhue, J. (1996). Clinical hypnosis: Assessment, applications, and treatment considerations. In J. Rhue, S. Lynn, & I. Kirsch (Eds.), *Casebook of clinical hypnosis* (pp. 3-30). Washington, D.C.: American Psychological Association.

Lynn, S., Kirsch, I., & Rhue, J. (1996). Maximizing treatment gains: Recommendations for the practice of clinical hypnosis. In J. Rhue, S. Lynn, & I. Kirsch (Eds.), *Casebook of clinical hypnosis* (pp. 395-406). Washington, D.C.: American Psychological Association.

Lynn, S., Neufeld, V., & Matyi, C. (1987). Inductions versus suggestions: Effects of direct and indirect wording on hypnotic responding and experience. *Journal of Abnormal Psychology, 96*, 76-9.

Lynn, S., & Rhue, J. (1991). *Theories of hypnosis: Current models and perspectives*. New York: Guilford.

Lynn, S., Rhue, J., & Weekes, J. (1990). Hypnotic involuntariness: A social-cognitive analysis. *Psychological Review, 97*, 169-84.

Lynn, S., & Sherman, S. (2000). The clinical importance of socio- cognitive models of hypnosis: Response set theory and Milton Erickson' s strategic interventions. *American Journal of Clinical Hypnosis, 42*, 3-4, 294-315.

Lynn, S., & Sivec, H. (1992). The hypnotizable subject as creative problem-solving agent. In E. Fromm & M. Nash (Eds.), *Con-temporary hypnosis research* (pp. 292-333). New York: Guilford.

Lynn, S., & Shindler, K. (2002). The role of hypnotizability assessment in treatment. *American Journal of Clinical Hypnosis, 44*, 3-4, 185-98.

Madanes, C. (1981). *Strategic family therapy*. San Francisco: Jossey-Bass.

Madanes, C. (1984). *Behind the one-way mirror: Advances in the practice of strategic therapy*. San Francisco: Jossey-Bass.

Malinoski, P., & Lynn, S. (1999). The plasticity of early memory reports: Social pressure, hypnotizability, compliance, and interrogative suggestibility. *International Journal of Clinical and Experimental Hypnosis, 47*, 320-45.

Martin, S., Martin, E., Rai, S., Richardson, M., & Royall, R. (2001). Brain blood flow changes in depressed patients treated with interpersonal psychotherapy or venlafaxine hydrochloride: Preliminary findings. *Archives of General Psychiatry, 58*, 641-9.

Matthews, W., Lankton, S., & Lankton, C. (1993). An Ericksonian model of hypnotherapy. In J. Rhue, S. Lynn, & I. Kirsch (Eds.), *Handbook of clinical hypnosis* (pp. 187-214). Washington, D.C.: American Psychological Association.

Mayer, D. J., Price, D. D., Rafli, A., Baber, J. (1976). Acupuncture hypalgesia: Evidence for activation of a central control system as a mechanism of action. *In Advances in pain research and Therapy, 1*, edited by J. J. Bonica, and D. Albe-Fessard. New York: Raven, Press,

McConkey, K. (1986). Opinions about hypnosis and self-hypnosis before and after hypnotic testing. *International Journal of Clinical and Experimental Hypnosis, 34*, 311-19.

McConkey, K. (1991). The construction and resolution of experience and behavior in hypnosis. In S. Lynn & J. Rhue (Eds.), *Theories of hypnosis: Current models and perspectives*. New York: Guilford.

McConkey, K. (1992). The effects of hypnotic procedures on remembering: The experimental findings and their implications for forensic hypnosis. In E. Fromm & M. Nash (Eds.), *Contemporary hypnosis research* (pp. 405-

26). New York: Guilford.

McGlashan, T. H., Evans, F. J., & Orne, M. T. (1978). The nature of hypnotic analgesia and placebo response to experimental pain. *Psychosomatic Medicine, 31*, 227-246.

McNeilly, R. (2001). Creating a context for hypnosis: Listening for a resource theme and integrating it into an Ericksonian hypnosis session. In B. Geary & J. Zeig (Eds.), *The handbook of Ericksonian psychotherapy* (pp. 57-65). Phoenix, AZ: The Milton H. Erickson Foundation Press.

McNeilly, R., & Brown, J. (1994). *Healing with words.* Melbourne, Australia: Hill of Content.

Miller, M. E., & Bowers, K. S. (1993). Hypnotic analgesia: Dissociated experience or dissociated control? *Journal of Abnormal Psychology, 102*, 29-38.

Miller, S., Duncan, B., & Hubble, M. (1997). *Escape from babel: Toward a unifying language for psychotherapy practice.* New York: Norton.

Montgomery, G., DuHamel, K., & Redd, W. (2000). A meta-analysis of hypnotically induced analgesia: How effective is hypnosis? *International Journal of Clinical and Experimental Hypnosis, 36*, 198-205.

Morgan, A., & Hilgard, E. (1973). Age differences in susceptibility to hypnosis. *International Journal of Clinical and Experimental Hypnosis, 21*, 78-85.

Morgan A. H., Johnson, D. L., & Hilgard, J. R. (1974). The stability of hypnotic susceptibility: A lonitudinal study. *International Journal of Clinical and Experimental Hypnosis, 22*(3), 249-257.

Morgan, A., MacDonald, P., & Hilgard, E. (1974). EEG alpha: Lateral asymmetry related to task, and hypnotizability. *Psychophysiology, 11*(3). 275-282.

Morgan, W. (1993). Hypnosis and sport psychology. In J. Rhue, S. Lynn, & I. Kirsch (Eds.), *Handbook of clinical hypnosis* (pp. 649-70). Washington, D.C.: American Psychological Association.

Moss, C. S. (1966). *Hypnosis in perspective.* New York: The MaCmillion

Company.

Murray, C., & Lopez, A. (1997). Global mortailty, disability, and the contribution of risk factors: Global burden of disease study. *Lancet*, *349*, 1436-42.

Murray-Jobsis, J. (1993). The borderline patient and the psychotic patient. In J. Rhue, S. Lynn, & I. Kirsch (Eds.), *Handbook of clinical hypnosis* (pp. 425-51). Washington, D.C.: American Psychological Association.

Nadon, R. (1997). What this field needs is a good nomological network. *International Journal of Clinical and Experimental Hypnosis*, *45*, 3, 314-323.

Nash, M. (1991). Hypnosis as a special case of psychological regression. In J. Rhue, S. Lynn, & I. Kirsch (Eds.), *Theories of hypnosis: Current models and perspectives* (pp. 171-94). New York: Guilford.

Nash, M. R. (2001). *The truth and hype of hypnosis*. Scientific American.

Nash, M., & Baker, E. (1993). Hypnosis in the treatment of anorexia nervosa. In J. Rhue, S. Lynn, & I. Kirsch (Eds.), *Handbook of clinical hypnosis* (pp. 383-94). Washington, D.C.: American Psychological Association.

Nash, M., Minton, A., & Baldridge, J. (1988). Twenty years of scientific hypnosis in dentistry, medicine, and psychology: A brief communication. *International Journal of Clinical and Experimental Hypnosis*, 36, 198-205.

Newman, M. (1971). Hypnotic handling of the chronic bleeder in extraction: A case report. *American Journal of Clinical Hypnosis*, 42: 3-4, 178-207.

Nordenstrom, B., Council, J., & Meier, B. (2002). The "Big Five" and hypnotic suggestibility. *International Journal of Clinical and Experimental Hypnosis*, *50*, 3, 276-81.

Olness, K., & Kohen, D. (1996). *Hypnosis and hypnotherapy with children* (3rd ed.). New York: Guilford.

Orne, M. (1962a). On the social psychology of the psychological experiment: With particular reference to demand characteristics and their implications. *American Psychologist*, *17*, 776-83.

Orne, M. (1962b). Antisocial behavior and hypnosis: Problems of control and validation in empirical studies. In G. Estrabrooks (Eds.), *Hypnosis: Current problems* (pp. 137-92). New York: Harpwer & Row.

Orne, M. (1971). The simulation of hypnosis: Why, how, and what it means. *International Journal of Clinical and Experimental Hypnosis, 19*, 183-210.

Orne, M. (1959). The nature of hypnosis: Artifact and essence. *J. Abnorm. Soc. Psychol*, 58: 277-299.

Parsons-Fein, J. (2001). The hypnotic language of couples. In B. Geary & J. Zeig (Eds.), *The handbook of Ericksonian psychotherapy* (pp. 458-468). Phoenix, AZ: The Milton H. Erickson Foundation Press.

Pekala, R. (2002). Operationalizing trance II: Clinical applications using a psychophenomenological approach. *American Journal of Clinical Hypnosis, 44*, 3-4, 241-56.

Pekala, R., & Kumar, V. (2000). Operationalizing trance I: Rationale and research using a psychophenomenological approach. *American Journal of Clinical Hypnosis, 43*, 2, 107-36.

Perry, C. (1992). Some conditions of compliance and resistance among hypnotic subjects: Comment: Coercion by hypnosis. *American Journal of Clinical Hypnosis, 32*, 242-243.

Pettinati, H., Horne, R., & Staats, J. (1985). Hypnotizability in patients with anorexia nervosa and bulimia. *Archives of General Psychiatry, 42*, 1014-16.

Phillips, M., & Frederick, C. (1995). *Healing the divided self: Clinical and Ericksonian hypnotherapy for post-traumatic and dissociative conditions.* New York: Norton.

Piccione, C., Hilgard, E., & Zimbardo, P. (1989). On the degree of stability of measured hypnotizability over a 25-year period. *Journal of Personality and Social Psychology, 56*, 289-95.

Pinnell, C., & Covino, N. (2000). Empirical findings on the use of hypnosis in medicine: A critical review. *International Journal of Clinical and Experimental Hypnosis, 48*, 166-90.

Polster, E., & Polster, M. (1973). Gestalt therapy integrated. New York: Brunner/ Mazel.

Radtke, H., & Stam, H. (1991). The relation between absorption, openness to experience, anhedonia, and hypnotic susceptibility. *International Journal of Clinical and Experimental Hypnosis*, *34*, 39-56.

Rainville, P., Duncan, G., Price, D., Carrier, B., & Bushnell, M. (1997). Pain affect encoded in human anterior cingulated but not somatosensory cortex. *Science, 277*, 968-71.

Ray W. J., & Tucker D. M. (2003). Evolutionary approaches to understanding the hypnotic experience. *International Journal of Clinical and Experimental Hypnosis, 51*, No.3, 256-281.

Raz, A., & Shapiro, T. (2002). Hypnosis and neuroscience. *Archives of General Psychiatry, 59*, 85-90.

Reed, S. B., Kirsch, I., Wickless, C., Moffitt, K. T., & Taren, P. (1996). Reporting biases in hypnosis: Suggestion of compliance? *Journal of Abnormal Psychology, 105*, 142-145.

Regier, D., & Robins, L. (1991). *The* NIMH *epidemiologic catchment area study*. New York: Free Press.

Rhue, J., & Lynn, S. (1993). Hypnosis and storytelling in the treatment of child sexual abuse: Strategies and procedures. In J. Rhue, S. Lynn, & I. Kirsch (Eds.), *Handbook of clinical hypnosis* (pp. 455-78). Washington, D.C.: American Psychological Association.

Ritterman, M. (2001). The philosophical position of the Ericksonian psychotherapist. In B. Geary & J. Zeig (Eds.), *The handbook of Ericksonian psychotherapy* (pp. 187-92). Phoenix, AZ: The Milton H. Erickson Foundation Press.

Robles, T. (2001). Indirect work with couples. In B. Geary & J. Zeig (Eds.), *The handbook of Ericksonian psychotherapy* (pp. 443-457). Phoenix, AZ: The Milton H. Erickson Foundation Press.

Roche, S., & McConkey, K. (1990). Absorption: Nature, assessment, and correlates. *Journal of Personality and Social Psychology, 45*, 2, 144-57.

Rogers, C. (1963). A concept of the fully functioning person. *Psychotherapy:*

Theory, research, and practice, *1*, 17-26.

Rogers, C. (1986). Client-centered therapy. In I. Kutash & A. Wolf (Eds.), *Psychotherapist's casebook: Theory and technique in practice*. San Francisco. 197-208.

Rosen, S. (1982). *My vocie will go with you: The teaching tales of Milton H. Erickson*, M. D. New York: Norton.

Rossi, E. (1980). *The collected papers of Milton H. Erickson on hypnosis* (Vols. 1-4). New York: Irvington.

Rossi, E. (1989). Mind-body healing, not suggestion, is the essence of hypnotism. *American Journal of Clinical Hypnosis, 42*, 3-4, 178-207.

Rossi, E. (2000). In search of a deeper psychology of hypnosis: Visionary hypotheses for a new millennium. *American Journal of Clinical Hypnosis*, 42: 3-4, 178-207.

Ruehle, B., & Zamansky, H. (1997). The experience of effortlessness in hypnosis: Perceived or real? *International Journal of Clinical and Experimental Hypnosis, 45*, 2, 144-57.

Sacerdote, P. (1967). Additional contributions to the hypnotherapy of the advanced cancer patient. *American Journal of Clinical Hypnosis*, 7, 308-319.

Sackheim, H. A. (1982). Lateral asymmetry in bodily response to hypnotic suggestion. *Biological Psychiatry*, *17*, 437-447.

Sanford, R. (1987). An inquiry into the evolution of the client-centered approach to psychotherapy. In J. Zeig (Ed.), *The evolution of psychotherapy*(pp. 188-97). New York: Brunner/Mazel.

Sarbin, T. (1997). Hypnosis as a conversation: "Believed-in imaginings" revisited. *Contemporary Hypnosis*, *14*, 4, 203-15.

Sarbin, T. (1950). Contributions to role-taking theory: I. Hypnotic behavior. *Psychological Review*, *57*, 255-70.

Sarbin, T., & Coe, W. (1972). *Hypnosis: A social psychological analysis of influence communi-cation*. New York: Holt, Rinehart, & Winston.

Schefin, A. (2001). Caveat therapist: Ethical and legal dangers in the use of

Ericksonian techniques. In B. Geary & J. Zeig (Eds.), *The handbook of Ericksonian psychotherapy* (pp. 154-67). Phoenix, AZ: The Milton H. Erickson Foundation Press.

Schefin, A., & Shapiro, J. (1989) *Trance on trial.* New York: Guilford.

Schoenberger, N. (2000). Research on hypnosis as an adjunct to cognitive-behavioral psychotherapy. *International Journal of Clinical and Experimental Hypnosis, 48*, 154-69.

Seligman, M. (2002). *Authentic happiness: Using the new positive psychology to realize your potential for lasting fulfillment.* New York: Free Press.

Seligman, M., & Csikszentmihalyi, M. (2000). Positive psychology: An introduction. *American Psychologist, 55*, 1, 5-14.

Shames, V., & Bowers, P. (1992). Hypnosis and creativity. In E. Fromm & M. Nash (Eds.), *Contemporary hypnosis research* (pp. 334-63). New York: Guilford.

Sheehan, P. (1992). The phenomenology of hypnosis and the experiential analysis technique. In E. Fromm & M. Nash (Eds.), *Contemporary hypnosis research* (pp. 364-89). New York: Guilford.

Sheehan, P. (1995). The effects of asking leading questions in hypnosis. In G. Burrows & R. Stanly (Eds.), *Contemporary international hypnosis* (pp. 55-62). Chichester, UK: Wiley.

Sheehan, P., & McConkey, K. (1982). *Hypnosis and experience: The exploration of phenomena and process.* Hillsdale, NJ: Erlbaum.

Sheehan, P., & McConkey, K. (1993). Forensic hypnosis: The application of ethical guidelines. In J. Rhue, S. Lynn, & I. Kirsch (Eds.), *Handbook of clinical hypnosis* (pp. 719-38). Washington, D.C.: American Psychological Association.

Shor, R. (1959). Hypnosis and the concept of the generalized reality-orientation. *American Journal of Psychotherapy, 13*, 582-602.

Shor, R. (1970). The tree-factor theory of hypnosis as applied to the book-reading fantasy and to the concept of suggestion. *International Journal of*

Clinical and Experimental Hypnosis, 18, 89-98.

Smith, W. (1993). Hypnotherapy with rape victims. In J. Rhue, S. Lynn, & I. Kirsch (Eds.), *Handbook of clinical hypnosis* (pp. 479-491). Washington, D.C.: American Psychological Association.

Spanos, N. (1982). Hypnotic behavior: A cognitive social psychological perspective. Research communications in psychology. *Psychiatry and Behavior, 1*, 199-213.

Spanos, N. (1986). Hypnotic behavior: A Social psychological interpretation of amnesia, analgesia and trance-logic. *Behav. Brain Sci., 9.*

Spanos, N. (1991). A sociocognitive approach to hypnosis. In J. Rhue, S. Lynn, & I. Kirsch (Eds.), *Theories of hypnosis: Current models and perspectives* (pp. 324-61). New York: Guilford.

Spanos, N., & Coe, W. (1992). A social-psychological approach to hypnosis. In E. Fromm & M. Nash (Eds.), *Contemporary hypnosis research* (pp. 102-30). New York: Guilford.

Spanos, N., & Chaves, J. (1991). The cognitive-behavioral alternative in hypnosis research. In N. Spanos & J. Chaves (Eds.), *Hypnosis: The cognitive-behavioral perspective* (pp. 9-16). Buffalo, N.Y.: Prometheus books.

Spiegel, D. (1993). Hypnosis in the treatment of posttraumatic stress disorders. In J. Rhue, S. Lynn, & I. Kirsch (Eds.), *Handbook of clinical hypnosis* (pp. 493-508). Washington, D.C.: American Psychological Association.

Spiegel, D., & Chase, R. A. (1980). The treatment of contractures of the hand using self-hypnosis. *Journal of Hand Surgery, 5*, 428-432.

Spiegel, D., & Spiegel H.(1978). *Trance and Treatment.* New York: Basic Books.

Spiegel, H., & Spiegel. D. (1987). *Trance and treatment: Clinical uses of hypnosis.* Washington, D.C.: American Psychiatric Press.

Spiegel, D., & Hunt, T., & Dondershine, H. (1988). Dissociation and hypnotizability in posttraumatic stress disorder. *American Journal of Psychiatry,*

145, 3, 301-05.

Spiegel, D. (1996). Hypnosis in the treatment of posttraumatic disorder. In J. Rhue, S. Lynn, & I. Kirsch (Eds.), *Casebook of clinical hypnosis* (pp. 99-111). Washington, D.C.: American Psychological Association.

Spinelli, E. (1994). *Demystifying therapy*. London: Constable.

Spivey, C., & Prentice-Dunn, S. (1990). Assessing the directionality of deindividuated behavior: Effects of deindividuation, modeling, and private self-consciousness on aggressive and prosocial responses. *Basic and Applied Social Psychology, 11*, 387-403.

Stanley, R. (1994). The protection of the professional use of hypnosis: The need for legal controls. *Australian Journal of Clinical and Experimental Hypnosis, 22*, 39-52.

Stanton, H. (1993). Using hypnotherapy to overcome examination anxiety. *American Journal of Clinical Hypnosis, 35*, 3, 198-204.

Sturgis, L., & Coe, W. (1990). Physiological responsiveness during hypnosis. *International Journal of Clinical and Experimental Hypnosis, 38*, 3, 196-207.

Stuss, D., Eskes, G., & Foster, J. (1994). Experimental neuro- psychological studies of frontal lobe functions. In F. Boller & J. Grafman (Eds.), *Handbook of neuropsychology* (vol. 9, pp. 149-84). Amsterdam: Elsevier.

Sylvester, (2001). A warrior's approach in dealing with chronic illness. In B. Geary & J. Zeig (Eds.), *The handbook of Ericksonian psychotherapy* (pp. 263-71). Phoenix, AZ: The Milton H. Erickson Foundation Press.

Szasz, T. (1978). *The myth of psychotherapy: Mental healing as religion, rhetoric and repression*. New York: Doubleday.

Szechtman, H., Woody, E., Bowers, K., & Nashmias, C. (1998). Where the imaginal appears real: A positron emission tomography study of auditory hallucinations. *Proceedings of the National Academy of Science of the United States of America, 95*, 1956-60.

Tart, C. (1969). *Altered states of consciousness: A book of readings*. New York: Wiley.

Tart, C. (1972). Measuring the depth of an altered state of consciousness, with particular reference to the self-report scales of hypnotic depth. In E. Fromm & R. Shor (Eds.), *Hypnosis: Research development and perspective* (pp. 445-77). Chicago: Aldine-Atherton.

Tellegen, A., & Atkinson, G. (1974). Openness to absorbing and self-altering experiences (absorption), a trait related to hypnotic susceptibility. *Journal of Abnormal Psychology*, 83, 268-77.

Udolf, R. (1983). *Forensic hypnosis: Psychological and legal aspects.* Lexington, MA: Lexington.

Vandenberg, B. (2002). Hypnotic responsivity from a developmental perspective: Insights from young children. *International Journal of Clinical and Experimental Hypnosis, 50*, 3, 229-47.

Van Dyck, R., & Hoogduin, K. (1990). Hypnosis: Placebo or non-placebo? *American Journal of Psychotherapy, 44*, 396-404.

Waalen, J. (1997). Women in medicine: Bringing gender issues to the fore. *Journal of the American Medical Association, 277*, 1404.

Wagstaff, G. (1986). Hypnosis as compliance and belief: A socio-cognitive view. In P. Naish (Eds.), *What is hypnosis? Current theories and research* (pp. 59-84). Philadelphia, PA: Open University Press.

Wagstaff, G. (1991). Compliance, belief and semantic in hypnosis: A nonstate, sociocognitive perspective. In J. Rhue, & S. Lynn, (Eds.), *Theories of hypnosis: Current models and perspectives* (pp. 362-96). New York: Guilford.

Wagstaff, G. (1996). Compliance and imagination in hypnosis. In R. Kunzendorf, N. Spanos, & B. Wallace (Eds.), *Hypnosis and imagination* (pp. 19-40). Amityville, NY: Baywood.

Wagstaff, G. (1998). The semantics and physiology of hypnosis as an altered state: Towards a definition of hypnosis. *Contemporary Hypnosis, 15*, 149-65.

Wallace, B. (1990). Imagery vividness, hypnotic susceptibility, and the perception of fragmented stimuli. *Journal of Personality and Social Psychology, 58*, 354-59.

Wark, D. (1996). Teaching college students better learning skills using self-hypnosis. *American Journal of Clinical Hypnosis, 38*, 4, 277-87.

Waster, W. C. (1976). The phreno-magnetic society of Cincinnati-1842. *American Journal of Clinical Hypnosis, 18*, 277-281.

Watkins, J., & Watkins, H. (1997). *Ego states: Theory and therapy*. New York: Norton.

Watzlawick, P., Weakland, J., & Fisch, R. (1974). *Change*. New York: Norton.

Watzlawick, P. (1978). *The language of change*. New York:Basic Books.

Watzlawick, P. (1985). Hypnotherapy without trance. In J. Zeig (Eds.), *Ericksonian psy-chotherapy* Vol. 1: Structures (pp. 5-14). New York: Brunner/Mazel.

Weiner-Davis, M. (2001). *The divorce remedy: The proven 7-step program for saving your marriage*. New York: Simon & Schuster.

Weitzenhoffer, A. (2000). *The practice of hypnotism* (2nd ed.). New York: Wiley.

Wickramasekera, I. (1998). Secrets keep from the mind but not the body or behaviors: The unsolved problems of identifying and treating somatization and psychophysiological disease. *Advances in Mind-Body Medicine, 14*, 281-98.

Willard, R. (1977). Breast enlargement through visual imagery and hypnosis. *American Journal of Clinical Hypnosis, 19*, 4, 195-200.

Williams, J. (1974). Stimulation of breast growth by hypnosis. *Journal of sex Research, 10*, 4, 316-326.

Williamsen, J. A., Johnson, H.J., & Ericksen, C. W. (1965). Some characteristics of posthypnotic amnesia. *Journal of Abnormal Psychology, 70*, 123-131.

Wilson, S., & Barber, T. (1983). The fantasy-prone personality: Implications for understanding imagery, hypnosis, and parapsychological phenomena.

In A. Sheikh (Ed.), *Imagery: Current theory, research, and application* (pp. 340-87). New York: Wiley.

Wolf, T. (1986). Hypnosis and Ericksonian interventions with children in the elementary school. In M. Yapko (Eds.), *Hypnotic and strategic interventions: principles and practice* (pp. 209-14). New York: Irving.

Woody, E., Bowers, K., & Oakman, J. (1992). A conceptual analysis of hypnotic responsiveness: Experience, individual differences and context. In E. Fromm & M. Nash (Eds.), *Contemporary hypnosis research* (pp. 3-33). New York: Guilford.

Yapko, M. (1994a). Suggestibility and repressed memories of abuse: A survey of psycho-therapists beliefs. *American Journal of Clinical Hypnosis, 36*, 163-71.

Yapko, M. (1994b). *Suggestions of abuse: True and false memories of cuildhood sexual trauma*. New York: Simon & Schuster.

Yapko, M. (2001). *Treating depression with hypnosis: Integrating cognitive-behavioral and strategic approaches*. Philadelphia, PA: Brunner/Routledge.

Yapko, M. (2003). *Trancework: An introduction to the practice of clinical hypnosis* (3rd ed.). New York: Brunner/Routledge.

Zeig, J. (1980). *A teaching seminar with Milton H. Erickson*, MD. New York: Brunner/Mazel.

Zeig, J. (2001). Hypnotic induction. In B. Geary & J. Zeig (Eds.), *The handbook of Ericksonian psychotherapy* (pp. 18-30). Phoenix, AZ: The Milton H. Erickson Foundation Press.

Zeig, J., & Rennick, P. (1991). Ericksonian hypnotherapy: A communications approach to hypnosis. In S. Lynn & J. Rhue (Eds.), *Theories of hypnosis: Current models and perspectives* (pp. 275-302). New York: Guilford.

Zimbardo, P., & Leippe, M. (1992). *The psychology of attitude change and social influence*. New York: McGraw-Hill.

찾아보기

| 저자 소개 |

고제원

고려대학교 심리학 박사
26사단, 67사단 헌병대장
국방부 과학수사 연구소 기획과장
고려대학교, 경기대학교, 천안대학교 강사
군 및 지방경찰청 강사
한국상담심리학회, 미국심리학회 최면분과(APA, 30) 회원
대한 최면협회 이사, 국제대체의학협회 이사
현재 영동대학교 교수

연구 실적

법정최면에 관한 고찰(형사정책연구, 2000)
최면의 타당성 검증(국통, 2003)
최면 후 망각암시의 효과(한국임상심리학회지, 2006)
최면의 법정고찰(법학연구, 2007)

저서

최면과 최면수사(학지사, 2003)

저자와의 교신
hypnocop@youngdong.ac.kr

최면의 이론과 실제

2008년 4월 9일 1판 1쇄 발행
2016년 1월 20일 1판 3쇄 발행

지은이 • 고 제 원
펴낸이 • 김 진 환
펴낸곳 • (주) 학지사
04031 서울특별시 마포구 양화로 15길 20 마인드월드빌딩 5층
대표전화 • 02) 330-5114 팩스 • 02) 324-2345
등록번호 • 제313-2006-000265호
홈페이지 • http://www.hakjisa.co.kr
페이스북 • https://www.facebook.com/hakjisa

ISBN 978-89-5891-662-8 93180

정가 **15,000**원

저자와의 협약으로 인지는 생략합니다.
파본은 구입처에서 교환하여 드립니다.